Konrad Kunsch und Steffen Kunsch

Der Mensch in Zahlen

Konrad Kunsch und Steffen Kunsch

Der Mensch in Zahlen

Eine Datensammlung in Tabellen mit über 20.000 Einzelwerten

In Zusammenarbeit mit
Spektrum Akademischer Verlag

Anschrift der Autoren:

Prof. Dr. Konrad Kunsch
Steffen Kunsch
Pädagogische Hochschule
Reuteallee 46
D-71634 Ludwigsburg
E-Mail: kunsch_konrad@ph-ludwigsburg.de

Der Mensch in Zahlen
Genehmigte Sonderausgabe für
area verlag gmbh, Erftstadt 2005

Einbandgestaltung: agilmedien, Köln
Einbandabbildung: Mauritius

Printed in Germany 2005

ISBN 3-89996-681-3

www.area-verlag.de

Einleitung zur 2. Auflage

Wie groß ...? Wie schwer ...? Wie dick ...? Wie schnell ...? Wie viel ...? Wie oft ...? So beginnen sehr häufig Fragen in der Schule und im Studium. Als Antworten werden genaue und möglichst rekordverdächtige Struktur- und Funktionsdaten erwartet. Darüber hinaus sind es häufig Fragen zum eigenen Körper, zur Gesundheit oder zu gesellschaftlichen Veränderungen, die einen nach zahlenmäßigen Belegen suchen lassen.

Mit Hilfe der vorliegenden Tabellensammlung soll das zeitaufwändige Zusammensuchen meist sehr weit verstreuter Daten aus unterschiedlichsten Werken vermieden werden. Deshalb wurde die 2. Auflage des Buches strukturell und inhaltlich völlig neu bearbeitet. Dunkel unterlegte Übersichtsseiten führen in neue Themenbereiche ein. Sie enthalten interessante Einzelwerte, die einen ersten Einstieg vermitteln und gleichzeitig auf nachfolgende Tabellen verweisen. Bei der Anordnung der Tabellen wurde darauf geachtet, dass die Struktur des Themas deutlich wird und dass Tabellen mit allgemein interessierenden Werten vor speziellen oder statistischen Tabellen stehen.

Sehr viel Aufmerksamkeit wurde bei der 2. Auflage den Erläuterungen zu den Tabellen geschenkt. Außerdem wurde das Argument Lesbarkeit streng vor formale Argumente gesetzt. Die Autoren hoffen, dass es ihnen gelungen ist, durch die interne Gliederung der Tabellen und entsprechende Hervorhebungen den Leser auf interessante Werte zu fokussieren. An dieser Stelle sei auch dem Verlag und besonders Herrn Dr. Moltmann für die Unterstützung bei der Umsetzung konzeptioneller Ideen gedankt.

In Kapitel 1 wurde versucht, den Anforderungen, die an Lehrende und Lernende in Schule und Hochschule gestellt werden, in didaktisch reduzierter Form bei größtmöglicher Vollständigkeit gerecht zu werden. In Kapitel 2 und 3 musste die Auswahl der Daten subjektiver sein. Um fächerübergreifende Aspekte zu berücksichtigen, wurden auch in die 2. Auflage grundlegende statistische Daten in größerem Umfang aufgenommen. Insgesamt sind alle Daten aus der 1. Auflage kritisch bearbeitet, aktualisiert, ergänzt und zum überwiegenden Teil ersetzt worden.

Im Frühjahr 2000

Konrad Kunsch
Steffen Kunsch

Inhalt

1 Der Körper des Menschen

1.1	**Die Zelle**	3
1.1.1	Zahlen zum Staunen	3
1.1.2	Zeittafel der Erforschung der Zelle	4
1.1.3	Die Zelle und das Problem der Größe	5
1.1.4	Ausgewählte Angaben zu Zahl und Größe von menschlichen Zellen	6
1.1.5	Lebensdauer von Zellen in Geweben	7
1.1.6	Chemische Zusammensetzung der Zelle	8
1.1.7	Mitochondrien	8
1.1.8	Zellmembran (Plasmalemm)	9
1.1.9	Endoplasmatisches Retikulum und Ribosomen	10
1.1.10	Golgiapparat, Lysosomen und Peroxisomen	11
1.1.11	Zellkompartimente am Beispiel der Leberzelle	12
1.1.12	Oberflächendifferenzierungen der Zelle	12
1.1.13	Zytoskelett der Zelle	13
1.1.14	Der Zellkern (Nucleus)	14
1.1.15	DNA und Chromatin des Menschen	15
1.1.16	Die Nukleotide der menschlichen DNA	16
1.1.17	Die Chromosomen des Menschen im Vergleich zu anderen Spezies	17
1.1.18	DNA-Gehalt einer menschlichen Zelle im Vergleich zu anderen Spezies	17
1.1.19	Dauer des Zellteilungszyklus am Beispiel einer Knochenzelle	18
1.1.20	Gesamtdauer der Meiose beim Menschen im Vergleich zu anderen Organismen	18
1.2	**Muskulatur und Bewegungsapparat**	19
1.2.1	Zahlen zum Staunen	19
1.2.2	Die Muskeln des Menschen	20
1.2.3	Motorische Einheiten	20
1.2.4	Skelettmuskulatur	21
1.2.5	Herzmuskulatur	22
1.2.6	Glatte Muskulatur	22
1.2.7	Durchblutung der Skelettmuskulatur	23
1.2.8	Energiequellen der Skelettmuskulatur	23
1.2.9	Reizung der Skelettmuskulatur und Auslösung einer Dauerkontraktion (Tetanus)	24
1.2.10	Effizienz der Skelettmuskulatur	24
1.2.11	Allgemeines zu den Knochen	25
1.2.12	Aufbau der Knochen des Menschen	26
1.2.13	Anzahl der Knochen von Schädel und Wirbelsäule	27
1.2.14	Anzahl der Knochen des Rumpfes und der oberen Extremität	28
1.2.15	Anzahl der Knochen des Beckens, der unteren Extremität und Gesamtknochenzahl des Menschen	29

1.2.16	Verknöcherungstermine ausgewählter Knochen	30
1.2.17	Fontanellenschluss und Verknöcherung der Schädelnähte	31
1.2.18	Zusammensetzung des Knochengewebes	31
1.2.19	Bindegewebe und Knorpel	32
1.2.20	Gelenkmechanik der Extremitäten	33
1.2.21	Mechanik von Kopf-, Schulter- und Wirbelgelenken	34
1.2.22	Extreme Größen und extreme Gewichte	35
1.3	**Blut**	**36**
1.3.1	Zahlen zum Staunen	36
1.3.2	Zusammensetzung und Eigenschaften des Blutes	37
1.3.3	Zelluläre Bestandteile des Blutes	38
1.3.4	Blutkörperchensenkungsgeschwindigkeit (BSG)	38
1.3.5	Rote Blutkörperchen (Erythrozyten)	39
1.3.6	Das Hämoglobin der Erythrozyten	40
1.3.7	Weiße Blutkörperchen (Leukozyten)	41
1.3.8	Blutplättchen (Thrombozyten)	42
1.3.9	Plasmafaktoren der Blutgerinnung	42
1.3.10	Blutplasma	43
1.3.11	Blutgerinnung	44
1.3.12	Sauerstofftransport im Blut	44
1.3.13	Kohlendioxidtransport im Blut	45
1.3.14	Verteilung des CO_2 im arteriellen und venösen Blut	45
1.3.15	Arterielle und venöse Blutgasdaten	46
1.3.16	Die verschiedenen Immunglobulin-Klassen	46
1.3.17	Serumproteine	47
1.3.18	Häufigkeit der Blutgruppen bei verschiedenen Völkern	48
1.3.19	Verteilung der Rhesus-Faktoren bei verschiedenen Völkern	49
1.3.20	Zeittafel der Blutransfusionen	49
1.3.21	Normalwerte des Blutes	50
1.4	**Herz**	54
1.4.1	Zahlen zum Staunen	54
1.4.2	Herz: Abmessungen, Gewicht und Volumen	55
1.4.3	Kammer- und Transportvolumen des Herzens	56
1.4.4	Arbeit und Leistung des Herzens sowie Druck-verhältnisse im Herzen	57
1.4.5	Herzzyklus, Erregung des Herzens und Herztöne	58
1.4.6	Automatiezentren des Herzens	59
1.4.7	Erregungsleitung im Herz	59
1.4.8	Durchblutung und Sauerstoffversorgung des Herzens in Ruhe und bei schwerer Arbeit	60
1.4.9	Herzfrequenz	61
1.4.10	Zeittafel der Herztransplantationen	62
1.5	**Kreislauf und Stoffaustausch**	63
1.5.1	Zahlen zum Staunen	63
1.5.2	Blutgefäße: Anzahl, Länge und Durchmesser	64
1.5.3	Gesamtlänge, Querschnitt, Oberfläche und Volumen von Blutgefäßen im Körper	64

1.5.4 Durchmesser, Blutdruck und Strömungsgeschwindigkeit im Körpergefäßsystem 65
1.5.5 Kapillaren und Stoffaustausch 66
1.5.6 Stoffaustausch durch Filtration und Reabsorption in den Kapillaren 67
1.5.7 Porengröße in den Kapillaren 68
1.5.8 Veränderungen verschiedener kardiovaskulärer Parameter beim Übergang vom Liegen zum Stehen 68
1.5.9 Einfluss des hydrostatischen Drucks auf venöse und arterielle Druckwerte im Stehen 69
1.5.10 Pulswellengeschwindigkeit und Pulsdauer im Blutgefäßsystem 69
1.5.11 Verteilung des Blutvolumens im Gefäßsystem und Verteilung des Herzzeitvolumens auf die Organe 70
1.5.12 Fetaler Blutkreislauf 71
1.5.13 Durchblutung verschiedener Organe 72
1.5.14 Sauerstoffverbrauch der Organe 73
1.5.15 Blutdruck in Abhängigkeit von Alter und Geschlecht 74

1.6 Atmung, Grundumsatz und Energiestoffwechsel 75
1.6.1 Zahlen zum Staunen 75
1.6.2 Die Lunge des Menschen 76
1.6.3 Die Luftröhre (Trachea) 77
1.6.4 Aufzweigungsschritte des Atemwegsystems 77
1.6.5 Lungenvolumina und Ventilation 78
1.6.6 Atemfrequenz, Atemzugvolumen und Atemminutenvolumen in Abhängigkeit von Alter und Geschlecht 79
1.6.7 Unterschiede der Vitalkapazität nach Alter, Körperlänge und bei Sportlern 80
1.6.8 Atembedingungen beim Tauchen 81
1.6.9 Drücke und Lungenvolumen beim Tauchen 81
1.6.10 Atembedingungen in großer Höhe 82
1.6.11 Sauerstoffverbrauch und Gasaustausch 83
1.6.12 Partialdrücke und Zusammensetzung der Atemluft 84
1.6.13 Partialdrücke der Atemgase im Blut und im Gewebe 85
1.6.14 Partialdrücke der Atemgase im fetalen Blut 86
1.6.15 Partialdrücke der Atemgase bei Hyper- und Hypoventilation 86
1.6.16 Atemgift: Kohlenmonoxid (CO) 87
1.6.17 Atemgift: Kohlendioxid (CO_2) 88
1.6.18 Zunahme der Ventilation bei ansteigender Kohlendioxid (CO_2)- Konzentration in der Einatemluft 88
1.6.19 Grund-, Freizeit und Arbeitsumsatz 89
1.6.20 Zunahme des Energieumsatzes unter besonderen Bedingungen 90
1.6.21 Anteil verschiedener Organe am Grundumsatz 90
1.6.22 Energievorräte im Körper 91
1.6.23 Verteilung von Energieverbrauch und Energieverlust im Körper 91
1.6.24 Leistungsbedarf einiger menschlicher Tätigkeiten 92

1.7	**Verdauung und Verdauungsorgane**	93
1.7.1	Zahlen zum Staunen	93
1.7.2	Flüssigkeitsbilanz und Verweildauer des Speisebreies im Magen-Darm-Kanal	94
1.7.3	Resorptionskapazität des Magen-Darm-Kanals	94
1.7.4	Die Verdauung von Kohlenhydraten	95
1.7.5	Die Verdauung von Eiweißen	96
1.7.6	Die Fettverdauung	97
1.7.7	Resorptionsstellen der verschiedenen Stoffe im Magen-Darm-Trakt	98
1.7.8	Das Milchgebiss	98
1.7.9	Durchbruchszeiten beim Milchgebiss	99
1.7.10	Dauergebiss mit Durchbruchszeiten	99
1.7.11	Kaukraft, Zahnhöcker, Zahnwurzeln und Extremwerte bei Zähnen	100
1.7.12	Zusammensetzung eines Zahnes	100
1.7.13	Speichelsekretion	101
1.7.14	Speicheldrüsen und Speichelproduktion	101
1.7.15	Zusammensetzung des Speichels	102
1.7.16	Speiseröhre (Ösophagus)	102
1.7.17	Der Schluckvorgang	103
1.7.18	Magen und Verweildauer der Nahrung im Magen	104
1.7.19	Magensaft	105
1.7.20	Profil der pH-Werte des Darminhalts	105
1.7.21	Leber (Hepar)	106
1.7.22	Galle	107
1.7.23	Zusammensetzung der Lebergalle und der Blasengalle	108
1.7.24	Gallenblase	108
1.7.25	Bauchspeicheldrüse (Pankreas)	109
1.7.26	Pankreassaft	110
1.7.27	Dünndarm	111
1.7.28	Dickdarm (Colon)	112
1.7.29	Oberflächenvergrößerung der Schleimhaut des Dünndarms	113
1.7.30	Mastdarm, Darmentleerung und Stuhlmenge	114
1.7.31	Stuhlmenge und Passagezeiten in Abhängigkeit von der Ernährung	114
1.7.32	Zusammensetzung des Stuhls	115
1.7.33	Darmgase	116
1.8	**Harnorgane, Harnbildung und Wasserhaushalt**	117
1.8.1	Zahlen zum Staunen	117
1.8.2	Entwicklung und Aufbau der Nieren	118
1.8.3	Das Nephron	119
1.8.4	Das harnableitende System	120
1.8.5	Durchblutung, Sauerstoffverbrauch und Energiehaushalt der Nieren	121
1.8.6	Filtration in den Nierenkörperchen	122
1.8.7	Beziehung zwischen Molekulargewicht, Molekülgröße und glomulärer Filtrierbarkeit	123
1.8.8	Harn: Physikalische Daten und Harnsediment	123

1.8.9	Filtrations-, Resorptions- und Ausscheidungswerte verschiedener Stoffe	124
1.8.10	Täglich ausgeschiedene Bestandteile des Harns	124
1.8.11	Normalwerte der Harnbestandteile	125
1.8.12	Wasserbilanz bei einem Erwachsenen	127
1.8.13	Wasserbilanz bei einem Säugling	127
1.8.14	Verteilung des Körperwassers in den verschiedenen Flüssigkeitsräumen des Körpers	128
1.8.15	Unterschiedliche Verteilung des Körperwassers von Mann, Frau und Säugling	128
1.8.16	Normaler täglicher Wasserbedarf	129
1.8.17	Minimalwerte des Wasserumsatzes	129
1.9	**Haut, Haare, Nägel, Wärmehaushalt, Geschmacks- und Geruchssinn**	130
1.9.1	Zahlen zum Staunen	130
1.9.2	Allgemeines zur Haut (Cutis)	131
1.9.3	Aufbau der Oberhaut (Epidermis)	132
1.9.4	Mechanorezeptoren der Haut (Tastsinneszellen)	133
1.9.5	Simultane Raumschwellenwerte beim Menschen	134
1.9.6	Temperaturempfindung der Haut (Thermozeption)	135
1.9.7	Verteilung von Warm- und Kaltpunkten	135
1.9.8	Schweißsekretion und Schweißdrüsen	136
1.9.9	Zahl der Schweißdrüsen bei Menschen verschiedener Rassen	137
1.9.10	Ausgewählte Bestandteile des Schweißes	137
1.9.11	Die Haare des Menschen	138
1.9.12	Anzahl der Haare an verschiedenen Körperstellen bei Menschen und bei Affen	139
1.9.11	Wachstum und Lebensdauer der Haare	140
1.9.12	Rekordverdächtiges zu den Haaren	140
1.9.13	Wachstum und Rekorde bei Fingernägeln	141
1.9.14	Zusammensetzung von Haut und Nägeln nach ausgewählten Bestandteilen	141
1.9.15	Wärmehaushalt	142
1.9.16	Wärmeabgabe	143
1.9.17	Beitrag der Organe zur Wärmeproduktion	144
1.9.18	Temperaturen verschiedener Organe und Körperstellen des Menschen	144
1.9.19	Geschmackssinn der Zunge	145
1.9.20	Geschmack in Abhängigkeit von der Konzentration	146
1.9.21	Empfindlichkeitsschwellen des Menschen für verschiedene Geschmacksstoffe	146
1.9.22	Das Riechsystem	147
1.9.23	Wahrnehmungsschwelle für Geruchstoffe	148
1.9.24	Häufigkeit von angeborener Geruchsblindheit (partielle Anosmien)	148
1.10	**Auge und Ohr**	149
1.10.1	Zahlen zum Staunen	149
1.10.2	Äußere Augenhaut	150
1.10.3	Mittlere Augenhaut, Glaskörper und Linse	151

1.10.4	Netzhaut (Retina, innere Augenhaut)	152
1.10.5	Sehsinneszellen der Retina	153
1.10.6	Kammerwasser	154
1.10.7	Tränenflüssigkeit	154
1.10.8	Das abbildende System des Auges	155
1.10.9	Werte zur Funktion des Auges	156
1.10.10	Nahpunkt und Akkommodationsbreite des Auges in Abhängigkeit vom Alter	157
1.10.11	Vererbung der Augenfarben	157
1.10.12	Das äußere Ohr	158
1.10.13	Ohrenschmalz bei Menschen unterschiedlicher Herkunft	158
1.10.14	Mittelohr	159
1.10.15	Innenohr	160
1.10.16	Hörleistungen	161
1.10.17	Stimme und Sprache	162
1.10.18	Frequenzbereiche der Formanten von Vokalen in der deutschen Sprache	162
1.10.19	Schallpegelkatalog und Gehörschutzempfehlungen	163
1.11	**Nervensystem und Gehirn**	164
1.11.1	Zahlen zum Staunen	164
1.11.2	Das periphere Nervensystem	165
1.11.3	Leitungsgeschwindigkeit und Durchmesser der peripheren Nervenfasern	166
1.11.4	Axone und Dendriten einer Nervenzelle	167
1.11.5	Synapsen	168
1.11.6	Gehirn und Rückenmark des Menschen	169
1.11.7	Großhirn (Telencephalon)	170
1.11.8	Kleinhirn (Cerebellum)	171
1.11.9	Die Gehirn-Rückenmarksflüssigkeit (Liquor cerebrospinalis)	172
1.11.10	Konzentrationsvergleich einiger Substanzen im Liquor und im Blutplasma	172
1.11.11	Gehirngewichte einiger bedeutender Menschen	173
1.11.12	Gehirnvolumen von Hominiden	173
1.11.13	Durchblutung des Gehirns bei unterschiedlichen Aktivitäten	174
1.11.14	Informationsfluss über das Nervensystem zwischen Sinnesorganen, Gehirn und Muskulatur	174
1.11.15	Gedächtnis und Extremleistungen des Gedächtnisses	175
1.11.16	Sauerstoffversorgung des Gehirns	176
1.11.17	Durchblutung des Gehirns	176
1.11.18	Arteriovenöse Differenzen verschiedener Substrate nach der Hirnpassage	177
1.11.19	EEG in unterschiedlichen Aktivitätszuständen	177
1.11.20	Tägliche Schlafdauer in Abhängigkeit vom Alter	178
1.11.21	Die Schlafstadien des Menschen	178
1.12	**Hormone**	179
1.12.1	Zahlen zum Staunen	179
1.12.2	Ausgewählte Hormone des Hypothalamus	180
1.12.3	Hypophyse (Glandula pituitaria)	181

1.12.4	Hormone der Hypophyse	182
1.12.5	Zirbeldrüse und Melatonin	183
1.12.6	Zeitlicher Ablauf der Ausschüttung der Schilddrüsenhormone Thyroxin(T4) und Trijodthyronin(T3)	183
1.12.7	Schilddrüse (Glandula thyroidea)	184
1.12.8	Hormone der Schilddrüse	185
1.12.9	Nebenschilddrüse und Parathormon	186
1.12.10	Nebenniere und ihre Hormone	187
1.12.11	Hormone der Bauchspeicheldrüse	188
1.12.12	Zuckerkrankheit (Diabetes mellitus)	189
1.12.13	Normalwerte der Hormone im Blut	190
1.12.14	Normalwerte der Hormone und Hormonabbauprodukte im Urin	193
1.12.15	Zeittafel der Hormonforschung	194
1.13	**Geschlechtsorgane und Entwicklung**	195
1.13.1	Zahlen zum Staunen	195
1.13.2	Anatomie der Hoden (Testis)	196
1.13.3	Bildung und Aufbau der Samenzellen	197
1.13.4	Die Samenwege	198
1.13.5	Penis und Geschlechtsdrüsen	199
1.13.6	Zusammensetzung der Samenflüssigkeit	200
1.13.7	Anzahl der Samenzellen im Ländervergleich und im Zeitraster	201
1.13.8	Eierstock (Ovar)	202
1.13.9	Eileiter (Tuba uterina)	203
1.13.10	Gebärmutter (Uterus)	203
1.13.11	Scheide, Kitzler und weibliche Harnröhre	204
1.13.12	Mutterkuchen (Plazenta)	204
1.13.13	Zottenbäume der Plazenta	205
1.13.14	Der Menstruationszyklus	206
1.13.15	Entwicklung des Keimes bis zur Einnistung (Implantation) in die Gebärmutterschleimhaut	207
1.13.16	Organentwicklung und Größenzunahme des Embryos in Abhängigkeit vom Alter	208
1.13.17	Organentwicklung und Größenzunahme des Fetus in Abhängigkeit vom Alter	209
1.13.18	Zunahme der Masse von Mutter und Kind während der Schwangerschaft	210
1.13.19	Schwangerschaft und Geburtsvorgang	211
1.13.20	Mehrlingsgeburten und Häufigkeit von Missbildungen	212
1.13.21	Häufigkeit verschiedener Erbgänge	212
1.13.22	Vererbte Gendefekte und ihre Häufigkeit	213
1.13.23	Häufigkeit von Mutanten in Keimzellen bei monogenen Erbleiden	215
1.13.24	Häufigkeit von Chromosomenanomalien	216
1.13.25	Erbbedingtheit von Körpermaßen	216
1.13.26	Körperhöhe nach der Höhenlage des Wohnorts über dem Meeresspiegel	217

1.13.27	Säkulare Körperhöhensteigerung (Akzeleration) bei Rekruten verschiedener europäischer Länder	218
1.14	**Zusammensetzung des menschlichen Körpers**	219
1.14.1	Zahlen zum Staunen	219
1.14.2	Zusammensetzung des Körpers in Prozent der Körpermasse	220
1.14.3	Zusammensetzung des Körpers nach ausgewählten Elementen	220
1.14.4	Prozentuale Zusammensetzung des Körpers aus Geweben und Organen nach dem Anteil ausgewählter Stoffe	221
1.14.5	Cholesteringehalt von Geweben	221
1.14.6	Spurenelemente in Organen und Geweben	222
1.14.7	Wassergehalt verschiedener Organe und Gewebe	222
1.14.8	Mittelwerte ausgewählter organischer Bestandteile und des Wassers in Organen	223
1.14.9	Mittelwerte ausgewählter organischer Bestandteile und des Wassers in der Muskulatur	224
1.14.10	Mittelwerte ausgewählter anorganischer Bestandteile in der Muskulatur	224
1.14.11	Zusammensetzung von Gehirn und Nerven nach ausgewählten anorganischen Bestandteilen	225
1.14.12	Zusammensetzung von Gehirn und Nerven nach ausgewählten organischen Bestandteilen	225
1.14.13	Zusammensetzung des Oberschenkelknochens in Abhängigkeit vom Alter	226
1.14.14	Vorkommen von Eisen im Körper	226
1.14.15	Verteilung wichtiger Elektrolyte in der extrazellulären Flüssigkeit	227
1.14.16	Frei austauschbarer Anteil wichtiger Elektrolyte	227
1.14.17	Ionenkonzentration in den Flüssigkeitskompartimenten des Körpers	228
1.14.18	pH-Werte von Körperflüssigkeiten	228
1.14.19	Mittelwerte anorganischer Bestandteile für den Gesamtkörper nach Alter und Geschlecht	229
1.14.20	Zusammensetzung des Körpers nach Alter und Geschlecht	230

2 Gesundheit

2.1	**Ernährung und Nahrungsmittel**	**233**
2.1.1	Anschauliche Werte zum Nahrungsmittelverbrauch des Menschen und zu Essgewohnheiten	233
2.1.2	Extremes Gewicht	234
2.1.3	Fettsucht und Krankheiten	234
2.1.4	Energiegewinnung bei unterschiedlichen Anteilen von Kohlenhydraten und Fetten in der Nahrung	235
2.1.5	Täglicher Energiebedarf des Menschen	235
2.1.6	Körpermassenindex (BMI) nach Geschlecht und Alter in Deutschland 1998	236
2.1.7	Bewertung des Körpermassenindex (BMI) nach der höchsten Lebenserwartung ohne Berücksichtigung des Alters	237

2.1.8 Bewertung des Körpermassenindex (BMI) nach der höchsten Lebenserwartung unter Berücksichtigung des Alters 237
2.1.9 Optimalgewicht und Bereich des Normalgewichts nach Körperhöhe und Körperstruktur bei Männern und Frauen 238
2.1.10 Empfehlungen zur täglichen Aufnahme von Eiweiß, Fetten und Kohlenhydraten nach Alter und Geschlecht 240
2.1.11 Empfehlungen zur Aufnahme ausgewählter Nährstoffe 241
2.1.12 Empfehlungen zur Deckung des täglichen Bedarfs an ausgewählten Vitaminen 242
2.1.13 Vitamingehalt von Früchten, Fruchtsäften, Gemüse und Salaten 243
2.1.14 Kalorische Werte einiger Nahrungsmittel 244
2.1.15 Die Menge ausgewählter Nahrungsmittel, die bei gleichem Kaloriengehalt austauschbar ist 245
2.1.16 Nahrungsmittelverbrauch in Deutschland: Pflanzliche Erzeugnisse und Tiefkühlkost 1990-1998 248
2.1.17 Nahrungsmittelverbrauch in Deutschland: Tierische Erzeugnisse 1991-1997 249
2.1.18 Nahrungsmittelverbrauch in Deutschland: Gemüse 1990/91-1996/97 250
2.1.19 Aufwendungen für Nahrungsmittel, Getränke und Tabakwaren je Haushalt und Monat in Deutschland 1998 251

2.2 Kreislauferkrankungen und Sport 253
2.2.1 Daten im Überblick 253
2.2.2 Ausgewählte Krankheiten des Kreislaufsystems, Sterbefälle je 100.000 Einwohner in Deutschland, neue Länder und Berlin-Ost von 1990-1997 254
2.2.3 Ausgewählte Krankheiten des Kreislaufsystems, Sterbefälle je 100.000 Einwohner im früheren Bundesgebiet von 1965-1997 255
2.2.4 Ausgewählte Krankheiten des Kreislaufsystems im internationalen Vergleich zu Deutschland 256
2.2.5 Das Risiko, durch einen erhöhten Blutdruck an Herzkranzkrankheiten zu erkranken: Häufigkeit der Blutdruckklassen in der Bevölkerung 257
2.2.6 Das Risiko durch erhöhte Cholesterinwerte an Kreislauferkrankungen zu erkranken: Gesamtserumcholesterinspiegel und HDL-Cholesterin, Häufigkeit der Risikoklassen in der Bevölkerung 258
2.2.7 Gesamtbeurteilung ausgewählter Sportarten 259
2.2.8 Beurteilung ausgewählter Sportarten nach sportmedizinischen Gesichtspunkten 261
2.2.9 Beurteilung ausgewählter Sportarten nach der Umweltverträglichkeit 263
2.2.10 Messgrößen und subjektive Belastungsempfindung vor und nach 2000-m- bzw. 3000-m-Läufen nach Alter und Geschlecht 265
2.2.11 Veränderung biochemischer Parameter im Blut vor und nach einem 800-m-Lauf 267

2.2.12	Trainingsmöglichkeiten sportlicher Konditionselemente nach Altersstufen und Geschlecht	268
2.2.13	Sportliche Leistungen bei Frauen und Männern im Vergleich	269
2.3	**Alkohol, Drogen, Medikamente und Rauchen**	**270**
2.3.1	Alkohol – Konsum und Trends	270
2.3.2	Häufigkeit von Fehlbildungen bei Kindern, die durch mütterliche Alkoholkrankheit bedingt sind	271
2.3.3	Geschätzte Zahl der Alkoholabhängigen in den Bundesländern	272
2.3.4	Promillegrenzen in Europa	272
2.3.5	Unfälle unter Alkoholeinfluss in Deutschland	273
2.3.6	Verbrauch alkoholischer Getränke pro Kopf der Bevölkerung in Deutschland 1950-1998	274
2.3.7	Konsumierte Trinkmengen nach Getränkesorten, Altersgruppen und Geschlecht in Deutschland	275
2.3.8	Rangfolge ausgewählter Länder beim Pro-Kopf-Konsum von alkoholischen Getränken 1995-1997	276
2.3.9	Drogen – Konsum und Trends	279
2.3.10	Rauschgiftdelikte in der Bundesrepublik Deutschland 1988-1998	280
2.3.11	Rauschgiftdelikte in den Bundesländern 1998	280
2.3.12	Erstauffällige Konsumenten harter Drogen in Deutschland 1988-1998	281
2.3.13	Rauschgifttote 1980-1998	281
2.3.14	Sicherstellung illegaler Drogen in Deutschland 1988-1998	282
2.3.15	Medikamente – Konsum und Trends	283
2.3.16	Die meistverkauften Arzneimittel in Deutschland 1997	284
2.3.17	Abhängigkeitspotential der Tranquilizer	284
2.3.18	Die am häufigsten verkauften Benzodiazepin-haltigen Arzneimitteln und ihre Substitution	285
2.3.19	Rauchen – Konsum und Trends	286
2.3.20	Rauchstatus nach Altersgruppen und Geschlecht in Deutschland 1998	287
2.3.21	Zahl der täglich gerauchten Zigaretten nach Altersgruppen und Geschlecht in Deutschland 1995	288
2.3.22	Pro-Kopf-Verbrauch und Ausgaben für Tabakwaren sowie Tabaksteuereinnahmen in Deutschland	289
2.4.	**Aids, Krebs und andere ausgewählte Krankheiten**	**290**
2.4.1	HIV/AIDS – Daten und Trends für Deutschland	290
2.4.2	HIV/AIDS – Daten und Trends weltweit	291
2.4.3	Chronik der AIDS-Epidemie	292
2.4.4	Vergleich von Schätzungen zur weltweiten Verteilung von HIV-Infektionen und AIDS-Fällen 1993 und 1999	293
2.4.5	AIDS-Fälle pro Millionen Einwohner (Inzidenz) in ausgewählten europäischen Ländern	294
2.4.6	AIDS-Fälle nach Registrierung und Diagnose sowie Anteil der als verstorben gemeldeten diagnostizierten Fälle in Deutschland	295

2.4.7 AIDS-Fälle und HIV-Infektionen nach Geschlecht und Altersgruppen in Deutschland 296
2.4.8 AIDS-Fälle nach dem Jahr der Diagnose sowie nach den Bundesländern bzw. ausgewählten Großräumen bis 1999 297
2.4.9 AIDS-Fälle nach Geschlecht sowie gemeldete Todesfälle in den Bundesländern bzw. ausgewählten Großräumen 298
2.4.10 Gemeldete AIDS-Fälle nach Infektionsrisiken in Deutschland 299
2.4.11 Klinische Erstmanifestation von AIDS-Fällen nach aufgeführten Zeiträumen der Diagnose sowie Anteil der als verstorben gemeldeten Patienten 301
2.4.12 Ausbruch des AIDS-Vollbildes nach dem ersten Auftreten von Antikörpern 302
2.4.13 Krebs – Daten und Trends in Deutschland 303
2.4.14 Krebs bei Kindern in Deutschland 304
2.4.15 Geschätzte Überlebenswahrscheinlichkeit für die häufigsten Diagnosen bei Kindern unter 15 Jahren in Deutschland 305
2.4.16 Geschätzte Zahl der im Jahr 1997 in Deutschland an Krebs Erkrankten 306
2.4.17 Relative Überlebensrate in Prozent nach Abstand zum Diagnosejahr, Saarland 1985-1988 307
2.4.18 Sterbfälle an bösartigen Neubildungen nach Altersgruppe und Geschlecht, Früheres Bundesgebiet 1997 308
2.4.19 Sterbfälle an bösartigen Neubildungen nach Altersgruppe und Geschlecht, Neue Länder u. Berlin-Ost 1997 309
2.4.20 Ausgewählte Krankheiten - Erreger und Inkubationszeiten 311
2.4.21 Nach dem Bundes-Seuchengesetz meldepflichtige Erkrankungen je 100.000 Einwohner, 1970-1997 315
2.4.22 An aktiver Tuberkulose Erkrankte nach Geschlecht und Staatsangehörigkeit in Deutschland 316
2.4.23 Durchseuchung der Zeckenpopulation in FSME- Endemiegebieten einiger europäischer Länder 316
2.4.24 Inkubationszeiten und Krankheitsbilder der durch Zecken übertragenen Frühsommer-Hirnhautentzündung (FSME) und der Lyme-Borreliose 317
2.4.25 Das Auftreten von Frühsommer-Hirnhautentzündung (FSME) in Süddeutschland sowie Empfehlungen zum Verhalten nach dem Zeckenbiss 318

2.5 Todesursachen und Unfälle 319
2.5.1 Sterbefälle nach ausgewählten Todesursachen von 1990-1997, Deutschland 319
2.5.2 Sterbefälle nach ausgewählten Todesursachen, Alter und Geschlecht im früheren Bundesgebiet 1997 320
2.5.3 Sterbefälle nach ausgewählten Todesursachen, Alter und Geschlecht in den neuen Ländern und Berlin-Ost 1997 321
2.5.4 Selbstmorde nach Altersgruppen und Geschlecht im früheren Bundesgebiet und in Deutschland 323
2.5.5 Sterbefälle nach Unfällen, Alter und Geschlecht in Deutschland 1997 324

2.5.6 Straßenverkehrsunfälle innerhalb von Ortschaften nach Art der Verkehrsbeteiligung und nach Altersgruppen in Deutschland 1998 325
2.5.7 Straßenverkehrsunfälle außerhalb von Ortschaften nach Art der Verkehrsbeteiligung und Altersgruppen in Deutschland 1998 326

3 Evolution, Fortschritte und Bevölkerungsentwicklung

3.1 Die Evolution des Menschen 329
3.1.1 Unsere Vergangenheit – ein Überblick 329
3.1.2 Bedeutende Funde zur Evolution des Menschen 331
3.1.3 Anatomische Daten zu den Funden 332
3.1.4 Die Evolution des Menschen in einer 24-Stunden Projektion 333
3.1.5 Zum Vergleich – Anatomische Daten zu den Menschenaffen 333
3.1.6 Chromosomale Ähnlichkeiten zwischen Mensch, Schimpanse, Gorilla und Orang-Utan 334
3.1.7 Unterschiede zwischen dem Menschen und verschiedenen Organismen in der Zahl der Aminosäuren am Beispiel des Cytochrom c 335
3.1.8 Entwicklung der Bevölkerungsdichte und der Größe der Bevölkerung von der Altsteinzeit bis zur Neuzeit 336

3.2 Fortschritte in Medizin und Biologie 337
3.2.1 Medizin und Biologie von den Anfängen bis ins 15. Jahrhundert 337
3.2.2 Medizin und Biologie im 16. und 17. Jahrhundert 338
3.2.3 Medizin und Biologie des 18. Jahrhunderts 339
3.2.4 Medizin und Biologie des 19. Jahrhunderts 340
3.2.5 Medizin und Biologie des 20. Jahrhunderts bis 1949 342
3.2.6 Medizin und Biologie des 20. Jahrhunderts ab 1950 346
3.2.7 Fortschritte in Genetik und Gentechnik 349

3.3 Bevölkerungsentwicklung 352
3.3.1 Demographische Entwicklungen und Trends 352
3.3.2 Das Wachstum der Weltbevölkerung 353
3.3.3 Wachstums- und Verdoppelungsraten 353
3.3.4 Tendenzen der Bevölkerungsentwicklung in verschiedenen Regionen der Erde 354
3.3.5 Lebenserwartung der Bevölkerung in verschiedenen Regionen der Erde: 1950, 1990 und geschätzt für 2030 354
3.3.6 Mittlere Lebensdauer der Bevölkerung in verschiedenen Kulturperioden 355
3.3.7 100 Jahre und älter 355
3.3.8 Länder der Erde mit Extremwerten für Bevölkerungsdichte und Lebenserwartung 356
3.3.9 Länder der Erde mit Extremwerten für Kinderzahlen und Bevölkerungswachstum 357
3.3.10 Zur Lage der Menschheit – ausgewählte Länder nach dem „Human Development Index“ 358
3.3.11 Verhütungsmethoden weltweit 358

3.3.12	Angehörige ausgewählter Weltreligionen 1997	359
3.3.13	Bevölkerungsentwicklung und Bevölkerungsdichte in Deutschland vor 1945 und im früheren Bundesgebiet	360
3.3.14	Bevölkerungsentwicklung und Bevölkerungsdichte in der ehemaligen DDR und in Deutschland	361
3.3.15	Bevölkerungsentwicklung nach Altersgruppen in Deutschland	362
3.3.16	Bevölkerung nach Altersgruppen und Familienstand in Deutschland am 31.12.1997	363
3.3.17	Grundzahlen für Eheschließungen, Geborene und Gestorbene in Deutschland	364
3.3.18	Schwangerschaftsabbrüche in Deutschland	365
3.3.19	Säuglingssterbefälle in Deutschland und nach Ländern	366
3.3.20	Müttersterblichkeit in Deutschland und in ausgewählten Staaten, 1975-1997	367
3.3.21	Durchschnittliches Alter der Mütter bei der Geburt ihrer ehelich lebendgeborenen Kinder in Deutschland	367
3.3.22	Lebenserwartung für Männer und Frauen in Jahren im Alter x in Deutschland	368
3.3.23	Ausländische Bevölkerung in Deutschland nach ausgewählter Staatsangehörigkeit	370
3.3.24	Asylsuchende in Deutschland nach ausgewählten Staatsangehörigkeiten	371
3.3.25	Wanderungen zwischen Deutschland und dem europäischen Ausland, 1997	372
3.3.26	Wanderungen zwischen Deutschland und dem außereuropäischen Ausland, 1997	373
3.3.27	Aussiedler nach Herkunftsgebieten	373
3.3.28	Eingebürgerte Personen nach Altersgruppen und früheren Staatsangehörigkeiten in Deutschland 1997	374
3.3.29	Arbeitslose und Arbeitslosenquoten in Deutschland	374
3.3.30	Bevölkerungsentwicklung in ausgewählten Staaten	375
3.3.31	Lebenserwartung bei der Geburt und im Alter von 20 und 60 Jahren in ausgewählten Staaten	376
3.3.32	Entwicklung der Geburtenziffern in ausgewählten Staaten	377
3.3.33	Entwicklung der Sterbeziffern in ausgewählten Staaten	378
3.3.34	Überschuss an Lebendgeborenen bzw. Gestorbenen in ausgewählten Staaten	379
3.3.35	Säuglingssterblichkeit in ausgewählten Staaten, 1960 - 1997	380

Anhang

1	Basisgrößen und Basiseinheiten des Internationalen Einheitensystems (DIN 1301)	383
2	Namen, Symbole und Definitionen einiger abgeleiteter SI-Einheiten	384
3	Konventionelle Einheiten, die weiter benutzt werden dürfen	385
4	Empfehlungen zur Einführung abgeleiteter Einheiten des Internationalen Einheitensystems (SI) in der Medizin	385
5	Symbole des Internationalen Einheitensystems einschließlich älterer Einheiten	386

6	Vorsilben für dezimale Vielfache und Teile von Einheiten	387
7	Griechisches Alphabet	388
8	Griechische Grundzahlen	388
9	Umrechnung von dezimalen Vielfachen und Teilen der SI-Einheit Quadratmeter, Volumen, Liter	389
10	Umrechnung metrischer und anglo-amerikanischer Einheiten	390
11	Umrechnungsfaktoren für Leistung, Wärmestrom und Energieumsatz	391
12	Umrechnungsfaktoren für Energie, Arbeit und Wärmemenge	391
13	Umrechnungsfaktoren für Druck und Atmung	392

Literatur 393

Index 397

1 Der Körper des Menschen

1.1 Die Zelle

Tabelle 1.1.1: Zahlen zum Staunen

Diese Tabelle enthält eine Auswahl interessanter Zahlen aus 1.1 Die Zelle.

Literaturhinweise siehe entsprechende Tabellen

Robert Hook beschreibt als erster an dünnen Schnitten der Korkeiche Zellen.	1667
Rudolf Virchow erkennt, dass Zellen aus Zellen entstehen (Omnis cellula ex cellula).	1855
W.Hofmeister beobachtet als erster die Kernteilung.	1867
Gesamtzahl der Zellen des Menschen	ca. 10^{14} (100 Billionen)
Anzahl der verschiedenen **Zellarten** des Menschen	>200
Gesamtzahl der Zellen, die pro **Sekunde absterben**	ca. 50 Millionen/s
Gesamtzahl der Zellen, die pro **Sekunde gebildet** werden	ca. 50 Millionen/s
Anzahl der **Erythrozyten** (rote Blutkörperchen) in der Gesamtblutmenge von 5 l	25 Billionen
Anzahl der **Leukozyten** (weiße Blutkörperchen) in der Gesamtblutmenge von 5 l	25-100 Milliarden
Anzahl der **Nervenzellen** des Menschen	30 Milliarden
Die **kleinsten Zellen** sind Spermien	3-5 µm
Die **größten Zellen** sind Eizellen	100-120 µm
Eine Leberzelle hat eine **durchschnittliche Größe**	30-50 µm
Lebensdauer verschiedener Zellen	
Schleimhautzellen des Dünndarms	1,4 Tage
Epidermiszellen der Haut	19,2 Tage
Rote Blutkörperchen	120 Tage
Leberzellen	222 Tage
Nervenzellen	arbeiten lebenslang
Anzahl der **Mitochondrien** in einer Nervenzelle	bis zu 10.000
Neubildung der **Ribosomen** in einer Leberzelle	180 /s
Anzahl der **Peroxisomen** in einer Leberzelle	ca. 1.000
Durchschnittlicher Anteil des **Zellkerns** am Gesamtvolumen der Zelle	5-20 %
Länge des **DNA-Fadens** aller Chromosomen einer diploiden menschlichen Zelle	2 m
Errechnete Gesamtzahl der **Nukleotidpaare** im haploiden Chromosomensatz einer Zelle	>3 Milliarden

Tabelle 1.1.2: Zeittafel der Erforschung der Zelle

Siehe auch 3.2. Fortschritte in Medizin und Biologie.

Werte aus Sajonski, Smollich 1990, Junqueira, Carneiro 1996

Hans und Zacharias Jansen (Holland) entwickeln das zusammengesetzte Mikroskop.	um 1600
Stelluti (Italien) benützt als erster das Mikroskop bei wissenschaftlichen Arbeiten.	1630
Robert Hook beschreibt als erster an dünnen Schnitten der Korkeiche Zellen.	1667
Antony van Leeuwenhoek (Holland) verbessert Mikroskope und beschreibt Bakterien, Blutkörperchen und Protozoen.	1682
A.Corti (italienischer Anatom) beschreibt erstmalig Bewegungserscheinungen in der Zelle.	1774
Matthias Jakob Schleiden und **Theodor Schwann** begründen die Zelllehre (Cytologie).	1830
Robert Brown (schottischer Botaniker) entdeckt den Zellkern.	1831
Theodor Schwann deckt die zelluläre Struktur aller Lebewesen auf.	1839
Rudolf Virchow erkennt, dass Zellen aus Zellen entstehen (Omnis cellula ex cellula).	1855
W.Hofmeister beobachtet als erster die Kernteilung.	1867
J.F.Miescher entdeckt in Eileiterzellen die Nukleinsäuren.	1869
Oscar Hertwig (deutscher Biologe) definiert die Befruchtung als Verschmelzung zweier Zellen und ihrer Kerne.	1875
Theodor von Boveri (deutscher Zoologe) entdeckt das Centriol.	1878
Camillo Golgi entdeckt den nach ihm benannten Golgiapparat.	1898
Benda beschreibt ein Mitochondrium.	1899
Ernst Ruska, Hans Knoll und **Bodo von Borries** entwickeln in Berlin das Elektronenmikroskop.	1930-1933
Daniel und Davidson beschreiben erstmalig das Membranmodell der Zelle.	1935
Das erste kommerzielle Elektronenmikroskop kommt auf den Markt.	1939
Oswald Avery (amerik.Physiologe) liefert den Beweis, dass die genetische Information in den Nukleinsäuren gespeichert ist.	1944
J.D.Watson und H.C.Crick stellen das Modell der DNA vor.	1953
A.F.Huxley deckt mit der Filament-Gleittheorie den Mechanismus der Muskelkontraktion auf.	1969
F.Sanger führt die DNA-Sequenzierung (Entschlüsselung) ein.	1975

Tabelle 1.1.3: Die Zelle und das Problem der Größe

Da das menschliche Auge eine begrenzte Auflösung hat, war die Erforschung der Zelle und ihrer Bestandteile abhängig von der Erfindung und Entwicklung hochauflösender Hilfstechniken. So war die Entdeckung der Zelle erst nach der Einführung des Mikroskops möglich.

1 µm (Mikrometer) = 1/1.000 (10^{-3}) mm
1 nm (Nanometer) = 1/1.000 µm = 1/1.000.000 (10^{-6}) mm

Werte aus Leonhardt 1990, Junqueira, Carneiro 1996

Biologische Struktur	Größe der Strukturen	
Menschliche Eizelle	0,12 mm	$1{,}2 \cdot 10^{-4}$ m
Grenze des Auflösungsvermögens des menschlichen Auges ohne Hilfsmittel	0,08 mm	$8 \cdot 10^{-5}$ m
Rote Blutkörperchen des Menschen	7 µm	$7 \cdot 10^{-6}$ m
Zellkern einer Nierenzelle	6,2 µm	$6{,}2 \cdot 10^{-6}$ m
Durchschnittsgröße eines menschlichen Chromosoms in der Metaphase	4,5 µm	$4{,}5 \cdot 10^{-6}$ m
Zellkern einer Spinalganglionzelle	1,2 µm	$1{,}2 \cdot 10^{-6}$ m
Durchmesser der Mitochondrien	0,5-1,2 µm	$0{,}5\text{-}1{,}2 \cdot 10^{-6}$ m
zum Vergleich: Bakterien	0,3-2 µm	$3\text{-}20 \cdot 10^{-7}$ m
Grenze des Auflösungsvermögen des Lichtmikroskops	0,3 µm	$3 \cdot 10^{-7}$ m
Durchmesser eines Lysosoms	0,2-0,5 µm	$2\text{-}5 \cdot 10^{-7}$ m
Dicke der Mikrovilli	ca. 100 nm	$1 \cdot 10^{-7}$ m
Durchmesser der Ribosomen	12-20 nm	$1{,}2\text{-}2 \cdot 10^{-8}$ m
Gesamtdicke der äußeren Zellmembran	8,0 nm	$8 \cdot 10^{-9}$ m
Dicke der Glykokalyx-Filamente	2,5-5,0 nm	$2{,}5\text{-}5 \cdot 10^{-9}$ m
Durchmesser einer Gap Junction (Nexus)	3 nm	$3 \cdot 10^{-9}$ m
Durchmesser der DNA-Doppelhelix	2 nm	$2 \cdot 10^{-9}$ m
Länge von Aminosäuren	0,8-1,1 nm	$8\text{-}11 \cdot 10^{-10}$ m
zum Vergleich:		
Pockenviren (größte humanpathogene Viren)	25 nm	$2{,}5 \cdot 10^{-8}$ m
Picorna-Viren (kleinste humanpathogene Viren)	0,3 µm	$3 \cdot 10^{-7}$ m
Grenze des Auflösungsvermögens des Elektronenmikroskops	0,3 nm	$3 \cdot 10^{-10}$ m
Atome	0,1-0,5 nm	$1\text{-}5 \cdot 10^{-10}$ m

Tabelle 1.1.4 : Ausgewählte Angaben zu Zahl und Größe von menschlichen Zellen

Werte aus Junqueira, Carneiro 1996, Leonhardt 1990, Mörike, Betz u. Mergenthaler 1991

Zellzahlen	
Gesamtzahl der Zellen eines erwachsenen Menschen	ca 10^{14} (100 Billionen)
Anzahl der verschiedene Zellarten des Menschen	>200
Anzahl der Zellen, die pro **Sekunde** im gesamten Körper absterben	ca. 50 Mio/s
Anzahl der Zellen, die pro **Sekunde** neu gebildet werden	ca. 50 Mio/s
Anzahl der Erythrozyten (rote Blutkörperchen) in der Gesamtblutmenge von 5 l	25 Billionen
Anzahl der Leukozyten (weiße Blutkörperchen) in der Gesamtblutmenge von 5 l	25-100 Milliarden
Anzahl der Belegzellen (produzieren Magensäure)	
beim Mann (durchschnittlich)	ca. $1{,}09 \cdot 10^9$
bei der Frau (durchschnittlich)	ca. $0{,}82 \cdot 10^9$
Anzahl der Osteoblasten, die die gleiche Knochenmenge aufbauen, die ein Osteoklast abbaut	100-150
Gesamtzahl der Nervenzellen des Menschen	30 Milliarden ($3 \cdot 10^{10}$)
Anzahl in der Großhirnrinde	10 Milliarden (10^{10})
Anzahl in der Kleinhirnrinde	10 Milliarden (10^{10})
Gesamtzahl aller Synapsen in Nervenzellen	ca. 10^{14}
Normaler täglicher Verlust von Nervenzellen	50.000-100.000
Anzahl aktivierter Nervenzellen pro Erinnerungsvorgang	10^7-10^8
zum **Vergleich**	
Zahl der Nervenzellen im Gehirn der Fliege	100.000 (10^5)
Zahl der Nervenzellen im Gehirn der Maus	10^7

Die Größe von Zellen	
Die kleinsten Zellen des Menschen	
Gliazellen	5 µm
Spermien	3-5 µm
Die größte Zelle des Menschen	
Eizelle	100-120 µm
Durchschnittliche Zellgröße	
Leberzelle	30-50 µm

Tabelle 1.1.5: Lebensdauer von Zellen in Geweben

Werte aus Finch 1990, Kaboth u. Begemann 1977, Klima 1967, Leonhardt 1985

Gewebe, Organe	Durchschnittliche Lebensdauer
Deckepithelien	
After	4,3 Tage
Bauchhaut	19,4 Tage
Dickdarm	10,0 Tage
Dünndarm	1,4 Tage
Enddarm	6,2 Tage
Harnblase	66,5 Tage
Hautepidermis	19,2 Tage
Lippen	14,7 Tage
Fußsohlenepidermis	19,1 Tage
Luftröhre	47,6 Tage
Lunge (Alveolen)	8,1 Tage
Mageneingang (Cardia)	9,1 Tage
Magenausgang (Pylorus)	1,8-1,9 Tage
Ohr	34,5 Tage
Drüsenepithelien	
Leber	222 Tage
Nieren	286 Tage
Schilddrüse	287 Tage
Binde- und Stützgewebe	
Knochenzellen	25-30 Jahre
Blutzellen	
Blutplättchen (Thrombozyten)	10 Tage
Rote Blutkörperchen (Erythrozyten)	120 Tage
Weiße Blutkörperchen	
- Neutrophile Granulozyten	4-5 Tage
- Eosinophile Granulozyten	10 Tage
- Lymphozyten (langlebig)	5 Tage bis Jahre
- Monozyten	Monate
Nicht vermehrungsfähige Zellen	
Eizellen (Oozyten)	keine Erneuerung
Gehirnzellen	keine Erneuerung
Haarfollikelzellen	keine Erneuerung
Nervenzellen	keine Erneuerung
Schweißdrüsenzellen	keine Erneuerung

Tabelle 1.1.6 : Chemische Zusammensetzung der Zelle

In der Tabelle sind Durchschnittswerte angegeben, da die Zusammensetzung der Zellen je nach Zellart variiert.

Werte aus Sajonski, Smollich 1990

Bestandteil der Zelle	Anteil am Gesamtgewicht
Wasser	70 %
Proteine	15-20 %
Fette	2-3 %
Kohlenhydrate	1 %
Mineralsalze	1 %
Nukleinsäuren	10 %

Tabelle: 1.1.7: Mitochondrien

Mitochondrien kommen in allen Zellen mit Zellkern vor. Sie werden auch als Kraftwerke der Zellen bezeichnet. Energie, die aus dem Abbau energiereicher organischer Substrate stammt, wird hier in Form von Adenosintriphosphat (ATP) gespeichert und so der Zelle in einer leicht zugänglichen Form bereitgestellt.

Werte aus Flindt 1995, Leonhardt 1990, Mörike, Betz u. Mergenthaler 1991, Junqueira, Carneiro 1996

Anzahl	in Leberzellen	2.500
	in Nervenzellen	bis zu 10.000
Durchmesser	durchschnittlich	0,2 µm
	in Dünndarmzellen	0,5-1,2 µm
Länge	durchschnittlich	5-6 µm
	in Dünndarmzellen	2,0 µm
Lebensdauer	in Leber- und Nierenzellen	5-12 Tage
	in Herzmuskelzellen	10-31 Tage
Anteil an Zellen	Dünndarmzelle	13,34 %
	Leberzelle	13,22 %
Proteinanteil der Mitochondrien		70 %
Größe der Ribosomen in den Mitochondrien		12 nm
Anteil der mitochondrialen DNA an der Gesamt-DNA einer menschlichen Zelle		1 %
Durchmesser der Matrixgranula in Mitochondrien (Granula mitochondrialia)		30-50 nm
Anzahl der Enzyme in einem Mitochondrium		>100

Tabelle 1.1.8: Zellmembran (Plasmalemm)

Die Zellmembran umschließt die Zelle. Sie besteht aus einer Lipiddoppelschicht mit Membranproteinen, die durch Lateralbewegung frei beweglich sind.

Die Glykokalyx wird von den Oligosaccharidseitenketten der Glykolipide und Glykoproteine der Zellmembran gebildet. Sie verleiht der Zelle ihre Spezifität.

Werte aus Leonhardt 1990, Mörike, Betz u. Mergenthaler 1991

Zeitdauer, nach der alle Membranen des Körpers durch Neubildung vollständig ersetzt sind	20 Tage
Gesamtdicke der Zellmembran	8,0 nm
Dicke der äußeren Lamelle	2,5 nm
Dicke der Mittelschicht	3,0 nm
Dicke der inneren Lamelle	2,5 nm
Durchschnittlicher Kohlenhydratanteil der Zellmembran	<10 %
in einer Leberzelle	2 %
in einem Granulozyt (weißes Blutkörperchen)	15 %
Fettanteil der Zellmembran	50 %
Verhältnis Proteine:Phospholipide (Durchschnitt)	1:2
Lipid:Protein-Verhältnis unterschiedlicher Membranen	
Myelinscheide (umhüllt Nervenfasern)	1:0,23
Erythrozytenmembran	1:1,1
Membran einer Tumorzelle	1:1,5
Innere Mitochondrionmembran	1:3,2
Durchschnittliche Anzahl von Hormonrezeptoren in der Zellmembran einer menschlichen Zelle	ca. 10.000
Dicke der Glykokalyx-Filamente, die in den Extrazellularraum ragen	2,5-5,0 nm
Dicke der Mikrovilli (Ausstülpungen des Plasmalemms)	ca. 100 nm
Durchmesser der durch Membranvesikulation hervorgehenden Bläschen des Plasmalemms	36-50 nm
Zeitdauer, in der ein Lipidmolekül einer Erythrozytenzellmembran die gesamte Zelle durch Lateralbewegung einmal umrunden kann	4 Sekunden

Tabelle 1.1.9: Endoplasmatisches Retikulum und Ribosomen

Das endoplasmatische Retikulum kommt in fast allen Zellen vor. Es besteht aus Membranen, die im Zytoplasma einer Zelle ein dreidimensionales System miteinander kommunizierender Hohlräume bilden.

Die Ribosomen stehen im Dienst der Eiweißsynthese. Hier werden entsprechend der Kodierung der messenger-RNA aus Aminosäuren Eiweiße (Proteine) zusammengesetzt. Die Ribosomen kommen frei im Zytoplasma, aber auch gebunden am endoplasmatischen Retikulum (raues ER) vor.

Werte aus Leonhardt 1990, Mörike, Betz u. Mergenthaler 1991, Sajonski, Smollich 1990, Junqueira, Carneiro 1996

Endoplasmatisches Retikulum (ER)	
Membrandicke des endoplasmatischen Retikulums	7-8 nm
Breite des Raumes zwischen den Membranen	40-70 nm
Gesamtfläche der Membranen im Inneren der Zellen von 1 ml Lungengewebe	10 m^2
Anteil des endoplasmatischen Retikulums an dieser Fläche	6,7 m^2
Ribosomen	
Durchmesser eines Ribosoms	12-20 nm
Zeit, nach der ein Ribosom durch Neubildung ersetzt wird	6 Stunden
Anzahl der Untereinheiten eines Ribosoms	2
Durchmesser der m-RNA, die die Ribosomen im Zytoplasma verbindet	1,5 nm
Anzahl der Ribosomen in einer Leberzelle	$4 \cdot 10^6$
Neubildung der Ribosomen in einer Leberzelle	180 pro Sekunde
Anzahl der Ribosomen in einem Retikulozyt	$3 \cdot 10^4$
Neubildung der Ribosomen in einem Retikulozyt	1,4 pro Sekunde
Anteil der RNA an der Gesamtmasse eines Ribosoms	40 %
Anteil der Proteine an der Gesamtmasse eines Ribosoms	60 %

Tabelle 1.1.10 : Golgiapparat, Lysosomen und Peroxisomen

Der **Golgi-Apparat** besteht aus miteinander kommunizierenden, aufeinander gestapelten Membransäckchen. Die im rauen endoplasmatischen Retikulum gebildeten Eiweiße (Proteine) gelangen in Transportvesikeln zum Golgi-Apparat, wo komplexe Proteinverbindungen (z.B. Glykoproteine) aufgebaut werden. Golgivesikel transportieren diese zu verschiedenen Zielorten.

Die **Lysosomen** stellen das Verdauungssystem der Zelle dar. Sie entstehen aus Abschnürungen des Golgi-Apparates.

Die Aufgabe der **Peroxisomen** liegt möglicherweise in der Entgiftung der Zelle von Produkten des Intermediärstoffwechsels.

Werte aus Kleinig, Sitte 1992, Sajonski, Smollich 1990, Junqueira, Carneiro 1996

Golgi-Apparat (Aufbau aus Diktyosomen)	
Anzahl der Membransäckchen (Diktyosomen) pro Golgi-Feld	5-10
Anzahl der Golgi-Felder einer Drüsenzelle	100-200
Anzahl der Golgi-Felder in einer Leberzelle	250
Größe des Golgiapparates	0,3-1,5 µm
Volumenanteil des Golgiapparates in einer Leberzelle	2 %
Zeit, nach der ein Golgi-Apparat durch Neubildung vollständig ersetzt wird	20 Minuten
Durchmesser der Transportvesikel zwischen endoplasmatisches Retikulum und Golgiapparat	ca. 50 nm
Lysosomen	
Durchmesser der Lysosomen	0,2-0,5 µm
pH-Wert im Inneren der Lysosomen	5
zum Vergleich: pH-Wert im Zytoplasma	7
Anzahl der verschiedenen Enzyme in einem Lysosom	>40
Peroxisomen (Mikrobodies)	
Durchmesser eines Peroxisoms	0,3-0,5 µm
Anzahl der Peroxisomen in einer Leberepithelzelle	ca. 1.000

Tabelle 1.1.11 : Zellkompartimente am Beispiel der Leberzelle

Gestalt und Größe der Zellkompartimente sind in den verschiedenen Zellen des menschlichen Körpers sehr unterschiedlich. Sie können sich auch in ein und der selben Zelle mit dem Aktivitätsgrad der Zelle ändern.

Durch die Kompartimentbildung können unterschiedliche Stoffwechselprozesse in der Zelle gleichzeitig und räumlich getrennt ablaufen.

Werte aus Kleinig, Sitte 1992

Kompartiment	**Volumen**		**Membranfläche**	
	in μm^3	in %	in μm^2	in %
Zellkern	300	5,9	220	2,0
Endomembransystem	950	18,8	78.750	55,0
Mitochondrien	1.070	21,1		
Hüllmembran			7.450	5,2
Innere Membran			52.200	36,4
Mikrobodies	70	1,4	570	0,4
Lysosomen	40	0,8	500	0,3
Plasmamembran			3.550	2,5
Zytoplasma	2.630	52,0		
Summe	**5.060**	**100,0**	**143.240**	**100,0**

Tabelle 1.1.12 : Oberflächendifferenzierungen der Zelle

Die verschiedenen Zellfortsätze sind Ausstülpungen der Zellmembran mit unterschiedlichen Funktionen. **Kinozilien** (Flimmerhärchen) führen rhythmische Bewegungen durch. **Stereozilien** haben nicht die Fähigkeit zur Eigenbewegung. Ihre Funktion liegt im Bereich der Resorption und Sekretion von Stoffen. **Mikrovilli** dienen der Oberflächenvergrößerung vieler Zellen.

Werte aus Pschyrembel 2000, Thews, Mutschler, Vaupel 1999

Kinozilien	
Anzahl der aufbauenden Mikrotubuli	9 x 2 + 2
Dicke einer Kinozilie	0,25 µm
Länge einer Kinozilie	7-10 µm
Schlagfrequenz einer Kinozilie in der Luftröhre	20/s
Stereozilien	
Länge einer Stereozilie	100-200 µm
Mikrovilli	
Länge	1-6 µm
Dicke	0,1 µm
Faktor der Zelloberflächenvergrößerung	20-50

Tabelle 1.1.13: Zytoskelett der Zelle

Als Zykloskelett bezeichnet man spezifische Filamente und mikrotubuläre, zytoplasmatische Stukturen, die im Laufe der Zelldifferenzierung entstanden sind. Sie dienen der Formgebung der Zelle, der Fortbewegung, dem intrazellulären Transport sowie der Bindung von Enzymen und Metaboliten.

Das Zytoskelett der menschlichen Zelle besteht aus Mikrotubuli, Mikrofilamenten (Aktinfilamenten) und intermediären Filamenten.

Werte aus Leonhardt 1990, Mörike, Betz u. Mergenthaler 1991, Junqueira, Carneiro 1996

Mikrotubuli	
Durchmesser der Mikrotubuli	
insgesamt	24 nm
lichte Weite des Innenlumens	14 nm
Wanddicke	5 nm
Molekülmasse der Grundbausteine (dimere Tubuline)	100.000-120.000
Anzahl der Tubulinfilamente pro Mikrotubulus	13
Länge eines Mikrotubulus in einem Nervenzellaxon	25 µm
Maximale Verlängerung der Mikrotubuli (in Zellkultur)	7,2 µm/min
Maximale Verkürzung der Mikrotubuli (in Zellkultur)	17,3 µm/min
Mikrofilamente (Aktinfilamente)	
Durchmesser eines Aktinfilaments (Mikrofilament)	5-7 nm
Länge eines Aktinfilaments im Skelettmuskel	bis 1 µm
Anzahl der Einzelfäden pro Aktinfilament	2
Anteil des Aktins am Gesamtprotein der Zelle	10 %
Anzahl der Aminosäuren eines Aktinmoleküls	375
Intermediärfilament	
Keratin (Vorkommen in Epithelzellen)	
Molekulargewicht	40.000-68.000
Vimentin (in viele Zellen mesenchymalen Ursprungs)	
Molekulargewicht	57.000
Desmin (in Muskelzellen)	
Molekulargewicht	53.000
Saures Gliafaserprotein (in Astrozyten)	
Molekulargewicht	45.000
Neurofilamente (in Nervenzellen)	
Molekulargewicht	68.000
Nukleäres Laminin (in Zellkernen)	
Molekulargewicht	65.000-75.000

Tabelle 1.1.14: Der Zellkern (Nucleus)

Zellkerne sind in fast allen Zellen des menschlichen Körpers vorhanden. Sie sind Träger der genetischen Information, die in Form von DNA in den Chromosomen lokalisiert ist.

Chromosomen, DNA und Nukleotide der Zelle siehe Tabellen 1.1.15 bis 1.1.18

Werte aus Faller 1995, Flindt 1995, Leonhardt 1990, Mörike, Betz u. Mergenthaler 1991, Junqueira, Carneiro 1996, Kleinig, Sitte 1992

Anzahl der Zellkerne pro Zelle	
Durchschnitt	1
Rote Blutkörperchen (Erythrozyten)	keine
Blutblättchen (Thrombozyten)	keine
Ein Teil der Leberzellen (20 %)	2
Oberflächenepithel der ableitenden Harnwege	2
Osteoklasten im Knochengewebe	5-20
Skelettmuskelzellen	> 1.000
Größe des Zellkerns (sehr variabel)	
Durchschnittlicher Anteil des Zellkerns am Gesamtvolumen der Zelle	5-20 %
Extrembeispiel: Lymphozyt	60 %
Größe des Zellkerns einer Nierenzelle	6 µm
Größe des Zellkerns einer Spinalganglienzelle	1,2 µm
Größe des Zellkerns einer Alveolenzelle der Lunge	5 µm
Durchschnittliche Größe eines Nucleolus	1-2 µm
Durchschnittliches Zellkernvolumen	20-500 μm^3
Kernhülle (Nukleolemma)	
Anzahl der Membranen der Kernhülle	2
Dicke einer Membran	7-8 nm
Abstand zwischen den beiden Membranen	bis zu 20-70 nm
Kernporen	
Durchmesser	50-70 nm
Anteil der Kernporen an der Kernoberfläche	bis 20 %
Anzahl der Poren pro Kern	3.000-4.000
Relative Molekülmasse der Moleküle, die noch ungehindert durch die Kernporen kommen	60.000
Dicke des Diaphragmas, das die Poren durchzieht	5 nm

Tabelle 1.1.15: DNA und Chromatin des Menschen

Die DNA (Desoxyribonukleinsäure) kommt in der Zelle in kondensierter Form als Chromatin vor. Der DNA-Faden ist mit Proteinen assoziiert. Nukleosomen sind die unterste Organisationsstufe des Chomatins.

In einem haploiden Chromosomensatz ist jedes Chromosom nur einmal vorhanden. Beim Menschen sind das 23 Chromosomen. Der diploide Chromosomensatz (46) des Menschen enthält 22 autosomale Chromosomenpaare und die Geschlechtschromosomen XX (Frau) bzw. XY (Mann). Bei der Bildung von Gameten (Eizellen und Spermien) wird in der Meiose der diploide Chromosomensatz auf einen haploiden reduziert.

Werte aus Löffler, Petrides 1997, Kleinig, Sitte 1992

Chromatin	
DNA-Gehalt	20 %
Protein-Gehalt	80 %
Nukleosomen	
Anzahl der Windungen des DNA-Stranges um ein Nukleosom	1,8
Anzahl der Basenpaare des DNA-Stranges um ein Nukleosom	140-150
Anzahl der Basenpaare des DNA-Stranges zwischen zwei Nukleosomen (Linker)	50-60
Dicke der Faser, zu der sich die Nukleosomenkette beim Lebenden zusammenlagert	30 nm
DNA-Doppelhelix	
Durchmesser der DNA-Doppelhelix (spiralförmig)	2 nm
Anzahl der verschiedenen Basen der DNA	4
Ganghöhe der DNA-Doppelhelix	3,4 nm
Anzahl der Basen pro Ganghöhe (eine Schraubenwindung des DNA-Stranges)	10
Abstand der Basenpaare (Sprossen) in der Strickleiter des DNA-Doppelstrang	0,34 nm
Länge des gesamten DNA-Fadens aller Chromosomen einer diploiden menschlichen Zelle	2 m
Durchschnittlicher Durchmesser eines Zellkerns	5 µm
Länge des gesamten DNA-Fadens im Verhältnis zum Zellkerndurchmesser	ca. 400.000 x
Volumen des DNA-Fadens im Zellkern einer menschlichen Zelle	40 μm^3

Tabelle 1.1.16: Nukleotide der menschlichen DNA

Die Nukleotide setzen sich aus einer Base, einer Pentose (Zucker) und einem Phosphatrest zusammen. Sie bilden die menschliche DNA. Die genetische Information wird durch die Reihenfolge der Nukleotide kodiert.

Werte aus Löffler, Petrides 1997, Kleinig, Sitte 1992, Junqueira, Carneiro 1996

Atomgewicht eines Nukleotidpaares	$1 \cdot 10^{-21}$ g
Gewicht der DNA einer diploider Zelle	$5{,}8 \cdot 10^{-12}$ g
Errechnete Gesamtzahl an Nukleotidpaaren im haploiden Chromosomensatz einer Zelle	>3 Milliarden
Zahl der Nukleotidpaare in einer ringförmigen Doppelhelix der mitochondrialen Nukleinsäure (mtDNA)	16.569
Anzahl der Basen, die für eine Aminosäure kodieren	3
Anzahl der verschiedenen Basen der DNA	4
Anteile der Nukleotide an der menschlichen DNA	
Thymin (T)	31 %
Adenin (A)	31 %
Cytosin (C)	19 %
Guanin (G)	19 %
Anzahl der Kodierungsmöglichkeiten für eine Aminosäure (Basentriplett)	$4^3 = 64$
Anzahl der Aminosäuren im menschlichen Körper	20
Größte Anzahl proteinkodierender Gene die theoretisch auf die DNA eines Menschen passen könnten	> 1 Million
Geschätzte Gesamtzahl der proteinkodierenden Gene im haploiden Chromosomensatz eines Menschen	50.000-100.000
Anteil der proteinkodierenden Gene an der Gesamt-DNA eines Menschen	3-5 %
Anzahl der 1994 bekannten proteinkodierenden Gene	2.800
Unterschiedliche Sequenzen (Basenfolgen) des Menschen	
Anteil einmaliger Sequenzen	70 %
davon proteinkodierend	1 %
Anteil repetitiver (sich wiederholender) Sequenzen	30 %
davon hochrepetitiv	30 %
davon einfachrepetitiv	70 %

Tabelle 1.1.17: Chromosomen des Menschen im Vergleich zu anderen Spezies

Während der Teilungsruhe, im so genannten Interphasenkern, sind die Chromosomen nicht sichtbar. Dies ändert sich in den verschiedenen Phasen der Zellteilung, in der die Chromosomen als hakenförmige Gebilde sichtbar sind.

Werte aus Knußmann 1996, Mörike, Betz und Mergenthaler 1991

Chromosomenzahl der menschlichen, diploiden Zelle		46
davon:	- Autosomen	44
	- Gonosomen	2 (XX oder XY)
Zum Vergleich:		
Chromosomenzahlen aus dem Tierreich		
Schimpanse (diploide Zelle)		48
Gorilla (diploide Zelle)		48
Pavian (diploide Zelle)		42
DNA-Menge im diploiden Zellkern des Menschen		$7{,}30 \cdot 10^{-12}$ g
Zum Vergleich:	- Schimpanse	$8{,}03 \cdot 10^{-12}$ g
	- Gorilla	$7{,}45 \cdot 10^{-12}$ g
Kondensationsfaktor der DNA im einem Chromosom		8.000
Durchschnittsgröße eines Chromosoms im Zustand maximaler Spiralisierung (Metaphase der Mitose)		4,5 µm

Tabelle 1.1.18: DNA-Gehalt einer menschlichen Zelle im Vergleich zu anderen Spezies

Die Tabelle ist nach der Länge der DNA-Fäden geordnet. Dabei werden die Chromosomen einer haploiden Zelle zugrunde gelegt. 1 Basenpaar entspricht einer relativen Atommasse von 660.

Werte aus Hirsch-Kaufmann 1992

Spezies	Haploider Chromosomensatz	Anzahl der Basenpaare	Relative Masse	DNA-Länge in m
Lilie	11	$3{,}00 \cdot 10^{11}$	$2{,}0 \cdot 10^{14}$	**100**
Mais	10	$6{,}60 \cdot 10^{9}$	$4{,}4 \cdot 10^{12}$	**2,2**
Mensch	23	$2{,}75 \cdot 10^{9}$	$1{,}9 \cdot 10^{12}$	**0,93**
Kuh	30	$2{,}45 \cdot 10^{9}$	$1{,}6 \cdot 10^{12}$	**0,83**
Drosophila	4	$1{,}75 \cdot 10^{8}$	$1{,}2 \cdot 10^{11}$	**0,0595**
Hefe	18	$1{,}75 \cdot 10^{7}$	$1{,}2 \cdot 10^{10}$	**$6{,}0 \cdot 10^{-3}$**
T4-Phage	1	$1{,}75 \cdot 10^{5}$	$1{,}2 \cdot 10^{8}$	**$6{,}0 \cdot 10^{-5}$**
λ-Phage	1	$4{,}65 \cdot 10^{4}$	$3{,}3 \cdot 10^{7}$	**$1{,}6 \cdot 10^{-5}$**
SV40-Virus	1	$5{,}22 \cdot 10^{3}$	$3{,}5 \cdot 10^{6}$	**$1{,}7 \cdot 10^{-6}$**

Tabelle 1.1.19: Dauer des Zellteilungszyklus am Beispiel einer Knochenzelle

Jede zur Mitose (Zellteilung) befähigte Zelle durchläuft einen Zellteilungszyklus, in dem immer eine Interphase zwischen zwei Mitosen liegt. In der G1-Phase entfaltet die Zelle die für sie typische Aktivität. Meist steht die Proteinsynthese im Vordergrund. In der S-Phase verdoppelt die Zelle ihre DNA im Zellkern. Die G2-Phase stellt die Zeit nach der DNA-Verdoppelung bis zum Beginn der Mitose, die in verschiedene Phasen eingeteilt wird, dar.
Während der Mitose wird das in der S-Phase verdoppelte genetische Material gleichmäßig auf die beiden Tochterzellen aufgeteilt.

Werte aus Junqueira, Carneiro 1996

Zellteilungszyklus	ca. 37 Stunden
Interphase	
G1-Phase	25 Stunden
S-Phase	8 Stunden
G2-Phase	1-2 Stunden
Mitose	
Prophase	1 Stunde
Metaphase	< 1 Stunde
Anaphase	<30 Minuten
Telophase	einige Minuten

Tabelle 1.1.20: Gesamtdauer der Meiose beim Menschen im Vergleich zu anderen Organismen

Die lange Dauer der Entwicklung der weiblichen Eizelle des Menschen verursacht das erhöhte Risiko einer Schwangerschaft bei fortgeschrittenem Alter einer Frau. Schädigende Einflüsse summieren sich und können zu Veränderungen des Genmaterials und damit zu Fehlbildungen der Frucht führen.

Werte aus Kleinig, Sitte 1992

Spezies	Meiosedauer in Tagen
Mensch (Spermiogenese)	**40-60**
Mensch (Oogenese)	**4700-18500**
Weizen (Pollenentwicklung)	1
Roggen (Pollenentwicklung)	>2
Weiße Lilie (Pollenentwicklung)	7-14
Wanderheuschrecke (Spermiogenese)	5-7
Kaninchen (Oogenese)	15

1.2 Muskulatur und Bewegungsapparat

Tabelle 1.2.1: Zahlen zum Staunen

Diese Tabelle enthält eine Auswahl interessanter Zahlen aus 1.2. Muskulatur und Bewegungsapparat.

Literatur siehe entsprechende Tabellen

Anzahl aller Muskeln im menschlichen Körper	ca. 640
Gesamtzahl aller Skelettmuskeln	ca. 400
Maximale Verkürzung eines Skelettmuskels	40 %
Anzahl der beim Lachen beteiligten Muskeln	15
Anzahl der beim Stirnrunzeln beteiligten Muskeln	43
Geschätzte tägliche Arbeit aller Muskeln (Vergleich: Kran hebt einen 6 t LKW 50 m hoch)	ca. $3 \cdot 10^6$ N
Wirkungsgrad der Skelettmuskulatur beim Radfahren	20-25 %
Anteil der Knochen am Körpergewicht eines 70 kg schweren Menschen	7 kg (10 %)
Der längste gemessene Knochen war der Oberschenkelknochen eines 2,40 m großen Mannes	76 cm
Durchschnittslänge eines Oberschenkelknochens	46 cm
Der kleinste Knochen im menschlichen Körper ist der Steigbügel (Stapes) im Mittelohr	
- Länge	2,6-3,4 mm
- Gewicht	2-4,3 mg
Tragfähigkeit eines Oberschenkelknochens	1,65 Tonnen
Kalziumverlust eines Knochens in Schwerelosigkeit	1-2 % pro Monat
Anzahl der Osteoblasten, die die gleiche Knochenmenge aufbauen, die ein Osteoklast abbaut	100-150
Der größte Mann, der je lebte, war Robert Wadlow, 1918-1940 (USA)	272 cm
Der kleinste ausgewachsene Mensch, der je gelebt hat, war Gul Mohammed (Indien, 1961-1997)	57 cm
Der schwerste Mann in der Geschichte der Medizin war Jon Brower Minoch (1941-83)	635 kg
Die erfolgreichste Schlankheitskur machte Rosalie Bradford, geb.1944	
- Gewicht im Januar 1987	476 kg
- Gewicht im September 1992	142 kg
- Gewichtsverlust	334 kg

Tabelle 1.2.2: Die Muskeln des Menschen

Werte aus Keidel 1985, Schmidt u. Thews 1995, McCutcheon 1991

Anzahl **aller Muskeln** im menschlichen Körper	ca. 640
Gesamtzahl der **Skelettmuskeln**	ca. 400
Anteil der Muskeln am Körpergewicht	ca. 40-50 %
Besondere Muskeln	
Schneidermuskel (M. sartorius), verläuft diagonal über dem Oberschenkelmuskel	Längster Muskel
Großer Gesäßmuskel (M. glutaeus maximus)	Kräftigster Strecker
Steigbügelmuskel (M. stapedius), beeinflußt den Steigbügel im Ohr	Kleinster Muskel (1,2 mm)
Flacher Rückenmuskel (M.latissimus dorsi)	Größter Muskel
Beim **Lachen** beteiligte Muskeln	15
Beim **Stirnrunzeln** beteiligte Muskeln	43

Tabelle 1.2.3 : Motorische Einheiten

Unter einer motorischen Einheit fasst man das Motoneuron (motorische Nervenzelle) und die von ihm innervierten Muskelfasern zusammen. Je kleiner die motorische Einheit ist, um so weniger Muskelfasern werden von einem Motoneuron innerviert und um so feiner können Muskelbewegungen abgestuft werden.

Werte aus Keidel 1985, Mörike, Betz u. Mergenthaler 1991

Kleinste motorische Einheit	
Seitlicher gerader Augenmuskel	
Zahl der motorischen Einheiten pro Muskel	1.740
Zahl der Muskelfasern pro motorischer Einheit	13
Maximalkraft pro motorischer Einheit	0,001 N
Größte motorische Einheit	
Zweiköpfiger Oberarmmuskel	
Zahl der motorischen Einheiten pro Muskel	774
Zahl der Muskelfasern pro motorischer Einheit	750
Maximalkraft pro motorischer Einheit	0,5 N

Tabelle 1.2.4 : Skelettmuskulatur

Die Skelettmuskulatur besitzt, wie die Herzmuskulatur, eine lichtmikroskopisch sichtbare Streifung quer zur Faserrichtung. Aus diesem Grund wird sie auch als quergestreifte Muskulatur bezeichnet. Die Myofilamente (Aktin und Myosin) sind die kontraktilen Elemente des Muskels, die sich zu Myofibrillen zusammenlagern. Das Sarkomer ist die kleinste Funktionseinheit eines Skelettmuskels.

Werte aus Thews, Mutschler, Vaupel 1999

Werte zur Anatomie	
Proteingehalt von 1g Skelettmuskulatur	100 mg
davon: - Aktin	30 %
- Myosin	70 %
Muskelfaser (Plasmodium mit Hunderten von Zellkernen)	
Länge	1 mm-15 cm
Durchmesser	10-200 µm
Zellkerne pro mm Muskelfaser	20-40
Myofibrillen	
Durchmesser	0,5-2 µm
Volumenanteil der Filamentproteine	80 %
Sarkomer	
Länge	2 µm
Sarkomerlänge für eine optimale Kraftentwicklung	2 µm
Sarkomerlänge, bei der keine Kraftentwicklung mehr möglich ist	>3,6 oder <1,5 µm
Zahl der Myosin-Filamente in einem Sarkomer	1.000
Zahl der Aktin-Filamente in einem Sarkomer	2.000
Myosin-Filamente	
Länge	1,6 µm
Durchmesser	10 nm
Aktin-Filamente	
Länge	1 µm
Durchmesser	5-7 nm

Werte zur Funktion	
Verkürzungsgeschwindigkeit eines Skelettmuskels	1-8 m/s
Dauer einer Einzelkontraktion	10-80 ms
Maximale Verkürzung eines Skelettmuskels	40 %
Maximale aktive Spannungsentwicklung bei einer Kontraktion	40 N/cm^2
Ruhemembranpotential einer Skelettmuskelfaser	-90 mV
Dauer eines Aktionspotentials	5-10 ms
Fortleitungsgeschwindigkeit des Aktionspotentials	5 m/s
Latenzzeit zwischen Ca-Einstrom und Kontraktion	5 ms

Tabelle 1.2.5 : Herzmuskulatur

Die Herzmuskulatur weist ähnlich wie die Skelettmuskulatur eine Querstreifung auf. Die Herzaktionen laufen unwillkürlich ab. Im Gegensatz zu den anderen Muskelarten fehlt beim Herzmuskel die Regenerationsfähigkeit völlig.

Werte aus Thews, Mutschler, Vaupel 1999

Anzahl der Zellkerne pro Herzmuskelzelle	1-2
Herzmuskelzelle	
Dicke	10-25 µm
Länge	50-100 µm
Volumenanteile der Filamentproteine in einer Herzmuskelzelle	55-60 %
Aktin/Myosin-Relation	2/1
Ruhemembranpotential einer Herzmuskelzelle	-90 mV
Dauer eines Aktionspotentials	180-350 ms
Fortleitungsgeschwindigkeit des Aktionspotentials	0,5-1 m/s
Dauer einer Einzelkontraktion	200-300 ms
Maximale Verkürzung des Herzmuskels	40 %
Maximale aktive Spannungsentwicklung bei einer Kontraktion	1,3 N/cm^2

Tabelle 1.2.6: Glatte Muskulatur

Die glatte Muskulatur unterliegt nicht der willkürlichen Bewegung, da sie vor allem vom vegetativen Nervensystem innerviert wird.

Werte aus Thews, Mutschler, Vaupel 1999

Muskelzelle	
Dicke	2-10 µm
Länge	30-200 µm
Zellkerne pro Muskelzelle	1
Volumenanteile der Filamentproteine	15-50 %
Aktin/Myosin-Relation	15/1
Ruhemembranpotential einer glatten Muskelzelle	-50 bis -70 mV
Dauer eines Aktionspotentials	25-100 ms
Fortleitungsgeschwindigkeit des Aktionspotentials	0,05-0,1 m/s
Verkürzungsgeschwindigkeit eines glatten Muskels	wenige mm/s
Dauer einer Einzelkontraktion	2-20 s
Maximale Verkürzung eines glatten Muskels	75 %
Maximale Spannungsentwicklung bei einer Kontraktion	60 N/cm^2
Latenzzeit zwischen Ca-Einstrom und Kontraktion	300 ms

Tabelle 1.2.7: Durchblutung der Skelettmuskulatur

Die Werte beziehen sich auf einen 70 kg schweren Erwachsenen.

Werte aus Schmidt u. Thews 1995, Thews, Mutschler, Vaupel 1999

Im Ruhezustand	
Absolute Durchblutung	900 ml/min
Durchblutung pro 100 g Muskelgewebe	3 ml/min
Anteil am Herz-Zeit-Volumen (HZV= 5,4 l/min)	17 %
O_2-Verbrauch der gesamten Muskulatur	ca. 60 ml/min
Arteriovenöse O_2-Differenz	0,1 ml O_2/ml Blut
Bei maximal arbeitender Skelettmuskulatur	
Absolute Durchblutung	20.000 ml/min
Durchblutung pro 100 g Muskelgewebe	60 ml/min
Anteil am Herz-Zeit-Volumen (HZV= 25 l/min)	80 %
O_2-Verbrauch der gesamten Muskulatur	3-3,5 l/min
Arteriovenöse O_2-Differenz	0,15 ml O_2/ml Blut

Tabelle 1.2.8: Energiequellen der Skelettmuskulatur

Werte aus Keidel 1985, Mörike, Betz u. Mergenthaler 1991, Schmidt u. Thews 1995

Energiequellen pro g Muskelgewebe	
Adenosintriphosphat (ATP)	5 µmol
Kreatinphosphat (CP)	11 µmol
Glukoseeinheiten im Glykogen	84 µmol
Triglyceride (Fettsäuren)	10 µmol
Anteil der Triglyceride an der Energiebereitstellung	
Ruhe und stationäre Arbeit	75 %
Kurzdauernde Höchstleistungen	25 %
Anteil der Glukose an der Energiebereitstellung	
Kurzdauernde Höchstleistungen	75 %
Energiebereitstellung bei Muskeltätigkeit ohne O_2-Versorgung durch Atmung	
Der Phosphatpuffer reicht für einen Lauf von	30-40 m
Dauer der Muskeltätigkeit durch anaerobe Glykolyse	20-30 s
Dauer der Muskeltätigkeit, wenn Sauerstoff an Hämoglobin und Myoglobin gebunden ist	10-30 s
Gesamtdauer der Muskeltätigkeit	
ohne Sauerstoffversorgung durch Atmung	ca. 30-60 s
Geschätzte tägliche Arbeit aller Muskeln	
Vergleich: Kran hebt einen 6 t LKW 50 m hoch	ca. $3 \cdot 10^6$ N

Tabelle 1.2.9: Reizung der Skelettmuskulatur und Auslösung einer Dauerkontraktion (Tetanus)

Werte aus Keidel 1985, Mörike, Betz u. Mergenthaler 1991, Schmidt u. Thews 1995

Reizung der Skelettmuskulatur	
Erschlaffte Muskelfaser vor dem Reiz	
Membranpotential (Ruhepotential)	-90 mV
Kalziumkonzentration in der Muskelfaser	10^{-7} mol/l
ATP-Konzentration in der Muskelfaser	5 mmol/l
Kontrahierte Muskelfaser 5 ms nach dem Reiz	
Aktionspotential	+30 mV
Kalziumkonzentration in der Muskelfaser	10^{-5} mol/l
Kontrahierte Muskelfaser 20 ms nach dem Reiz	
Membranpotential	-80 mV
Kalziumkonzentration in der Muskelfaser	10^{-5} mol/l
Dauer eines **Aktionspotentials**	5-10 ms
Dauer des **absoluten Refraktärstadiums**	4 ms
Dauer des **relativen Refraktärstadiums**	3 ms
Ausbreitungsgeschwindigkeit eines Aktionspotentials	ca. 6 m/s
Auslösung einer Dauerkontraktion (Tetanus)	
Äußerer Augenmuskel	ab 350 Reize/s
Langsamer Skelettmuskel	ab 30 Reize/s
Glatte Muskulatur	ab 1 Reiz/s

Tabelle 1.2.10: Effizienz der Skelettmuskulatur

Werte aus Keidel 1985, Mörike, Betz u. Mergenthaler 1991, Schmidt u. Thews 1995

Ausbeute aus 1 Mol ATP (60kJ)	
Muskelarbeit und mechanische Energie	40-50 %
Wärmeverlust	50-60 %
Tatsächlicher mechanischer Nutzen	20-25 %
Wirkungsgrad (= Arbeit / chemische Energie x 100)	
Maximaler experimenteller Wirkungsgrad	30-35 %
Beim Lebenden (Radfahren, Laufen)	20-25 %

Tabelle 1.2.11: Allgemeines zu den Knochen

Die Knochen sind die wichtigsten Bestandteile des menschlichen Skelettes. Sie gleichen einem System aus Hebeln, die die Kräfte, die während der Kontraktion der Skelettmuskulatur entstehen, vervielfältigen und in körperliche Bewegung umsetzen.

Werte aus, Faller 1995, Mörike, Betz u. Mergenthaler 1991, Thews, Mutschler u. Vaupel 1999, Junpueira, Carneiro 1996, Sajonski, Smollich 1990

Anteil der Knochen am Körpergewicht eines 70 kg schweren Menschen	7 kg (10 %)
Der längste je gemessene Knochen war der Oberschenkelknochen eines 2,40 m großen Mannes	76 cm
Durchschnittslänge eines Oberschenkelknochens	46 cm
Der kleinste Knochen ist der Steigbügel (Stapes) im Mittelohr	
- Länge	2,6-3,4 mm
- Gewicht	2-4,3 mg
Tragfähigkeit eines Lamellenknochen	
Knochenspan mit einem Durchmesser von 1mm	15 kg
Oberschenkelknochen	1,65 Tonnen
Druckbelastbarkeit eines Lamellenknochen	bis 12 kg/mm^2
Zugbelastbarkeit eines Lamellenknochen	10 kg/mm^2
Spezifisches Gewicht	
Knochen	1,75
Vergleichswert: Eisen	7,20
Winkel des Schenkelhalses zum Oberschenkelknochen	
Neugeborenes	150°
Kind von 3 Jahren	140°
Jugendlicher mit 15 Jahren	133°
Erwachsener	125°
alter Mensch	115°
Durchblutung des Skelettsystems	
absolut	200-400 ml/min
Anteil am Herzzeitvolumen	6 %

Kalzium und Knochen

Anteil des Körperkalzium im Knochen	99 %
Anteil des Körperphosphat im Knochen	75 %
Gesamtkalzium eines Erwachsenen	1 kg
Anteil der Kaziumionen im Blut, die jede Minute durch Kalziumionen aus dem Knochengewebe ersetzt werden	25 %
Zeitraum, in dem das gesamte Knochenkalzium ausgetauscht wird	200 Tage
Kalziumverlust bei einem Knochen in Schwerelosigkeit	1-2 % pro Monat

Tabelle 1.2.12: Aufbau der Knochen des Menschen

Ein Osteon stellt die kleinste Baueinheit des Knochengewebes dar. Es besteht aus den konzentrisch um die Havers-Gefäße angeordneten Knochenlamellen und den in die Knochensubstanz eingemauerten Osteozytenreihen.
Die Osteoblasten bilden aktiv neuen Knochen. Mit der Zeit mauern sie sich selbst ein und werden zu inaktiven Osteozyten.

Werte aus Junpueira, Carneiro 1996, Leonhardt 1990, Sajonski, Smollich 1990

Mikroskopische Struktur des Knochen	
Anteil der Knochenrinde (Compakta) an der Gesamtknochenmasse	80 %
Mineralanteil der Knochenrinde	70 %
Anteil der Bälkchenknochen (Spongiosa)an der Gesamtknochenmasse	20 %
Größe der anorganische Kristalle des Knochen	
Länge	20-40 nm
Breite	2-3 nm
Dicke einer Lamelle im Lamellenknochen	3-7 µm
Längsdurchmesser der **Knochenhöhlen** (Lacuna ossea), in denen die Osteozyten liegen	30 µm
Durchmesser der **Knochenkanälchen** (Canaliculi ossei), durch die die Osteozyten in Kontakt stehen	1 µm
Durchmesser des **Zentralkanals** (Havers-Kanal) eines Röhrenknochens	20-300 µm
Anzahl der Lamellen pro Osteon	3-20
Dicke eines Osteons (20 Lamellen und ein Haverskanal)	1 mm
Länge eines Osteons	3 mm
Zellen im Knochengewebe	
Durchmesser eines Osteoblasten	10-14 µm
Lebensdauer der Osteoblasten/Osteozyten	bis 25 Jahre
Durchmesser von knochenabbauenden Riesenzellen (Osteoklasten)	100 µm
Maximale Tiefe einer Resorptionslakune, in der ein Osteoklast Knochengewebe abbaut	70 µm
Anzahl der Osteoblasten, die die gleiche Knochenmenge aufbauen, die ein Osteoklast abbaut	100-150
Zeit, in der sich eine Knochenstammzelle verdoppelt	36 Stunden
Zeit, die eine Knochenstammzelle mindestens braucht, um sich in einen Osteoblasten umzuwandeln	9 Stunden

Tabelle 1.2.13: Anzahl der Knochen von Schädel und Wirbelsäule

33 Wirbel sind die Norm, Abweichungen sind häufig. Die 5 Kreuzwirbel verschmelzen zwischen dem 15. und 20. Lebensjahr zum Kreuzbein (Os sacrum), die 4 Steißwirbel zum Steißbein (Os coccygis).

Werte aus Schiebler, Schmidt und Zilles 1997

Knochen	Anzahl
Die Schädelknochen (Ossa cranii)	
Gesamtzahl der Schädelknochen	29
Anzahl verschiedener Schädelknochen	18
Hirnschädel (Neurokranium)	
Stirnbein (Os frontale)	1
Keilbein (Os sphenoidale)	1
Schläfenbein (Os temporale)	2
Scheitelbein (Os parietale)	2
Hinterhauptsbein (Os occipitale)	1
Siebbein (Os ethmoidale)	1
Gesichtsschädel (Viszerokranium)	
Oberkiefer (Maxilla)	2
Gaumenbein (Os palatinum)	2
Jochbein (Os zygomaticum)	2
Tränenbein (Os lacrimale)	2
Nasenbein (Os nasale)	2
Untere Nasenmuschel (Concha nasalis inferior)	2
Pflugscharbein (Vomer)	1
Unterkiefer (Mandibula)	1
Zungenbein (Os hyoideum)	1
Gehörknöchelchen (Ossicula auditiva)	
Hammer (Maleus)	2
Amboss (Incus)	2
Steigbügel (Stapes)	2
Wirbelsäule (Columna vertebralis)	
Halswirbel (Vertebrae cervicales)	7
Brustwirbel (Vertebrae thoracicae)	12
Lendenwirbel (Vertebrae lumbales)	5
Kreuzwirbel (Vertebrae sacrales)	5
Steißwirbel (Vertebrae coccygeae)	4

Tabelle 1.2.14: Anzahl der Knochen des Rumpfes und der oberen Extremität

Die Zahl der Knochen kann individuell variieren. So haben in Europa 5 % aller Männer eine zusätzliche Rippe. In Japan sind 7 % der Männer und bei den Eskimos 16 % der Männer davon betroffen.

Werte aus Schiebler, Schmidt und Zilles 1997

Knochen	**Anzahl**
Schultergürtel (Cingulum membri superioris)	
Schulterblatt (Skapula)	2
Schlüsselbein (Clavicula)	2
Brustkorb (Thorax)	
Rippen	
Zahl der Rippen insgesamt	24
Echte Rippen (haben Verbindung mit dem Brustbein)	14
Rippen, die den Rippenbogen bilden	6
Frei in der Bauchmuskulatur endende Rippen	4
Brustbein (Sternum)	1
Obere Extremität	
Oberarme	
Oberarmknochen (Humerus)	2
Unterarme	
Elle (Ulna)	2
Speiche (Radius)	2
Hände	
Knochen der Hände insgesamt	54
Handwurzelknochen (Ossa carpi)	16
Kahnbein (Os naviculare)	2
Mondbein (Os lunatum)	2
Dreiecksbein (Os triquetrum)	2
Erbsenbein (Os pisiforme)	2
Großes Vielbein (Os trapezium)	2
Kleines Vielbein (Os trapezoideum)	2
Kopfbein (Os capitatum)	2
Hakenbein (Os hamatum)	2
Mittelhandknochen (Ossa metacarpi)	10
Fingerknochen (Ossa digitorum manus)	28

Tabelle 1.2.15: Anzahl der Knochen des Beckens, der unteren Extremität und Gesamtknochenzahl des Menschen

Das Becken verbindet die bewegliche Wirbelsäule mit den beiden unteren Extremitäten. Das Hüftbein (Os coxae) besteht aus den drei Beckenknochen: Sitzbein, Darmbein und Schambein.

Werte aus Schiebler, Schmidt und Zilles 1997

Knochen	Anzahl
Becken (Pelvis)	
Sitzbein (Os ischii)	2
Darmbein (Os ilii)	2
Schambein (Os pubis)	2
Untere Extremität	
Oberschenkel	
Oberschenkelknochen (Femur)	2
Unterschenkel	
Kniescheibe (Patella)	2
Schienbein (Tibia)	2
Wadenbein (Fibula)	2
Füße	
Gesamtzahl der Fußknochen eines Menschen	52
Fußwurzelknochen (Ossa tarsi)	
Sprungbein (Talus)	2
Fersenbein (Calcaneus)	2
Kahnbein (Os naviculare)	2
Keilbeine (Ossa cuneiformia)	6
Würfelbein (Os cuboideum)	2
Mittelfußknochen (Ossa metatarsi)	10
Zehenknochen (Ossa digitorum pedis)	28
Gesamtzahl der Knochen	
Erwachsene (Durchschnitt)	215
Extreme Abweichungen	
Größte Gesamtzahl von Fingern	14
Größte Gesamtzahl von Zehen	15

Tabelle 1.2.16: Verknöcherungstermine ausgewählter Knochen

Am Anfang der Knochenentwicklung steht ein knorpeliges Modell. Das Knorpelgewebe wird durch Knochengewebe ersetzt, wobei der bleibende Knochen entsteht.

Abkürzungen: E- =Entwicklung, L- =Leben

Werte aus Schiebler, Schmidt und Zilles 1997

Knochen		Beginn der Ossifikation	Schluss der Epiphysenfungen
Schlüsselbein	Diaphyse	6.-7. E-Woche	
	Epiphyse	16.-18. L-Jahr	20.-24. Jahr
Schulterblatt		8. E-Woche	
Oberarmknochen	Diaphyse	7.-8. E-Woche	
	Epiphyse	2. E-Wo bis 12. L-Jahr	15.-25. Jahr
Speiche	Diaphyse	7.-8. E-Woche	
	Epiphyse	1.-2. L-Jahr	15.-20. Jahr
Elle	Diaphyse	7.-8. E-Woche	
	Epiphyse	5.-12. L-Jahr	14.-24. Jahr
Handwurzelknochen		1.-12 L-Jahr	
Mittelhandknochen	Diaphyse	9.-10. E-Woche	
	Epiphyse	2.-3. L-Jahr	15.-20. Jahr
Fingerknochen	Diaphyse	9.-12 E-Woche	
	Epiphyse	2.-3. L-Jahr	20.-24. Jahr
Darmbein		2.-3. E-Monat	14.-18. Jahr
Sitzbein		4. E-Monat	14.-18. Jahr
Schambein		5.-6. E-Monat	14.-18. Jahr
Oberschenkelknochen	Diaphyse	7.-8. E-Woche	
	Epiphyse	1. L-Jahr	17.-19. Jahr
Schienbein	Diaphyse	7.-8. E-Woche	
	Epiphyse	10. E-Monat	19.-21. Jahr
Wadenbein	Diaphyse	8. E-Woche	
	Epiphyse	4.-5. L-Jahr	17.-20. Jahr
Fußwurzelknochen		5. E-Monat bis 3. L-Jahr	
Mittelfußknochen	Diaphyse	2.-3. E-Monat	
	Epiphyse	3.-4. L-Jahr	15.-20. Jahr
Zehenknochen	Diaphyse	5.-9. E-Monat	
	Epiphyse	1.-5. L-Jahr	15.-20. Jahr

Tabelle 1.2.17: Fontanellenschluss und Verknöcherung der Schädelnähte

Fontanellen sind Knochenlücken im Schädel des Kindes. Funktionell sind sie bei der Geburt wichtig, da sie für eine gewisse Verformbarkeit des Schädels im engen Geburtskanal sorgen.

Werte aus Schiebler, Schmidt und Zilles 1997

Fontanellenschluss	
Verschlusszeiten nach der Geburt	
Stirnfontanelle	36 Monate
Hinterhauptsfontanelle	3 Monate
Vordere Seitenfontanelle	6 Monate
Hintere Seitenfontanelle	18 Monate
Verknöcherungszeiten der Schädelnähte	
Lambdanaht (Sutura lambdoidea)	40-50 Jahre
Stirnnaht (Sutura frontalis)	1-2 Jahre
Pfeilnaht (Sutura sagittalis)	20-30 Jahre
Kranznaht (Sutura coronalis)	30-40 Jahre

Tabelle 1.2.18: Zusammensetzung des Knochengewebes

Werte aus Leonhardt 1990

	Anteil in %	**darin enthaltene Substanzen**	**Anteil in %**
Wasser	13		
Organische Substanzen	25	amorphe Grundsubstanz	5
		kollagene Fasern	95
Anorganische Substanzen	62	Kalziumphosphat	86
		Kalziumkarbonat	10
		Alkalisalze (NaCl, KCl)	2
		Magnesiumphosphat	1,5
		Ca-Fluorid/-Chlorid	0,5

Tabelle 1.2.19: Bindegewebe und Knorpel

Bindegewebe kommt überall im menschlichen Körper vor. Es übernimmt eine Vielzahl an Aufgaben, wie die Formgebung und Stabilisierung der Organe, die Regulation des Stoffaustausches und die Speicherung von Fett und Wasser.

Werte aus Faller 1995, Mörike, Betz u. Mergenthaler 1991, Leonhardt 1990, Junqueira, Carneiro 1996

Bindegewebe	
Anteil des Kollagen am Gesamtkörpergewicht	6 %
Anteil des Kollagen am Gesamtprotein	25 %
Retikuläre Fasern (aus Kollagen Typ 3)	
Dicke der Fasern	0,2-1 µm
Kollagene Fasern (aus Kollagen Typ 1)	
Dicke einer kollagenen Faser	1-12 µm
Dicke einer Kollagenfibrille	0,3-0,5 µm
Dicke einer Mikrofibrille	20-200 nm
Zugfestigkeit	6 kg/mm^2
Tragfähigkeit des stärkstes Bandes im Körper (Ligamentum iliofemorale)	350 kg
Dehnbarkeit	ca. 5 %
Verlängerbarkeit durch die gewellte Anordnung der einzelnen Kollagenfasern	ca. 3 %
Gesamtverlängerbarkeit	ca. 8 %
Irreversible Dehnung (Zerreißen)	ab 10 %
Elastische Fasern	
Dicke der Faser insgesamt	0,2-5 µm
Dehnbarkeit	150 %
Hauptaminosäuren der kollagenen Fasern	
Glycin	33 %
Prolin	12 %
Hydroxyprolin	10 %

Zusammensetzung der Interzellularsubstanz des Knorpels	
Wasser	60-70 %
Chondromucoid	30-40 %
davon: - Kollagenes Fasermaterial	40-50 %
- Proteoglykane	40-45 %
- Eiweiß	7 %
- Mineralstoffe	4-10 %
Druckbelastbarkeit eines hyalinen Knorpels	1,5 kg/mm^2

Tabelle 1.2.20: Gelenkmechanik der Extremitäten

Werte aus Voss u. Herrlinger 1985, Schiebler, Schmidt und Zilles 1997

Bewegung	Winkel
Gelenkmechanik des Ellenbogengelenks	
Beugung	40°
Streckung	180°
Gelenk zwischen Elle und Speiche	
Pronation (Einwärtsdrehung um die Längsachse)	60-80°
Supination (Auswärtsdrehung um die Längsachse)	70-90°
Gelenkmechanik des Handgelenks	
Palmarflexion (Beugung zur Handfläche hin)	90°
Dorsalflexion (Beugung zum Handrücken hin)	50-60°
Radialabduktion (zur Speiche hin abspreizen)	23-30°
Ulnarabduktion (zur Elle hin abspreizen)	30-40°
Gelenkmechanik der Fingergelenke (ohne Daumen)	
Grundgelenk: Beugung	90°
Grundgelenk: Streckung	10°
Grundgelenk: Abduktion (von der Mitte abspreizen)	45°
Mittelgelenk: Beugung	100°
Mittelgelenk: Streckung	10°
Endgelenk: Beugung	90°
Endgelenk: Streckung	10°
Gelenkmechanik des Hüftgelenks	
Anteversion (Beugung)	120°
Retroversion (Streckung)	10-15°
Abduktion in Rückenlage (Abspreizen des Beines)	30-50°
Adduktion in Rückenlage (Heranziehen des Beines)	10°
Innenrotation, Bauchlage gestreckte Knie	30-40°
Innenrotation, Bauchlage gebeugte Knie	40-50°
Außenrotation, Bauchlage gestreckte Knie	40-50°
Außenrotation, Bauchlage gebeugte Knie	30-45°
Gelenkmechanik des Kniegelenks	
Streckung	170-180°
Beugung	120-150°
Innenrotation	5-10°
Außenrotation	40°
Gelenkmechanik des oberen Sprunggelenks	
Dorsalflexion (Beugung)	30°
Plantarflexion (Streckung)	50°
Gelenkmechanik des unteren Sprunggelenks	
Supination (Einwärtskanten)	30°
Pronation (Auswärtskanten)	50°

Tabelle 1.2.21: Mechanik von Kopf-, Schulter- und Wirbelgelenken

Werte aus Voss u. Herrlinger 1985, Schiebler, Schmidt und Zilles 1997

Bewegung	Winkel
Gelenkmechanik des Schultergelenks	
Abduktion (seitliches Abspreizen des Armes)	90°
Elevation (seitliches Abspreizen des Armes mit zusätzlicher Drehung des Schulterblatts)	120°
Adduktion (Anlegen des Armes)	20-40°
Anteversion (den Arm nach vorne abspreizen)	90°
Retroversion (den Arm nach hinten abspreizen)	
Innenrotation (kreisförmige Drehbewegung)	90°
Außenrotation (kreisförmige Drehbewegung)	90°
Gelenkmechanik der Kopfgelenke	
Dorsalflexion (Beugung zum Rücken hin)	20°
Ventralflexion (Beugung zur Brust hin)	20°
Drehung	60-80°
Seitwärtsneigung	10-15°
Halswirbelsäule	
Beugung	40°
Streckung	70°
Neigung zur Seite	45°
Drehung	60-80°
Brustwirbelsäule	
Beugung	35°
Streckung	20°
Neigung zur Seite	30°
Drehung	45°
Lendenwirbelsäule	
Beugung	70°
Streckung	70°
Neigung zur Seite	25°
Drehung	2°

Tabelle 1.2.22: Extreme Größen und extreme Gewichte

Werte aus Guinness Buch der Rekorde 1995 und 1999

Der größte Mann, der je lebte, war Robert Wadlow, 1918-1940 (USA)	
Größe	272 cm
Armspannweite	288 cm
Die größte Frau der Geschichte war Zen Jin-Lian (1964-1982) in der zentralchinesischen Provinz Hunan	
Größe mit 4 Jahren	156 cm
Größe mit 13 Jahren	217 cm
Größe mit 18 Jahren	247 cm
Die größte 1999 lebende Frau ist Sandy Allen (USA)	231,7 cm
Größe mit 10 Jahren	190,5 cm
Die kleinste Frau, die je gelebt hat, war Pauline Musters (1976-1995) Niederlande	
Größe bei der Geburt	30 cm
Größe mit 9 Jahren	55 cm
Größe mit 19 Jahren	59 cm
Der kleinste ausgewachsene Mensch, der je gelebt hat, war Gul Mohammed (Indien, 1961-1997)	57 cm
Der schwerste Mann in der Geschichte der Medizin war Jon Brower Minoch (1941-1983)	
Gewicht im März 1978	635 kg
Gewicht im Juli 1979	216 kg
Der leichteste Mensch war Lucia Zarate (1863-89) aus Mexiko	
Gewicht bei der Geburt	1,1 kg
Gewicht mit 17 Jahren	2,13 kg
Gewicht mit 20 Jahren	5,9 kg
Größe	67 cm
Die erfolgreichste Schlankheitskur machte Rosalie Bradford, geb.1944	
Gewicht im Januar 1987	476 kg
Gewicht im September 1992	142 kg
Gewichtsverlust	334 kg
Den Rekord im Zunehmen hält Jon Brower Minoch	
Gewichtszunahme in 7 Tagen	91 kg

1.3 Blut

Tabelle 1.3.1: Zahlen zum Staunen

Diese Tabelle enthält eine Auswahl interessanter Zahlen aus 1.3 Blut.

Literatur siehe entsprechende Tabellen

Gesamte Blutmenge eines Erwachsenen	5-6 Liter
Durchlaufzeit des gesamten Blutvolumens durch den Körper	20-60 Sekunden
Auswirkungen akuter Blutverluste	
keine Störungen bis	15 % des Blutvolumens
Volumenmangelschock ab	30 % des Blutvolumens
tödlich ohne Therapie ab	50 % des Blutvolumens
Anzahl der Erythrozyten in der Gesamtblutmenge von 5 l	25 Billionen
Oberfläche aller Erythrozyten	
Mann	3.100 m^2
Frau	2.500 m^2
Zum Vergleich: Größe eines Fußballfeldes	7.500 m^2
Höhe des Turmes, der entstehen würde, könnte man alle Erythrozyten eines Menschen aufeinanderstapeln	ca. 60.000 km
Länge der Kette, die entstehen würde, könnte man alle Erythrozyten eines Menschen nebeneinander legen (entspricht 5 Umrundungen des Äquators)	192.500 km
Fläche, die entstehen würde, könnte man alle Erythrozyten eines Menschen nebeneinanderpflastern	über 1.000 m^2
Mittlere Lebensdauer eines Erythrozyten	120 Tage
Zirkulationszyklen eines Erythrozyten durch den Körper während seiner mittleren Lebensdauer	300.000
Erythrozytenneubildung bei einem Erwachsenen	
pro Sekunde	2,4 Millionen
pro Tag	208 Milliarden
Austauschhäufigkeit des gesamten Blutplasmas gegen die interstitielle Flüssigkeit	alle 3 Sekunden
Entdeckung des Blutkreislaufs durch William Harvey	1628
Schafblut wird zum ersten Mal auf den Menschen übertragen	1667

Tabelle 1.3.2: Zusammensetzung und Eigenschaften des Blutes

Das Blut ist eine in den Blutgefäßen zirkulierende Körperflüssigkeit und hat folgende Aufgaben:
- Versorgung der Gewebe mit Sauerstoff und Nährstoffen
- Abtransport von CO_2 und Stoffwechselprodukten aus den Geweben
- Wärmeregulation des Körpers
- Verteilung von Enzymen, Hormonen und anderen Stoffen

Werte aus Faller 1995, Kruse-Jarres 1993, Schmidt und Thews 1995, Schiebler, Schmidt und Zilles 1997, Thews, Mutschler u.Vaupel 1999, Pschyrembel 2000

Gesamtblutmenge eines Erwachsenen	5-6 Liter
Anteil des Blutes am Körpergewicht	
Erwachsene	ca. 6-8 %
Kinder	ca. 8-9 %
Durchlaufzeit des gesamten Blutvolumens durch den Körper	20-60 Sekunden
Geformte Bestandteile (Blutzellen)	ca. 44 %
Flüssige Bestandteile (Blutplasma)	ca. 56 %
Physikalische Daten des Blutes	
Osmotischer Druck des Blutes	ca. 750 kPa
Kolloidosmotischer Druck des Serums	2,7-4,7 kPa
Relative Pufferkapazität der Blutzellen	79 % (Vollblut 100 %)
Temperatur des Blutes beim Lebenden	37° C
Gefrierpunktserniedrigung	0,56° C
pH-Wert des Blutes beim Erwachsenen	7,36-7,44
Dichte	
des Blutes insgesamt	1,05-1,06 kg/l
der Blutzellen	1,1 kg/l
des Plasmas	1,03 kg/l
Relative Viskosität	
Wasser	1
Blut	3,5-5,4
Plasma	1,9-2,6
Auswirkungen akuter Blutverluste	
keine Störungen bis	15 % des Blutvolumens
Volumenmangelschock ab	30 % des Blutvolumens
tödlich ohne Therapie ab	50 % des Blutvolumens
Orte der Blutbildung während der Entwicklung	
Dottersack	ab dem 13. Tag
Milz	2. Monat - 8. Monat
Leber	2. Monat - 8. Monat
Knochenmark	ab dem 5. Monat

Tabelle 1.3.3: Zelluläre Bestandteile des Blutes

Die Beurteilung der Zellzahl ist im medizinisch-diagnostischen Bereich von Bedeutung. So ist bei einer Anämie (Blutarmut) die Zahl der roten Blutkörperchen vermindert und bei einem entzündlichen Prozess die Zahl der weißen Blutkörperchen erhöht.

Werte aus Schmidt u.Thews 1995, Schiebler, Schmidt u. Zilles 1997, Thews, Mutschler u. Vaupel 1999

Anzahl der verschiedenen Blutzellen	
Rote Blutkörperchen (Erythrozyten)	
Männer	4,6-6,2 Millionen pro µl
Frauen	4,2-5,4 Millionen pro µl
Retikulozyten (Vorstufen der Erythrozyten)	60.000 pro µl
Weiße Blutkörperchen (Leukozyten)	5.000-10.000 pro µl
Blutplättchen (Thrombozyten)	150.000-400.000 pro µl
Zelluläre Bestandteile am gesamten Blutvolumen (Hämatokritwert):	
Neugeborene	ca. 57 %
Einjährige	ca. 35 %
Zehnjährige	ca. 39 %
Mann	ca. 40-52 %
Frau	ca. 37-47 %
Bei Höhenaufenthalten (durch Neubildung von Erythrozyten)	bis 70 %

Tabelle 1.3.4: Blutkörperchensenkungsgeschwindigkeit (BSG)

Die Blutkörperchensenkungsgeschwindigkeit ist ein Maß für die Sedimentationsgeschwindigkeit von Erythrozyten in ungerinnbar gemachtem Blut. Sie ist von diagnostischem Interesse, da sie bei bestimmten krankhaften Prozessen erhöht ist, wie zum Beispiel bei Entzündungen, Tumoren oder Lebererkrankungen.

Werte aus Pschyrembel 2000, Thews, Mutschler u. Vaupel 1999

	Zeitpunkt der Ablesung	Senkungsstrecke
Mann	1. Stunde	3-8 mm
	2. Stunde	5-18 mm
Frau	1. Stunde	6-11 mm
	2. Stunde	8-20 mm
Bei Infektionskrankheiten	1. Stunde	<100 mm

Tabelle 1.3.5: Rote Blutkörperchen (Erythrozyten)

Die wichtigste Aufgabe der roten Blutkörperchen ist der Transport der Atemgase Sauerstoff und Kohlendioxid zwischen der Lunge und den Geweben. Diese Leistung wird durch das Hämoglobin (siehe Tabelle 1.3.6) vermittelt.

Werte aus Faller 1995, Keidel 1985, Mc Cutcheon 1991, Schenck u. Kolb 1990, Schmidt u. Thews 1995, Schiebler, Schmidt u. Zilles 1997, Thews, Mutschler u. Vaupel 1999

Anzahl der Erythrozyten im Blut	
Neugeborene	5,9 Mio/µl
Einjährige	4,5 Mio/µl
Männer	4,6-6,2 Mio/µl
Frauen	4,2-5,4 Mio/µl
bei längeren Höhenaufenthalten	bis 8 Mio/µl
Erythrozytenzahl in der Gesamtblutmenge von 5 l	25 Billionen
Erythrozytenzahl in einem Tropfen Blut	250 Millionen
Die Größe der Erythrozyten	
Mittlere Dicke am Rand eines Erythrozyten	2,4 µm
Mittlere Dicke im Inneren eines Erythrozyten	1 µm
Mittlerer Durchmesser eines Erythrozyten	
Erwachsene	7,7 µm
Neugeborene	8,5 µm
Mittleres Volumen eines Erythrozyten	
Erwachsene	87 μm^3
Neugeborene	107 μm^3
Durchschnittliche Oberfläche eines Erythrozyten	100 μm^2
Oberfläche aller Erythrozyten des Menschen	
Mann	3.100 m^2
Frau	2.500 m^2
Zum Vergleich: Größe eines Fußballfeldes	7.500 m^2
Höhe des Turmes, der entstehen würde, könnte man alle Erythrozyten eines Menschen aufeinander stapeln	ca. 60.000 km
Länge der Kette, die entstehen würde, könnte man alle Erythrozyten eines Menschen nebeneinander legen (entspricht 5 Umrundungen des Äquators)	192.500 km
Fläche, die entstehen würde, könnte man alle Erythrozyten eines Menschen nebeneinander pflastern	über 1.000 m^2
Bildung und Lebensdauer der Erythrozyten	
Mittlere Lebensdauer eines Erythrozyten	120 Tage
Zirkulationszyklen während der mittleren Lebensdauer	300.000
Erythrozytenneubildung bei einem Erwachsenen	
pro Sekunde	2,4 Millionen
pro Tag	208 Milliarden

Tabelle 1.3.6: Das Hämoglobin der Erythrozyten

Das Hämoglobin (Hb) wird auch als roter Blutfarbstoff bezeichnet. Es ist für den Sauerstofftransport im Erythrozyten verantwortlich und hilft bei der pH-Regulation des Blutplasmas mit. Fetales und adultes Hämoglobin (von Erwachsenen) unterscheiden sich durch den Aufbau ihrer Polypeptidketten.

Abkürzungen: Hb-F = fetales Hämoglobin; Hb-A = adultes Hämoglobin

Werte aus Schmidt und Thews 1995, Hick 1997, Pschyrembel 2000

Hämoglobinproduktion eines gesunden Mannes	57 g pro Tag
Hämoglobingesamtbestand eines Erwachsenen	650 g
Hämoglobinkonzentration im Blut	
Neugeborene	200 g/l
Einjährige	110 g/l
Männer	140-180 g/l
Frauen	120-160 g/l
Mittlerer Hämoglobingehalt eines Erythrozyten (MCH)	28-32 pg (10^{-12} g)
Mittlere Hämoglobinkonzentration eines Erythrozyten (MCHC)	30-35 g pro 100 ml Erythrozyten
Isotone NaCl-Lösung (gleicher osmotischer Druck wie im Plasma)	0,9 % NaCl
Hämolyse in Abhängigkeit der NaCl-Konzentration	
Beginn bei	0,45 % NaCl
vollständig bei	0,3 % NaCl
Maximales Sauerstoffbindungsvermögen	
1g Hb-A	1,39 ml O_2
1g Hb-F	1,74 ml O_2
Zusammensetzung des Hämoglobins	
Globulin-Anteil	94 %
Häm-Anteil	4 %
Anzahl der Atome pro Hb-Molekül	10.000
Anzahl der Polypeptidketten pro Hb-Molekül	4
Molekulargewicht des Hb-Moleküls	64.500
Eisengehalt	0,34 %

Verteilung des Gesamt-Hb in Abhängigkeit vom Alter

Fetus	Hb-F Anteil	100 %
Neugeborenes	Hb-F Anteil	80 %
	Hb-A Anteil	20 %
5 Monate	Hb-F Anteil	10 %
	Hb-A Anteil	90 %
Erwachsener	Hb-A1 Anteil	97,5 %
	Hb-A2 Anteil	2,5 %

Tabelle 1.3.7: Weiße Blutkörperchen (Leukozyten)

Werte aus Mc Cutcheon 1991, Mörike, Betz u. Mergenthaler 1991, Schenck u. Kolb 1990, Schmidt u. Thews 1995, Schiebler, Schmidt u. Zilles 1995, Thews, Mutschler, Vaupel 1999

Anzahl weißer Blutkörperchen	
Anzahl der weißen Blutkörperchen im Blut	
in einem Liter Blut	5-10 Milliarden
im gesamten Blut (5 Liter)	25-100 Milliarden
Anteil der unterschiedlichen weißen Blutkörperchen	
Granulozyten	
neutrophile Granulozyten	55-70 %
- Segmentkernige (ausgewachsen)	50-66 %
- Stabkernige (Jugendform)	3-4 %
eosinophile Granulozyten	2-4 %
basophile Granulozyten	0,5-1 %
Kleine Lymphozyten (T- und B-Zellen)	16-30 %
Große Lymphozyten (natürliche Killerzellen)	4-8 %
Monozyten	4-7 %
Anzahl der weißen Blutkörperchen in 1µl Blut	
Neugeborene	ca. 15.000-40.000
Einjährige	ca. 10.000
Normwert beim Erwachsenen	5.000-10.000
bei Infektionskrankheiten	40.000
bei Leukämie	bis 500.000
Gesamtmasse aller Lymphozyten: - im Körper	ca. 1.500 g
- im Blut	ca. 3 g

Eigenschaften	
Durchmesser verschiedener weißer Blutkörperchen	
Kleiner Lymphozyt (90 % der Lymphozyten)	6-8 µm
Großer Lymphozyt (10 % der Lymphozyten)	11-16 µm
Plasmazelle	10-15 µm
Eosinophile Granulozyten	11-14 µm
Basophile Granulozyten	8-11 µm
Neutrophile Granulozyten	10-12 µm
Monozyt	15-20 µm
Verweildauer weißer Blutkörperchen im Blut (Lebensdauer insgesamt)	
Neutrophile Granulozyten	8 Stunden (4-5 Tage)
Eosinophile Granulozyten	4-10 Stunden (10 Tage)
Basophile Granulozyten	ca. 1 Tag
Monozyten (wandern in das Gewebe aus)	10-100 Stunden (Monate)
Lymphozyten	5 Tage bis Jahre

Tabelle 1.3.8: Blutplättchen (Thrombozyten)

Die Blutplättchen stehen im Dienste der Blutgerinnung. Sie sind kernlos und entstehen im Knochenmark durch Abschnürung aus dem Zytoplasma von Knochenmarksriesenzellen (Megakaryozyten).

Werte aus Keidel 1985, Kruse-Jarres 1993, Mc Cutcheon 1991, Mörike, Betz u. Mergenthaler 1991, Schmidt u. Thews 1995, Schiebler, Schmidt u. Zilles 1997

Anzahl der Blutplättchen im Blut	
Neugeborene	ca. 230.000/µl
Einjährige	ca. 280.000/µl
Erwachsene	200.000-400.000/µl
Erhöhte Blutungsneigung ab einer Blutplättchenkonzentration von weniger als	60.000/µl
Durchmesser der Blutplättchen	1-4 µm
Dicke der Blutplättchen	0,5-2 µm
Mittlere Lebensdauer eines Blutplättchens	5-11 Tage

Tabelle 1.3.9: Plasmafaktoren der Blutgerinnung

Weitere Daten zur Blutgerinnung siehe Tabelle 1.3.11.

Werte aus Keidel 1985, Schenck u. Kolb 1990, Schmidt u.Thews 1995

Faktor	Bezeichnung	Konz. in ml/l	Biologische Halbwertszeit	Molekulargewicht
I	Fibrinogen	8,8	4-5 Tage	340.000
II	Prothrombin	1,4	2-3 Tage	72.000
III	Gewebethromboplastin	-	-	-
IV	Kalzium	2.500	-	-
V	Acceleratorglobulin	0,03	20-30 Stunden	330.000
VII	Proconvertin	0,03	5-10 Stunden	63.000
VIII	Antihämophiles Globulin A	<0,0004	10-20 Stunden	10^5 - 10^7
IX	Christmas-Faktor	0,09	1-2 Tage	57.000
X	Stuart-Prower-Faktor	0,2	2 Tage	60.000
XI	Plasmathromboplastin-antecedent	0,034	2 Tage	160.000
XII	Hageman-Faktor	0,45	2 Tage	80
XIII	Fibrinstabilisierender Faktor	0,1	4-5 Tage	320
	Fletscher-Faktor	0,34	-	90.000
	Fitzgerald-Faktor	0,5	-	16.000

Tabelle 1.3.10: Blutplasma

Das Blutplasma, der extrazelluläre Anteil des Blutes, ist eine klare, gelbe Flüssigkeit. Blutserum ist Blutplasma ohne Fibrinogen und hat deshalb die Fähigkeit zur Gerinnung verloren.
Alle Werte sind auf eine Körperkerntemperatur von 37°C bezogen.

Werte aus Documenta Geigy 1975 u.1977, Schmidt u. Thews 1995, Thews, Mutschler u. Vaupel 1999, Hick 1997

Anteil des Plasmas am Blutvolumen	ca. 56 %
Plasmamenge bei einem Gesamtblutvolumen von 5,5l	ca. 3 Liter
Bestandteile des Plasmas	
Wassergehalt	90 %
Gehalt an hochmolekularen Stoffen (Eiweiß)	6-8 %
Gehalt an niedermolekularen Stoffen	2-4 %
Mittlerer Eiweißgehalt	6,72 g/100 ml
Gehalt an Albumin	4,04 g/100 ml
Gehalt an Globulin	2,34 g/100 ml
Gehalt an Fibrinogen	0,34 g/100 ml
Anzahl der unterschiedlichen Plasmaeiweiße	ca. 100
Gesamtmenge der im Plasma gelösten Eiweiße (Proteine), bei einem Blutvolumen von 5,5 Liter	ca. 200 g
Elektrolytgehalt des Plasmas	0,9 %
Kohlenhydratgehalt des Plasmas	60-120 mg/100 ml
Fettgehalt des Plasmas	50-80 mg/100 ml
Physikalische Daten zum Plasma	
Osmotischer Druck des Plasmas	750 kPa (7,4 atm)
Anteil des NaCl am osmotischen Druck	ca. 96 %
Kolloidosmotischer Druck des Plasmas	3,3 kPa (25 mm Hg)
Anteil des Albumins am kolloidosmotischen Druck	ca. 80 %
Zum Vergleich: kolloidosmotischer Druck des Interstitiums	0,7 kPa (5 mmHg)
Osmolalität	290 mosmol/kgH_2O
Dichte	1,03 kg/l
Relative Viskosität gegenüber Wasser	1,9-2,6
Austauschhäufigkeit des gesamten Plasmas gegen intestitielle Flüssigkeit	20 mal pro Minute
Pufferkapazität (Vollblut = 100 %)	21 %
pH-Wert im arteriellen Blut	7,4
Gefrierpunktserniedrigung	0,54°C

Tabelle 1.3.11: Blutgerinnung

Mit der Prothrombinzeit wird die Funktion des extrinsischen Systems der Gerinnung erfasst. Mit der partiellen Thromboplastinzeit prüft man das intrinsische System der Gerinnung. Bei Verdacht auf Fibrinogenmangel wird die Thrombinzeit bestimmt.

Werte aus Schmidt und Thews 1995

Blutungszeit (nach Duke)	1-3 Minuten
Gerinnungszeit (in einem Glasröhrchen bei 37°C)	5-7 Minuten
Diagnostik	
Prothrombinzeit (Quick-Test)	14 s (=100 %)
Partielle Thromboplastinzeit (PTT)	40-50 s
Thrombinzeit (TT)	17-24 s

Tabelle 1.3.12: Sauerstofftransport im Blut

Eine sehr wichtige Aufgabe des Blutes ist der Sauerstofftransport von der Lunge zu den verschiedenen Geweben. Dabei wird der Sauerstoff sowohl in physikalisch gelöster als auch in chemisch gebundener Form transportiert.
Der Brunsen-Löslichkeitskoeffizient α wird in ml O_2/ml Lösungsmittel/atm angegeben.

Werte aus Keidel 1985, Mörike, Betz u. Mergenthaler 1991, Thews, Mutschler u. Vaupel 1999, Hick 1997, Schmidt Thews 1995

1 g Hämoglobin (Hb) bindet maximal	1,39 ml O_2
Maximale O_2-Bindung des Hb im Blut	
Mann (15g Hb pro 100ml Blut)	21 ml O_2/100ml Blut
Frau (14g Hb pro 100ml Blut)	19,5 ml O_2/100ml Blut
Säugling	24 ml O_2/100ml Blut
Physikalische Löslichkeit des O_2 im Serum (bei einem O_2-Partialdruck von 90 mmHg)	0,3 ml O_2/100ml Blut
Anteil des physikalisch gelösten O_2 am Gesamt-O_2 des Blutes	ca. 1,4 %
Brunsen-Löslichkeitskoeffizient α	0,028 (siehe Erläuterung)
O_2-Transport im Blut pro Tag bei normaler Belastung	500 Liter
O_2-Transport im Blut pro Tag bei starker körperlicher Anstrengung	bis zu 1.000 Liter

Tabelle 1.3.13: Kohlendioxidtransport im Blut

Als wesentliches Endprodukt des Stoffwechsels muss das Kohlendioxid (CO_2) ständig von den Geweben des Körpers zur Lunge befördert werden, wo es abgeatmet werden kann. Bindung des Hämoglobins durch Kohlenmonoxid siehe Tabelle 1.4.18.
Brunsen-Löslichkeitskoeffizient α in ml CO_2/ml Lösungsmittel/atm.

Werte aus Keidel 1985, Mörike, Betz u. Mergenthaler 1991 Silbernagel, Despopoulos 1991, Thews, Mutschler, Vaupel 1999

CO_2-Transport im Blut	
physikalisch gelöst	ca. 10 %
als Carbaminoverbindung am Hämoglobin	ca. 10 %
als Bikarbonat	ca. 80 %
CO_2-Transport pro Tag	
normale Belastung	500 Liter
bei starker körperlicher Anstrengung	bis zu 1.000 Liter
Physikalische Löslichkeit des CO_2 im Serum bei einem CO_2-Partialdruck von 40 mmHg	2,6 mlCO_2/100ml Blut
Brunsen-Löslichkeitskoeffizient α	0,49
1 mmol CO_2 entspricht	22,26 ml CO_2

Tabelle 1.3.14: Verteilung des CO_2 im arteriellen und venösen Blut

Das Kohlendioxid (CO_2) kann auf 3 verschiedene Arten im Blut transportiert werden
- physikalisch gelöst
- als Bikarbonat
- als Carbaminoverbindung am Hämoglobin.

Werte aus Silbernagel, Despopoulos 1991

		Gelöst ml CO_2 pro l Blut	**Bicarbonat** ml CO_2 pro l Blut	**Carbamino** ml CO_2 pro l Blut	**Gesamt** ml CO_2 pro l Blut
arteriell	Plasma	15,6	293,8	2,2	311,7
	Erythrozyt	11,1	144,7	24,5	180,3
	Blut (insg.)	**26,7**	**438,5**	**26,7**	**491,9**
venös	Plasma	17,8	318,3	2,2	338,4
	Erythrozyt	13,4	160,3	31,2	204,8
	Blut (insg.)	**31,2**	**478,6**	**33,4**	**543,2**

Tabelle 1.3.15: Arterielle und venöse Blutgasdaten

Die Blutgasdaten erlauben die Beurteilung des pulmonalen Gasaustausches. Weitere Informationen siehe 1.6 Atmung.
Die Werte gelten für einen gesunden Jugendlichen.

Werte aus Thews, Mutschler u. Vaupel 1999

	Arterielles Blut	Venöses Blut	Arterio-Venöse Differenz
O_2-Partialdruck	95 mmHg (12,6 kPa)	40 mmHg (5,3 kPa)	
O_2-Sättigung	97 %	73 %	
O_2-Konzentration	0,2 ml O_2/ml Blut	0,15 ml O_2/ml Blut	0,05
CO_2-Partialdruck	40 mmHg (5,3 kPa)	46 mmHg (6,1 kPa)	
CO_2-Konzentration	0,46 ml CO_2/ml Blut	0,5 ml CO_2/ml Blut	0,04
pH-Wert	7,4	7,37	

Tabelle 1.3.16: Die verschiedenen Immunglobulin-Klassen

Die Immunglobuline (Antikörper) werden von den B-Lymphozyten gebildet und vermitteln die spezifische Immunität des Menschen. Sie bestehen aus einem antigenbindenden Teil (bindet an die Fremdsubstanz), und einem unspezifischen Fc-Stück. Die Immunglobuline stellen in der Serumelektrophorese (siehe Tabelle 1.3.17) die γ-Globulin-Fraktion dar.

Werte aus Mörike, Betz u. Mergenthaler 1991, Schmidt u. Thews 1995

	IgG	IgA	IgM	IgD	IgE
Molekulargewicht	150.000	160.000	950.000	175.000	190.000
Anteil am gesamten Immunglobulin in %	80	13	6	1	0,002
Halbwertszeit in Tagen	21	6	5	3	2
Serumkonzentration in mg/dl	1.000	200	100	20	0,1
Kohlenhydratanteil in %	3	5-6	12	12	12
Valenz für Antigenbindung	2	2	5/10	2	2
Isoelektrischer Punkt	5,8	7,3	-	-	-

Tabelle 1.3.17: Serumproteine

Die meisten Serumproteine werden von der Leber synthetisiert. Sie erfüllen eine Vielzahl von verschiedenen Aufgaben. Blutserum ist Blutplasma ohne Fibrinogen, d.h. es hat die Fähigkeit zur Gerinnung verloren. Bei einer Plasmaelektrophorese läuft das Fibrinogen mit der β-Fraktion. Die Immunglobuline stellen in der Serumelektrophorese die γ-Globulin-Fraktion dar. Sie werden gesondert in Tabelle 1.3.16 besprochen.

Werte aus Mörike, Betz u. Mergenthaler 1991, Schmidt u. Thews 1995, Thews, Mutschler u. Vaupel 1999

	Molekulargewicht	Isoelektrischer Punkt	Konzentration in g/l	Anteil am Gesamteiweiß
Albumin				**55-65 %**
Präalbumin	61.000	4,7	0,1-0,4	
Albumin	69.000	4,9	35-50	
α_1-Globuline				**2,5-4 %**
α_1-Lipoprotein	200.000	5,1	2,9-7,7	
α_1-Antitrypsin	54.000	-	1,5-3,0	
α_1-Glykoprotein	44.000	2,7	0,5-1,5	
α_1-Antichymotrypsin	68.000	-	0,3-0,6	
Transkortin	51.000			
α_2-Globuline				**7 %**
α_2-Makroglobulin	820.000	5,4	1,5-4,0	
α_2-Haptoglobulin	85.000	4,1	0,7-2,2	
Coeruloplasmin	160.000	4,4	0,2-0,3	
α_2-Glykoprotein	49.000			
β-Globuline				**8-12 %**
β-Lipoprotein	2.400.000	-	2,9-9,5	
Transferrin	80.000	5,8	3,0	
γ-Globuline				**15-20 %**

Tabelle 1.3.18: Häufigkeit der Blutgruppen bei verschiedenen Völkern

Die häufigste Blutgruppe der Welt ist mit 46 % die Blutgruppe 0.

Werte aus Bundschuh 1992, Keidel 1985, Vogel 1984

	Blutgruppe 0 in %	Blutgruppe A in %	Blutgruppe B in %	Blutgruppe AB in %
Europa				
Deutsche	39,1	43,5	12,5	4,9
Engländer	46,7	41,7	8,6	3,0
Finnen	34,1	41,0	18,0	6,9
Franzosen	42,9	46,7	7,2	3,0
Italiener	45,6	40,5	10,6	3,3
Polen	33,4	38,5	19,5	8,6
Russen	32,9	35,6	23,2	8,1
Schotten	51,2	34,2	11,8	2,7
Ungarn	35,7	43,3	15,7	5,3
Zigeuner	28,5	26,6	35,3	9,6
Mittelwert für Europa	ca. 40	ca. 40	ca. 10	ca. 5
Afrikanisch-asiatischer Raum				
Ainu	17,0	31,8	32,4	18,4
Buschmänner	56,0	33,9	8,5	1,6
Chinesen	36,0	28,0	23,0	13,0
Japaner	30,5	38,2	21,9	9,4
Kikuyu	60,4	18,7	19,8	1,1
Perser	37,9	33,3	22,2	6,6
Urbevölkerung Zentralasiens	-	-	20-30	-
Pazifischer Raum				
Australier	53,2	44,7	2,1	-
Papuas	40,8	26,7	23,1	9,4
Sonstige				
Bororo	100,0	-	-	-
Eskimos	54,2	38,5	4,8	2,0
Navajo	72,6	26,9	0,2	0,5
Urbevölkerung der Neuen Welt	90-95	-	-	-
US-Schwarze	17,4	81,8	-	0,7
US-Weiße	45,0	41,0	10,0	4,0

Tabelle 1.3.19: Verteilung der Rhesus-Faktoren bei verschiedenen Völkern

Das Rhesus-System besteht aus 3 Faktoren-Paaren: C/c, D/d und E/e. Bei vorhandenem D ist der Phänotyp Rh+. Fehlt D, ist der Phänotyp Rh-.

Werte aus Knußmann 1980, Weiner 1971

	Rhesus-System							
	CDE in %	**CDe in %**	**cDE in %**	**cDe in %**	**Cde in %**	**cde in %**	**Rh+ in %**	**Rh- in %**
Afghanen	0	60	24	2	0	14	**86**	**14**
Austral. Ureinwohner	0	79	18	3	0	0	**100**	**0**
Beduinen	0	41	17	14	0	28	**72**	**28**
Brahmanen	3	51	12	9	4	21	**75**	**25**
Brasilian. Indianer	4	59	33	0	0	4	**96**	**4**
Chinesen	0	71	18	3	0	8	**92**	**8**
Deutsche	13	53	14	2	2	16	**82**	**18**
Engländer	0	41	16	1	2	40	**58**	**42**
Eskimos	3	73	22	2	0	0	**100**	**0**
Hottentotten	0	19	6	68	0	7	**93**	**7**
Karibische Indianer	1	55	28	16	0	0	**100**	**0**
Mikronesier	0	49	47	4	0	0	**100**	**0**
Mitteleuropäer	-	-	-	-	-	-	**85**	**15**
Nuer aus dem Sudan	0	0	2	81	0	17	**83**	**17**
Südafrikan. Bantus	0	14	1	60	2	23	**75**	**25**

Tabelle 1.3.20: Zeittafel der Blutransfusionen

Angaben nach Bundschuh 1992

Berichte über Transfusionen	**Name**	**Jahr**
In Mailand	Cardanus	**1566**
In Rostock	Pegelius	**1593**
Entdeckung des Blutkreislaufs	Harvey	**1628**
In Oxford direkte Übertragung an Hunden	Lower	**1666**
Schafblut wird auf Menschen übertragen	Emmerez	**1667**
Transfusion von Menschenblut	Blundell	**1824**
Erste Beschreibung der serologischen Verträglichkeit der Blutgruppen	Landsteiner	**1901**
Entdeckung der Verhinderung der Blutgerinnung durch Natriumzitrat in Brasilien, Belgien, USA	d`Agote, Hustin, Lewisohn	**1914**
Erstes Blutdepot im Rockefeller-Institut	Robertson	**1919**

Tabelle 1.3.21: Normalwerte des Blutes

Abkürzung U steht für Unit

Werte aus Kruse-Jarres 1993, Krapf 1995

Elektrolyte im Blut	
Kationen	
Kalium	3,6-5,6 mmol/l
Kalzium, gesamt	2,0-2,8 mmol/l
Kalzium, frei	1,12-1,23 mmol/l
Magnesium	0,8-1,2 mmol/l
Natrium	135-144 mmol/l
Anionen	
Aminosäuren	ca. 0,5 mg/l
Bikarbonat	1,65 g/l
Chlorid	98-110 mmol/l
Phosphat	0,84-1,45 mmol/l
Sulfat	0,05 g/l
Spurenelemente im Serum	
Aluminium	< 5 µg/l
Blei	<350 µg/l
Cadmium	0,3-2,7 µg/l
Chrom	<5 µg/l
Eisen	
- Männer	700-1.800 µg/l
- Frauen	600-1.500 µg/l
Fluorid	<30 µg/l
Jod (proteingebunden)	20-50 µg/l
Kobalt	0,5-3 µg/l
Kupfer	
- Männer	11-23 µmol/l
- Frauen	13-25 µmol/l
Mangan	0,3-1,3 µg/l
Molybdän	<1,3 µg/l
Nickel	0,2-1,3 µg/l
Quecksilber	300-2.700 ng/l
Selen	74-139 µg/l
Vanadium	<0,1 µg/l
Zink	70-127 µg/l

Fortsetzung

Fortsetzung 1.3.21: Normalwerte ....

Organische Stoffe des Blutes	
Albumin	35-50 g/l
α_1-Antitrypsin	200-400 mg/dl
α_2-Makroglobulin	150-420 mg/dl
Ammoniak (NH_3)	
- Männer	250-950 µg/l
- Frauen	190-820 µg/l
Bilirubin (gesamt)	<12 mg/l
- gesamt	0,2-1,1 mg/dl
- indirekt	<0,7 mg/dl
- direkt	0,05-0,3 mg/dl
Coeruloplasmin	20-60 mg/dl
C-reaktives Protein (CRP)	<0,8 mg/dl
Fruktosamin	200-285 µmol/l
Galaktose	0-10 mg/dl
- Erwachsener	<4,3 mg/dl
- Neugeborene	<10 mg/dl
Gallensäuren	<6 µmol/l
Glukose (Serum)	
- nüchtern	70-110 mg/dl
- nach dem Essen	120-160 mg/dl
Harnsäure	
- Männer	2-7 mg/dl
- Frauen	2-5,7 mg/dl
Harnstoff	10-50 mg/dl
Komplement C3	80-140 mg/dl
Komplement C4	20-50 mg/dl
Kreatin	0,2-0,7 mg/dl
Kreatinin	
- Männer	0,6-1,4 mg/dl
- Frauen	0,6-1,2 mg/dl
Laktat (Milchsäure)	
- Erwachsene	0-1,9 mmol/l
- Kinder	<3 mmol/l
Myoglobin	
- Männer	16-76 µg/l
- Frauen	7-64 µg/l
Phenylalanin	40-60 mg/l
Protein (gesamt)	60-83 g/l
Transferrin	275-430 mg/dl

Fortsetzung

Fortsetzung 1.3.21: Normalwerte ....

Enzyme	
Alanin-Aminotransferase	
=Glutamat-Pyruvat-Transaminase (GPT)	
- Mann	<23 U/l
- Frau	<19 U/l
Alkalische Phosphatase	
- Erwachsene	60-200 U/l
- Kinder	bis 470 U/l
Amylase	<120 U/l
Aspartat-Aminotransferase	
= Glutamat-Oxalacetat-Transaminase	
- Mann	<23 U/l
- Frau	19 U/l
Cholesterinesterase	
- Mann	2300-7400 U/l
- Frau	2100-6700 U/l
Creatinkinase	<70 U/l
γ-Glutamyl-Transferase	
- Mann	<28 U/l
- Frau	<18 U/l
Glutamat-Dehydrogenase	
- Mann	<8 U/l
- Frau	<3 U/l
Hyroxybutyrat-Dehydrogenase	<140 U/l
Lactat-Dehydrogenase	80-240 U/l
Saure Phosphatase	<13 U/l

Fette (Lipide)	
Fette (insgesamt)	5.000-8.000 mg/l
Triglyceride	700-2.000 mg/l
Cholesterin (insgesamt)	1.200-2.000 mg/l
HDL-Cholesterin	
- Männer	<550 mg/l
- Frauen	<650 mg/l
LDL-Cholesterin	<1500 mg/l
Phospholipide	125-230 mg/100 ml
Apolipoprotein A_1	1.150-1.700 mg/l
Apolipoprotein B	800-1.100 mg/l
Lipoprotein (a)	<300 mg/dl

Fortsetzung

Fortsetzung 1.3.21: Normalwerte ....

Antikörper	
DNA-Doppelstrang Antikörper	<1/30
DNA-Einzelstrang Antikörper	negativ
Glatte-Muskulatur Antikörper	<1/30
Immunkomplexe	<12 µg/ml
Insulin Antikörper	negativ
Kälteautoantikörper (0°C)	<1/16
Mitochondriale Antikörper	<1/30
Nukleäre Antikörper	<1/30
Rheumafaktoren	<60 IE/ml
Wärmeautoantikörper	negativ
Zytoplasmatische Antikörper	negativ

Vitamine	
Vitamin A (Retinol)	200-1000 µg/l
Vitamin B1 (Thiamin)	20-60 µg/l
Vitamin B12 (Cobalamin)	200-950 pg/ml
Vitamin B2 (Riboflavin)	5-30 µg/l
Vitamin B3 (Nikotinsäure)	1600-4300 µg/g Kreatinin
Vitamin B6 (Pyridoxin)	4-25 µg/l
Vitamin C (Ascorbinsäure)	2-14 µg/ml
Vitamin D3 (25-OH-Cholecalciferol)	
Sommer	25-120 ng/ml
Winter	10-50 ng/ml
Vitamin E (Tocopherol)	5-16 mg/l

1.4 Herz

Tabelle 1.4.1: Zahlen zum Staunen

Diese Tabelle enthält eine Auswahl interessanter Zahlen aus 1.4 Herz.

Literatur siehe entsprechende Tabellen

Anschauliche Größe eines menschlichen Herzens	1 x die geballte Faust des Trägers
Einfluss des Alters auf das Herzminutenvolumen bei körperlicher Ruhe	
- gesunder Jugendlicher	4,9 l/min
- im Alter von 70 Jahren	2,5 l/min
Transportvolumen des Herzens pro Zeit	
in einer Stunde	ca. 290 l
an einem Tag	ca. 7.000 l
in einem Jahr	ca. 2.550.000 l
in 75 Jahren (Altersabhängigkeit berücksichtigt)	ca. 178.850.000 l
Gesamtleistung des Herzens	
pro Tag	96 kJ/Tag
pro Leben (75 Jahre)	2.628.000 kJ/Leben
Zum Vergleich: Menge an Bier mit dem gleichen Energiegehalt	1460 l
Herzfrequenzanstieg pro Anstieg der Körpertemperatur um 1°C	10/min
Erste Herztransplantation der Welt an Louis Washkansky durch Prof. Banard	3. Dezember 1967
Längste Lebenszeit mit einem fremden Herzen (Arthur F. Gay, Transplantation: Januar 1973)	22 Jahre (1973-1995)
Alter der jüngsten Patientin, der ein Herz transplantiert wurde (1996)	1 Stunde
Zeitdauer, bis es zu einem Atemstillstand kommt, nachdem das Herz aufgehört hat zu schlagen	30-60 s
Zeitdauer, bis es zu einem Herzstillstand kommt, nachdem ein Menschen aufgehört hat zu atmen	3-5 min
Anzahl der Herzschläge in einem Leben, das 70 Jahre dauert	ca. 3 Milliarden

Tabelle 1.4.2: Herz: Abmessungen, Gewicht und Volumen

Das Herz reagiert auf einen Anstieg der Herzarbeit mit einer Vergrößerung der Herzmuskelzellen (Hypertrophie) und damit mit einer Vergrößerung des gesamten Herzens. Bei chronisch krankhaften Prozessen kann so ein kritisches Herzgewicht erreicht werden, bei dem die Sauerstoffversorgung des Herzens bei körperlicher Anstrengung nicht mehr gewährleistet ist (Anginapektoris-Anfall).

Alle Werte beziehen sich, soweit nicht anders vermerkt, auf einen Erwachsenen mit einem durchschnittlichen Körpergewicht von 70 kg.

Werte aus Keidel 1985, Mörike, Betz u. Mergenthaler 1991, Schiebler, Schmidt u. Zilles 1997, Thews, Mutschler u. Vaupel 1999

Herz	
Lage des Herzens	
Anteil auf der linken Körperhälfte	2/3
Anteil auf der rechten Körperhälfte	1/3
Größe des Herzens	
Länge	15 cm
Breite	10 cm
anschauliche Größe	geballte Faust des Trägers
Herzgewicht	
normal	300-350 g
kritisch	500 g
Anteil am Körpergewicht	0,5 %
Herzkammern	
Wanddicke	
Rechte Herzkammer	4-5 mm
Linke Herzkammer	12 mm
Rechter Vorhof	1,5 mm
Linker Vorhof	1,5 mm
Gewicht	
Rechter Vorhof	13 g
Linker Vorhof	17 g
Vorhofseptum	10 g
Rechte Herzkammer	50 g
Linke Herzkammer	150 g
Volumen aller Herzkammern	
Normalperson	780 ml
Kurzstreckenläufer, Turner, Fechter	790 ml
Mittelstreckler, Tennisspieler, Fußballspieler	bis 880 ml
Langstreckenläufer, Skilangläufer, Ruderer	bis 920 ml
Berufsradfahrer	bis 1.000 ml

Tabelle 1.4.3: Kammer- und Transportvolumen des Herzens

Unter einem Ventrikel versteht man eine Herzkammer. Die linke Herzkammer pumpt das Blut in den Körperkreislauf, die rechte Herzkammer pumpt das Blut in den Lungenkreislauf. Die Transportvolumen werden immer für eine Herzkammer angegeben, wobei die Werte für linke und rechte Kammer immer identisch sind.

Werte aus Keidel 1985, Mc Cutcheon 1991, Mörike, Betz u. Mergenthaler 1991, Schiebler, Schmidt u. Zilles 1997, Thews, Mutschler u. Vaupel 1999

Herzkammervolumen	
Füllvolumen eines Ventrikels in Ruhe	140 ml
Füllvolumen eines Ventrikels bei starker körperlicher Anstrengung (hoher Bluteinstrom)	200-300 ml
Volumen, das nach der Systole im Ventrikel verbleibt	
in Ruhe (normale Kontraktion)	60-70 ml
bei starker körperlicher Anstrengung (starke Kontraktion)	10-30 ml
Ejektionsfraktion (Anteil des Kammervolumens, das mit jeder Systole ausgetrieben wird)	ca. 66 %
Transportvolumen des Herzens	
Schlagvolumen (ausgetriebenes Blutvolumen pro Schlag)	
in Ruhe	70 ml
bei starker körperlicher Anstrengung	bis 130 ml
Herzminutenvolumen	
in Ruhe (Schlagvolumen 70ml; Puls 70/min)	4,9 l/min
bei starker körperlicher Anstrengung (Schlagvolumen 130ml; Puls 195/min)	ca. 25 l/min
Einfluß des Alters auf das Herzminutenvolumen in körperlicher Ruhe	
- gesunder Jugendlicher	4,9 l/min
- 30 Jahre	3,4 l/min
- 40 Jahre	3,2 l/min
- 50 Jahre	3,0 l/min
- 60 Jahre	2,7 l/min
- 70 Jahre	2,5 l/min
Transportvolumen des Herzens pro Zeit	
in einer Stunde	ca. 290 l
an einem Tag	ca. 7.000 l
in einem Jahr	ca. 2.550.000 l
in 75 Jahren (Altersabhängigkeit berücksichtigt)	ca. 178.850.000 l
Erhöhung des Transportvolumens im Liegen	20 %

Tabelle 1.4.4: Arbeit und Leistung des Herzens sowie Druckverhältnisse im Herzen

Werte aus Keidel 1985, Mörike, Betz u. Mergenthaler 1991, Schmidt u.Thews 1995

Arbeit und Leistung	
Arbeit des Herzens pro Schlag in körperlicher Ruhe	1,1 J
Arbeit der linken Herzkammer (mittlerer Aortendruck 100 mmHg, Schlagvolumen 70ml)	ca. 0,95 J (86 %)
Arbeit der rechten Herzkammer (mittlerer Druck der Lungenschlagader 20 mmHg, Schlagvolumen 70ml)	ca. 0,15 J (14 %)
Gesamtleistung bei jedem Schlag (bei einer Frequenz von 60 Schlägen/min)	1,1 J/s (Watt) (0,0015 PS)
Gesamtleistung pro Tag	96 kJ/Tag (23kcal/Tag)
Wirkungsgrad der Herzarbeit	25-30 %
Gesamtenergiebedarf pro Tag	300-400 kJ/Tag (70-90 kcal/Tag)
Anteil am Grundumsatz	5 %
Leistungsgewicht eines Herzens von 300 g	3 N/W
Vergleichswert Automotor	ca. 0,05 N/W

Druckverhältnisse			
Rechter Vorhof	- Diastole	0-0,26 kPa	0-2 mmHg
	- Systole	0,13-0,66 kPa	1-5 mmHg
Linker Vorhof	- Diastole	0,66-1,20 kPa	5-9 mmHg
	- Systole	1,06-1,59 kPa	8-12 mmHg
Rechte Herzkammer	- Diastole	0-0,53 kPa	0-4 mmHg
	- Systole	2,66-3,99 kPa	20-30 mmHg
Linke Herzkammer	- Diastole	0,26-1,06 kPa	2-8 mmHg
	- Systole	11,99-17,33 kPa	90-130 mmHg
Aorta	- Diastole	7,99-11,99 kPa	60-90 mmHg
	- Systole	11,99-17,33 kPa	90-130 mmHg
Arteria pulmonalis	- Diastole	1,06-1,59 kPa	8-12 mmHg
	- Systole	2,66-3,99 kPa	20-30 mmHg
Blutdruck aller Gefäße bei Herzstillstand		0,79 kPa	6 mmHg

Tabelle 1.4.5: Herzzyklus, Erregung des Herzens und Herztöne

Ein Herzzyklus besteht aus einer Systole und einer Diastole. In der Systole spannt sich die Herzmuskulatur an und das Blut wird ausgetrieben. In der Diastole entspannt sich die Herzmuskulatur und das Herz wird wieder mit Blut gefüllt.

Werte aus Keidel 1985, Mörike, Betz u. Mergenthaler 1991, Schmidt u.Thews 1995

Herzzyklus	
Dauer eines Herzzyklus	
Frequenz von 70 Schlägen/min	850 ms
Frequenz von 150 Schlägen/min	400 ms
Dauer der Systole	
Frequenz von 70 Schlägen/min	270 ms
- Anspannung	60 ms
- Austreibung	210 ms
Frequenz von 150 Schlägen/min	250 ms
Dauer der Diastole	
Frequenz von 70 Schlägen/min	560 ms
- Entspannung	60 ms
- Füllung	500 ms
Frequenz von 150 Schlägen/min	150 ms
Verhältnis von Systole zu Diastole	
bei einer Frequenz von 70 Schlägen/min	1/2
bei einer Frequenz von 90 Schlägen/min	1/1
bei einer Frequenz von 150 Schlägen/min	5/3
Erregung und Herztöne	
Ruhemembranpotential einer Herzmuskelzelle	-90 mV
Membranpotential während eines Aktionpotentials	bis maximal +30 mV
Mittlere Dauer eines Aktionspotentials	250 ms
bei hohen Herzfrequenzen	180 ms
bei niederen Herzfrequenzen	350 ms
Refraktärperioden bei einer mittleren Aktionspotentialdauer (250 ms)	
Dauer der absoluten Refraktärperiode	200 ms
Dauer der relativen Refraktärperiode	50 ms
Frequenzen der normale Herztöne	15-400 Hz
Frequenzen auffälliger Herzgeräusche	800 Hz

Tabelle 1.4.6: Automatiezentren des Herzens

Herzmuskelzellen besitzen die Eigenschaft der Erregbarkeit und somit die Fähigkeit, Erregungen in Form von Aktionspotentialen fortzuleiten. Bestimmte Bereiche der Herzmuskulatur, die Automatiezentren, sind außerdem dazu befähigt, spontan Erregungen zu bilden. Normalerweise gehen die Erregungen vom Sinusknoten aus. Fällt dieser aus, kann der AV-Knoten als sekundäres Automatiezentrum einspringen. Dabei sinkt die Herzfrequenz deutlich.

Werte aus Thews, Mutschler u. Vaupel 1999

Ort der Automatiezentren	Frequenz
Sinusknotenfrequenz (Keith-Flack-Knoten)	60-80 pro Minute
AV-Knotenfrequenz (Aschoff-Tawara-Knoten)	40-60 pro Minute
Kammereigenfrequenz	20-40 pro Minute

Tabelle 1.4.7: Erregungsleitung im Herz

Bei der normalen Erregungsausbreitung im Herz entsteht die Erregung im Sinusknoten, der im rechten Vorhof liegt. Von dort breitet sich die Erregung über die Vorhofmuskulatur aus, sammelt sich im AV-Knoten, durchfließt die Kammerschenkel bis sie dann durch die Purkinje-Fasern die Herzkammerwand erregt.
AV-Fasern sind die spezialisierten Herzmuskelfasern des Atrioventrikularknotens. Sie haben eine Länge von etwa 5 mm.

Werte aus Faller 1995, Keidel 1985, Thews, Mutschler u. Vaupel 1999

	Ruhepotential in mV	Faserdurchmesser	Leitungsgeschwindigkeit	Leitungszeit ab Sinusknoten
Sinusknoten	-50 bis -60	2-7 µm	-	-
Vorhofwand	-80 bis -90	3-17 µm	0,8-1,0 m/s	80 ms
AV-Fasern	-60 bis -70	3-11 µm	0,05 m/s	160 ms
Kammerschenkel	-90 bis -95	9-18 µm	2,5 m/s	-
Kammerwand	-80 bis -90	10-25 µm	0,5-1 m/s	250 ms

Tabelle 1.4.8: Durchblutung und Sauerstoffversorgung des Herzens in Ruhe und bei schwerer Arbeit

Werte aus Faller 1995, Keidel 1985, Mörike, Betz u. Mergenthaler 1991, Schmidt u.Thews 1995, Thews, Mutschler u. Vaupel 1999

	in Ruhe	**bei schwerer Arbeit**
Durchblutung bezogen auf 100g Herz	83 ml/min	350 ml/min
Durchblutung der Herzkranzgefäße eines durchschnittlichen Herzens (300g)	250 ml/min	1.050 ml/min
Anteil der Durchblutung der Herzkranzgefäße an der Menge des in die Aorta gepumpten Blutes	5 %	ca. 4 %
O_2-Verbrauch bezogen auf 100g Herz	10 ml/min	55 ml/min
O_2-Verbrauch eines durchschnittlichen Herzens (300g)	30 ml	165 ml
Anteil des O_2-Verbrauch des Herzens am Gesamtsauerstoffverbrauch des Körpers	ca. 10 %	ca. 1 %
O_2-Konzentration im arteriellen Schenkel der Koronargefäße	0,2 ml O_2 pro ml Blut	0,2 ml O_2 pro ml Blut
O_2-Konzentration im venösen Schenkel der Koronargefäße	0,07 ml O_2 pro ml Blut	0,04 ml O_2 pro ml Blut
Arterio-venöse Konzentrationsdifferenz	0,13 ml O_2 pro ml Blut	0,16 ml O_2 pro ml Blut
Sauerstoffverbrauch durch oxidativen Stoffwechsel		
Anteile verschiedener Substrate		
Freie Fettsäuren	34 %	21 %
Glukose	31 %	16 %
Laktat (Milchsäure)	28 %	61 %
Pyruvat, Ketone, Aminosäuren	7 %	2 %

Tabelle 1.4.9: Herzfrequenz

Die Herzfrequenz wird durch die Anzahl der Herzschläge pro Minute bestimmt. Sie wird, wenn nicht anders vermerkt, normalerweise für Körperruhe angegeben. Die Gesamtzahl der Herzschläge nach 70 Lebensjahren wird auf ca. 3 Milliarden hochgerechnet.

Werte aus Faller 1995, Keidel 1985, Mc Cutcheon 1991, Schmidt u. Thews 1995

Beschreibung	Schläge/min
Herzfrequenz in Abhängigkeit vom Alter	
Neugeborenes	140
10-jähriges Kind	90
Erwachsener	60-70
Erhöhung der Herzfrequenz beim Wechsel vom Liegen zum Stehen	15-20
Abhängigkeit der maximal erreichbaren Herzfrequenz bei extremer körperlicher Anstrengung vom Alter	
- Alter 30 Jahre	200
- Alter 40 Jahre	182
- Alter 50 Jahre	171
- Alter 60 Jahre	159
- Alter 70 Jahre	150
Ruhepuls von trainierten Sportlern	
Fechter	68
Gewichtheber	65
Volleyballspieler	60
Kurzstreckenläufer	58
Football-Spieler	55
Ruderer	50
Schwimmer und Langstreckenläufer	40-45
Marathonläufer	35
Frequenz beim Kammerflattern	200-350
Frequenz beim Kammerflimmern	>350
Autonome Frequenz eines frisch transplantierten denervierten Herzens	100
Normalwerte der Herzfrequenz bei Erwachsenen nach der American Heart Association	50-100
Herzfrequenzanstieg pro Anstieg der Körpertemperatur um 1°C	10/min
Gesamtzahl der Herzschläge nach 70 Lebensjahren	**ca. 3 Milliarden**

Tabelle 1.4.10: Zeittafel der Herztransplantationen

Die Hauptkomplikation bei Herztransplantationen liegt in der immunologischen Abstoßungsreaktion nach der Operation. Die Ein-Jahres-Überlebensrate liegt bei 80 %, die 5-Jahres Überlebensrate bei 50 %.
Ein Kunstherz ist ein apparativer Organersatz. Es wird ein extern angetriebenes künstliches Pumpsystems implantiert, das als zeitlich begrenzte Alternative zur Herztransplantation anzusehen ist.

Angaben aus Guinness Buch der Rekorde 1999

Erste Herztransplantation der Welt	
(an Louis Washkansky durch Prof. Banard)	3. Dezember 1967
Längste Überlebenszeit mit einem fremden Herzen	
(Arthur F. Gay, Transplantation:11. Januar 1973)	22 Jahre (1973-1995)
Erste Transplantation eines Kunstherzens an	
Barney Clark, Salt Lake City, USA	2. Dezember 1982
Überlebensdauer	112 Tage
Alter der jüngsten Patientin, der ein Herz transplantiert wurde (1996)	1 Stunde
Alter einer Patientin, der 1992 ein zusätzliches Herz transplantiert wurde	2 Jahre
Alter dieser Patientin, als das eigene Herz durch ein zweites Spenderherz ersetzt wurde	8 Jahre

1.5 Kreislauf und Stoffaustausch

Tabelle 1.5.1: Zahlen zum Staunen

Diese Tabelle enthält eine Auswahl interessanter Zahlen aus 1.5 Kreislauf und Stoffaustausch.

Literatur siehe entsprechende Tabellen

Geschätzte Gesamtzahl aller Kapillaren im Körper eines erwachsenen Menschen	30.000 Mio
Mittlerer Durchmesser einer Kapillare	7 µm
Zum Vergleich: Durchmesser eines Erythrozyten	7,5 µm
Gesamtquerschnitt aller Kapillaren im Körper	3.000 cm^2
Austauschfläche aller Kapillaren im Körper	ca. 300 m^2
Gesamtvolumen aller Kapillaren im Körper	60 cm^3
Durchblutung von Organen	
Gehirnrinde	780 ml/min
Nierenrinde	1.200 ml/min
Sauerstoffverbrauch von Organen	
Gehirnrinde	3,5 ml/100g/min
Nierenrinde	6,7 ml/100g/min
Zeitdauer, die ein Erythrozyt braucht, um durch eine Kapillare zu fließen	0,5-5 s
Wasseraustausch in den Kapillaren des Körpers	
pro Minute	ca. 55 l
pro Tag	ca. 80.000 l
Plasmavolumen, das pro Tag aus dem Blut in den Zwischenzellraum filtriert wird	20 l/Tag
Anteil der filtrierten Menge, der von den Blutgefäßen wieder aufgenommen (reabsorbiert) wird	90 % (18 l/Tag)
Anteil der filtrierten Menge, die als Lymphe abtransportiert wird	10 % (2 l/Tag)
Pulswellengeschwindigkeit	
in der Aorta (Mittelwert)	5-6 m/s
in den Unterschenkelarterien	10 m/s
Zeitdauer, die eine Pulswelle vom Herz bis zur Fußarterie braucht	ca. 0,2 s

Tabelle 1.5.2: Blutgefäße: Anzahl, Länge und Durchmesser

Die Werte beziehen sich alle auf den jeweils einzelnen Gefäßabschnitt.

Werte aus Schneider 1971, Schmidt u.Thews 1995, ergänzt aus Flindt 1995

Gefäße	Anzahl im Körper	Länge in mm	Durchmesser in µm
Aorta	1	400	20.000
Arteria pulmonalis	1	-	15.500
Große Arterien	40	200	3.000
Arterienäste	600	100	1.000
Arterienzweige	1.800	10	600
Arteriolen	40 Mio	2	20
Kapillaren	30.000 Mio	1	8
Lungenkapillaren	600 Mio	1	7
Venolen	80 Mio	2	30
Venenzweige	1.800	10	1.500
Venenäste	600	100	2.400
Große Venen	40	200	6.000
Hohlvene	1	400	12.500

Tabelle 1.5.3: Gesamtlänge, Querschnitt, Oberfläche und Volumen von Blutgefäßen im Körper

Die Werte beziehen sich auf die Gesamtzahl der Gefäße im Körper.

Werte aus Schneider 1971, Schmidt u.Thews 1995, ergänzt aus Flindt 1995

Gefäße	Gesamtlänge im Körper	Querschnitt in cm^2	Oberfläche in cm^2	Volumen in cm^3
Aorta	40 cm	4	126	30
Große Arterien	800 cm	3	754	60
Arterienäste	6000 cm	5	1.884	50
Arterienzweige	1800 cm	5	339	5
Arteriolen	8.000.000 cm	125	50.240	25
Kapillaren	120.000.000 cm	3.000	3.001.440	60
Venolen	16.000.000 cm	570	150.720	110
Venenzweige	1800 cm	30	848	30
Venenäste	6000 cm	27	4.522	270
Große Venen	800 cm	11	1.507	220
Hohlvene	40 cm	1,2	157	50

Tabelle 1.5.4: Durchmesser, Blutdruck und Strömungsgeschwindigkeit im Körpergefäßsystem

Bei der Zirkulation des Blutes ist die Stromstärke in allen in Serie geschalteten Kreislaufabschnitten etwa gleich groß. Deshalb hängt die lineare Strömungsgeschwindigkeit hauptsächlich vom jeweiligen Gesamtquerschnitt (siehe Tabelle 1.5.3) der Strombahn ab. Daraus folgt: je größer der Gesamtquerschnitt, desto kleiner die Strömungsgeschwindigkeit.
Die Werte sind auf einen gesunden Erwachsenen bei horizontaler Körperlage bezogen.

Werte aus Keidel 1985, Schmidt u.Thews 1995

Gefäße	Durchmesser in µm	Mittlerer Druck in mmHg	Strömungsgeschwindigkeit in mm/s
Aorta	20.000-25.000	105	1.000
Kleine Arterie	-	85-105	50-100
Sehr kleine Arterie	-	75-85	20
Arteriolen			
Anfang	20-80	75	2-3
Ende	-	32-37	-
Kapillare			
arterielles Ende	8-2	32-37	0,3-0,5
in der Mitte	6	21-26	0,2-0,5
venöses Ende	8-30	16-21	0,3-0,5
Sehr kleine Vene	23-50	10-21	5-10
Kleine bis mittlere Vene	-	<10	10-50
Mittlere bis große Vene	5.000-10.000	<10	50-150
Hohlvene	20.000-30.000	<10	100-160

Tabelle 1.5.5: Kapillaren und Stoffaustausch

Die Hauptaufgabe des Blutes ist der Antransport von Nährstoffen und Sauerstoff (O_2) sowie der Abtransport von Stoffwechselprodukten und Kohlendioxid (CO_2) aus den Geweben des Körpers. Der Stoffaustausch wird in den Kapillaren vollzogen. Der begrenzende Faktor beim Transport fettlöslicher Stoffe durch die Wand der Kapillaren ist die Durchblutung der Kapillaren. Bei wasserlöslichen Stoffen wird der Transport durch die Wand der Kapillaren von der Größe der Poren und der Interzellularspalten in der Kapillarenwand begrenzt.

Werte aus Schmidt u.Thews 1995

Anatomische Daten	
Geschätzte Gesamtzahl der Kapillaren im Körper	30.000 Mio
Gesamtzahl der durchströmten Kapillaren in Ruhe	10.000 Mio (ca. 30 %)
Mittlerer Durchmesser einer Kapillare	7 µm
Zum Vergleich: Durchmesser Erythrozyt	7,5 µm
Gesamtquerschnitt aller Kapillaren eines Menschen	3.000 cm^2
Austauschfläche aller Kapillaren eines Menschen	ca. 300 m^2
Gesamtvolumen aller Kapillaren eines Menschen	60 cm^3
Anzahl der Kapillaren pro Flächeneinheit:	
Phasische Skelettmuskulatur	300-1.000/mm^2
Tonische Skelettmuskulatur	1.000/mm^2
Gehirn, Nieren, Herzwand	2.500-4.000/mm^2
Stoffaustausch	
Mittlere Strömungsgeschwindigkeit des Blutes in den Kapillaren	0,2-1 mm/s
Mittlere Länge einer Kapillare	1 mm
Mittlere Dicke der Kapillarwand	0,5 µm
Zeitdauer, die ein Erythrozyt braucht, um durch eine Kapillare zu fließen	0,5-5 s
Kapillarer Wasseraustausch	
pro Minute	ca. 55 l/min
pro Tag	ca. 80.000 l/Tag
Kapillarer Glukoseaustausch	
pro Minute	ca. 14 g/min
pro Tag	ca. 20.000 g/Tag
Verbrauch pro Tag	ca. 400 g

Tabelle 1.5.6: Stoffaustausch durch Filtration und Reabsorption in den Kapillaren

Der Hauptteil des Stoffaustausches zwischen Kapillarblut und Gewebe vollzieht sich durch die Diffusion, deren treibende Kraft der Konzentrationsunterschied der Stoffe im Blut und im Gewebe ist.
Zusätzlich werden auch über rein druckabhängige Filtration und Reabsorption Stoffe zwischen den Kapillaren und den Geweben ausgetauscht. Dabei besteht zwischen der im arteriellen Kapillarschenkel filtrierten und der im venösen Kapillarschenkel sowie im Lymphsystem reabsorbierten Flüssigkeit unter physiologischen Bedingungen ein Fließgleichgewicht.

Werte aus Hick 1997

Druckverhältnisse im Kapillarbett	
Hydrostatischer Druck	
im arteriellen Schenkel der Kapillare	30 mmHg
im venösen Schenkel der Kapillare	20 mmHg
im Interstitium	0 mmHg
Kolloidosmotischer Druck	
im Blut	25 mmHg
im Interstitium	8 mmHg
Effektiver Filtrationsdruck im arteriellen Schenkel der Kapillare	13 mmHg
Effektiver Reabsorptiondruck im venösen Schenkel der Kapillare	7 mmHg
Filtrations- und Reabsorptionsvolumen	
Anteil des Plasmas, das pro Zirkulationszyklus filtriert wird	0,5 %
Volumen, das pro Tag im ganzen Körper eines Erwachsenen filtriert wird	20 Liter/Tag
Anteil der filtrierten Menge, die pro Tag wieder reabsorbiert wird	90 % (18 Liter/Tag)
Anteil der filtrierten Menge, die pro Tag als Lymphe abtransportiert wird	10 % (2 Liter/Tag)

Tabelle 1.5.7: Porengröße in den Kapillaren

Die Porengröße der Kapillarwand ist entscheidend für den Austausch wasserlöslicher Stoffe zwischen dem Kapillarblut und den Geweben.

Werte aus Schmidt und Thews 1995

Anatomischer Porenradius (in Kapillaren vom kontinuierlichen Typ)	15-20 nm
Tatsächlicher Porenradius des Passageweges	4-5 nm
Anteil der Poren an der Oberfläche der Kapillaren	0,1-0,3 %
Verhältnis von Molekülradius zu Porenradius, ab dem die Diffusion erheblich eingeschränkt wird	1/10
Molekülradien zum Vergleich	
Sauerstoff	0,16 nm
Na^+, Cl^-	0,23 nm
Harnstoff	0,26 nm
Glukose	0,36 nm
Insulin	1,50 nm
Myoglobin	1,90 nm
Albumin	3,50 nm
γ-Globulin	5,60 nm
Fibrinogen	10,80 nm

Tabelle 1.5.8: Veränderungen verschiedener kardiovaskulärer Parameter beim Übergang vom Liegen zum Stehen

Beim Übergang vom Liegen zum Stehen versacken beim Erwachsenen etwa 600 ml Blut in den Beinen. Dieser Volumenmangel wird durch Kompensationsmechanismen des kardiovaskulären Systems ausgeglichen. Zur Funktionsprüfung der Kompensationsmechanismen wird der Schellong-Test angewandt.

Werte aus Schmidt und Thews 1995

Parameter	Veränderung
Herzfrequenz	Zunahme um 30 %
Zentrales Blutvolumen	Abnahme um 400 ml
Blutvolumen in den Beinen	Zunahme um 600 ml
Zentraler Venendruck (im rechten Vorhof)	Abnahme um 3 mmHg
Schlagvolumen des Herzens	Abnahme um 40 %
Herzminutenvolumen (HMV)	Abnahme um 25 %
Diastolischer Blutdruck	Zunahme um 5 mmHg
Totaler peripherer Widerstand im Gefäßsystem	Zunahme um 30 %
Durchblutung in Abdomen, Niere und Extremitäten	Abnahme um 25 %

Tabelle 1.5.9: Einfluss des hydrostatischen Drucks auf venöse und arterielle Druckwerte im Stehen

Die Blutdruckwerte des stehenden Menschen werden durch die Erdgravitation beeinflußt. So entsteht neben dem Blutdruck ein zusätzlicher hydrostatischer Druck durch das Gewicht der Blutsäule. Aus diesem Grund sind die arteriellen und venösen Drücke im Fuß wesentlich höher als die im Kopf. Am hydrostatischen Indifferenzpunkt, der 5-10 cm unterhalb des Zwerchfells liegt, ändern sich die Blutdruckwerte beim Lagewechsel vom Liegen zum Stehen nicht.

Werte aus Thews, Mutschler, Vaupel 1999, Hick 1997

	Venendruck	Arterieller Druck
Kopf (Sinus sagittalis)	-10 mmHg	+70 mmHg
Herz	0 mmHg	+100 mmHg
Bauch	+11 mmHg	-
Bein (A.-V.femoralis)	+40 mmHg	-
Fuß (A.-V.dorsalis pedis)	+90 mmHg	+190 mmHg
Hand (herunterhängend)	+35 mmHg	-
Hand (hochgestreckt)	-30 mmHg	+5 mmHg

Tabelle 1.5.10: Pulswellengeschwindigkeit und Pulsdauer im Blutgefäßsystem

Unter Pulswellengeschwindigkeit versteht man die Ausbreitungsgeschwindigkeit der Pulswelle. Sie ist erheblich größer als die Strömungsgeschwindigkeit des Blutes in den entsprechenden Abschnitten des Gefäßsystems (Tabelle 1.5.4).

Werte aus Keidel 1985

Pulswellengeschwindigkeit	
Gesamte Aorta (Mittelwert)	5-6 m/s
Aufsteigende Aorta (A. ascendence)	4 m/s
Armarterien	6 m/s
Unterschenkelarterien	10 m/s
Lungenarterie	1,5-2 m/s
Zeitdauer, die eine Pulswelle vom Herz bis zur Fußarterie braucht	ca. 0,2 s
Pulsdauer	
Systolischer Abschnitt	0,2-0,3 s
Diastolischer Abschnitt	0,5-0,7 s

Tabelle 1.5.11: Verteilung des Blutvolumens im Gefäßsystem und Verteilung des Herzzeitvolumens auf die Organe

Unter dem Herzminutenvolumen versteht man das in einer Minute aus einer Herzkammer ausgetriebene Blutvolumen. Beim ruhenden Erwachsenen sind das ungefähr 4,9 l/min. Die Verteilung ändert sich mit den verschiedenen Bedürfnissen des Körpers. So nimmt bei körperlicher Anstrengung die Durchblutung der Skelettmuskulatur, in Verdauungspausen die Durchblutung der Baucheingeweide stark zu.
Die Angaben beziehen sich auf einen Erwachsenen mit 5,4 l Blut.

Werte aus Schmidt u. Thews 1995, Thews, Mutschler, Vaupel 1999

Verteilung des Blutvolumens in den verschiedenen Gefäßabschnitten			Volumen in ml		Anteil in %
Herz			400		7 %
Lungenkreislauf			600		11 %
Körperkreislauf			4.400		82 %
davon:	- große Arterien	300		6 %	
	- kleine Arterien	500		9 %	
	- Kapillaren	300		6 %	
	- Venen	3.300		61 %	
Insgesamt			**5.400**		**100 %**
Zentrales Blutvolumen (Lungengefäße und linke Herzhälfte)			500-900		19 %
Blutvolumen im Brustkorb			1.600		30 %

Verteilung des Herzminutenvolumens in Ruhe

Die linke Herzkammer pumpt 4,9 l/min in den Körperkreislauf		**100 %**
davon:	Baucheingeweide	21 %
	Gehirn	15 %
	Haut	8 %
	Herzkranzgefäße	5 %
	Leber	7 %
	Skelettmuskulatur	17 %
	Nieren	23 %
Die rechte Herzkammer pumpt 4,9 l/min in den Lungenkreislauf		**100 %**
davon:	Lunge	100 %

Tabelle 1.5.12: Fetaler Blutkreislauf

Die Plazenta dient dem Fetus als „Darm“ (Nährstoffaufnahme), als „Niere“ (Ausscheidung von Abbauprodukten) und auch als „Lunge“ (O_2-Aufnahme und CO_2-Abgabe). Aus diesem Grund ist eine nennenswerte Durchblutung von Lunge und Leber im Fetus nicht erforderlich, was durch 3 Kurzschlüsse im fetalen Kreislauf erreicht wird:

- Foramen ovale: Das Blut fließt vom rechten Vorhof direkt zum linken Vorhof.
- Ductus arteriosus (Botalli): Das Blut fließt von der Lungenarterie in die Aorta.
- Ductus venosus: Blut der Nabelvene fließt an der Leber vorbei.

Werte aus Keidel 1985, Silbernagel, Despopoulos 1991

Vitalparameter des Kindes kurz vor der Geburt	
Herzfrequenz	130-160 Schläge/min
mittlerer Blutdruck	65 mmHg (8,7 kPa)
Herzzeitvolumen	0,25 l/kgKG/min
Herzzeitvolumen (Körpergewicht von 3,5 kg)	0,875 l/min
Verteilung des Herzzeitvolumens des Kindes	
Plazenta	50 %
Lunge	15 %
Körper	35 %
Blutauswurf der rechten Herzkammer	
zur Lunge	25 %
über Ductus arteriosus (Botali) zur Aorta	75 %
Sauerstoffsättigung des Blutes (volle Sättigung = 100 %)	
Blut in der Plazenta	80 %
Blut in der Nabelvene	80 %
Blut in der untere Hohlvene nach dem Zusammenfluss mit der Nabelvene	67 %
Blut in der untere Hohlvene vor dem Zusammenfluss mit der Nabelvene	25 %
Blut in der Aorta	60 %
Blut in der Lungenarterie	52 %
Veränderungen des Kreislaufs nach der Geburt	
Funktioneller Verschluss des Ductus arteriosus	Stunden bis Tage
Morphologischer Verschluss des Ductus arteriosus	Ende 1. Lebensjahr
Funktioneller Verschluss des Ductus venosus	3 Stunden
Beginn des Verschlusses des Foramen ovale	1 Stunde
Ende des Verschlusses des Foramen ovale	wenige Tage
Anteil der Menschen mit einem offenen Foramen ovale (hämodynamisch meist unbedeutend)	20-30 %

Tabelle 1.5.13: Durchblutung verschiedener Organen

Das Herzzeitvolumen (HZV) ist das von dem Herz pro Zeiteinheit in den Körperkreislauf ausgetriebene Blutvolumen und beträgt beim Erwachsenen durchschnittlich 4,9 Liter pro Minute in körperlicher Ruhe.
Die absolute Organdurchblutung stellt die Durchblutung des gesamten Organs in ml pro Minute dar. Die relative Organdurchblutung gibt den Anteil der absoluten Durchblutung am gesamten Herzzeitvolumen wieder. Die spezifische Organdurchblutung entspricht der absoluten Durchblutung von einem Gramm Gewebe.
Die Durchblutung der Haut dient auch der Regulation des Wärmehaushaltes des Menschen. Bei extremer Hitzebelastung kann die Durchblutung im Vergleich zur Ruhedurchblutung um das 10 bis 20-fache ansteigen.

Werte aus Thews, Mutschler, Vaupel 1999

	Absolute Durchblutung in ml/min	**Relative Durchblutung** Anteil am HZV in %	**Spezifische Durchblutung** in ml/g/min	**Organgewicht** in kg
Gehirn	780	15	0,56	1,4
- Rinde	-	-	1	-
- Mark	-	-	0,2	-
Myokard				
- in Ruhe	250	5	0,83	0,3
- bei maximaler Arbeit	-	-	3,5	0,3
Nieren	1.200	23	4	0,3
- Rinde	1.100	21,1	5,3	0,21
- Mark				
--äußeres	84	1,6	1,4	0,03
--inneres	16	0,3	0,4	0,06
Skelettmuskel				
- in Ruhe	900	17	0,03	30
- bei maximaler Arbeit	20.000	80	0,6	30
Haut	400	8	0,1	4
Leber	1.500	28	1	1,5
Milz	-	-	1	-

Tabelle 1.5.14: Sauerstoffverbrauch der Organe

Der normale Sauerstoffverbrauch eines Erwachsenen liegt in Ruhe bei ungefähr 150-300 ml/min. Bei kurzzeitigen Höchstleistungen kann der Wert auf fast 5 Liter pro Minute ansteigen.
Die Arterio-Venöse Differenz entspricht der unterschiedlichen Sauerstoffkonzentration im arteriellen und im venösen Blut eines Organs und ist somit ein Maß für die Menge an Sauerstoff, die das Organ pro ml Blut aufnimmt. Als Maß für die O_2-Versorgungssituation eines Organs dient die O_2-Utilisation, die das Verhältnis von O_2-Verbrauch zu O_2-Angebot darstellt.

Werte aus Thews, Mutschler, Vaupel 1999

Organ	O_2-Verbrauch ml/100g/min	Arterio-Venöse O_2-Differenz ml O_2/ml Blut	O_2-Utilisation in %	Organgewicht in kg
Gehirn	3,5	0,07	35	1,4
- Rinde	10	0,1	45	-
- Mark	1	0,05	30	-
Herz				
- in Ruhe	10	0,13	60	0,3
- bei maximaler Arbeit	55	0,16	-	0,3
Nieren	8	0,02	8	0,3
- Rinde	6,7	-	10	0,21
- Mark				
-- äußeres	1,2	-	25	0,03
-- inneres	0,9	-	8	0,06
Skelettmuskel				
- in Ruhe	0,3	0,1	50	30
- bei maximaler Arbeit	15	0,15	-	30
Haut	-	-	-	4
Leber	5	0,05	25	1,5
Milz	1	0,01	5	-

Tabelle 1.5.15: Blutdruck in Abhängigkeit von Alter und Geschlecht

Die Werte in den Klammern sind nach dem Internationalen Einheiten-System in Kilo-Pascal (kPa) umgerechnet (mm Hg x 0,133 = kPa).

Werte aus Documenta Geigy 1975, Pschyrembel 1994

	Frauen		**Männer**	
Alter in Jahren	**systolisch** mm Hg (kPa)	**diastolisch** mm Hg (kPa)	**systolisch** mm Hg (kPa)	**diastolisch** mm Hg (kPa)
Neugeb.	60-80 (8-10,5)	-	60-80 (8-10,5)	-
1	95 (12,7)	65 (8,7)	96 (12,8)	66 (8,8)
2	92 (12,3)	60 (8,0)	99 (13,2)	64 (8,5)
3	100 (13,3)	64 (8,5)	100 (13,3)	67 (8,8)
5	92 (12,3)	62 (8,3)	92 (12,3)	62 (8,3)
10	103 (13,7)	70 (9,3)	103 (13,7)	69 (9,2)
12	106 (14,1)	72 (9,6)	106 (14,1)	71 (9,5)
15	112 (14,9)	76 (10,1)	112 (14,9)	75 (10,0)
20-24	116 (15,5)	72 (9,6)	123 (16,4)	76 (10,1)
25-29	117 (15,6)	74 (9,9)	125 (16,7)	78 (10,4)
30-34	120 (16,0)	75 (10,0)	126 (16,8)	79 (10,5)
35-39	124 (16,5)	78 (10,4)	127 (16,9)	80 (10,7)
40-44	127 (16,9)	80 (10,7)	129 (17,2)	81 (10,8)
45-49	131 (17,5)	82 (10,9)	130 (17,3)	82 (10,9)
50-54	137 (18,3)	84 (11,2)	135 (18,0)	83 (11,1)
55-59	139 (18,5)	84 (11,2)	138 (18,4)	84 (11,2)
60-64	144 (19,2)	85 (11,3)	142 (18,9)	85 (11,3)
65-69	154 (20,5)	85 (11,3)	143 (19,1)	83 (11,1)
70-74	159 (21,2)	85 (11,3)	145 (19,3)	82 (10,9)
75-79	158 (21,1)	84 (11,2)	146 (19,5)	81 (10,8)
80-84	157 (21,0)	83 (11,1)	145 (19,3)	82 (10,9)
85-89	154 (20,5)	82 (10,9)	145 (19,3)	79 (10,5)
90-94	150 (20,0)	79 (10,5)	145 (19,3)	78 (10,4)

1.6 Atmung, Grundumsatz und Energiestoffwechsel

Tabelle 1.6.1: Zahlen zum Staunen

Diese Tabelle enthält eine Auswahl interessanter Zahlen aus 1.6 Atmung, Grundumsatz und Energiestoffwechsel.

Literatur siehe entsprechende Tabellen

Luftmenge, die ein gesunder Erwachsener täglich ein- und ausatmet	mind. 10.000 l Luft
Gesamtventilation während einer Lebensdauer von 75 Jahren	ca. 285 Millionen l Luft
Atemgrenzwert (maximales ventilierbares Gasvolumen)	120-170 ml/min
Sauerstoffaufnahme (durchschnittlich) eines gesunden Erwachsenen	400-800 l O_2 pro Tag
Kohlendioxidabgabe (durchschnittlich) eines gesunden Erwachsenen	350-700 l CO_2 pro Tag
Anzahl der Lungenbläschen in der Lunge	
Mannes (durchschnittlich)	400 Millionen
Frau (durchschnittlich)	320 Millionen
Innere Austauschfläche in der gesamten Lunge eines Erwachsenen	
durchschnittlich	60-90 m^2
bei der Einatmung	103-129 m^2
bei der Ausatmung	40-50 m^2
Gesamtlänge aller Lungenkapillaren der Lunge eines Erwachsenen (nach Rucker)	ca.13 km
Täglicher Blutdurchsatz durch die Lungen	7.000 Liter
Druckerhöhung auf einen Taucher pro 10 m Tauchtiefe	ca. 1 bar (100 kPa)
Außendruck in 40 m Wassertiefe	ca. 5 bar (3800 mmHg)
Luftdruck (Außendruck) auf dem Mount Everest	ca. 0,28 bar (210 mmHg)
Höhe, ab der Körperflüssigkeiten ohne Schutz anfangen würden zu sieden	20.000 m

Tabelle 1.6.2: Die Lunge des Menschen

Die Lunge ist das Organ der äußeren Atmung, wobei Sauerstoff aufgenommen und Kohlendioxid abgegeben wird.
Die Werte sind, wenn nicht anders angegeben, Mittelwerte für einen männlichen Erwachsenen.

Werte aus Faller 1995, Keidel 1985, Mörike, Betz u. Mergenthaler 1991, Schiebler, Schmidt u. Zilles 1995, Schmidt u. Thews 1995, Thews, Mutschler, Vaupel 1999

Gewicht der Lunge	- Neugeborene	ca. 5 Liter g
	- 1 Jahr alt	ca. 170 g
	- 5 Jahre alt	ca. 300 g
	- 10 Jahre alt	ca. 450 g
	- 15 Jahre alt	ca. 700 g
	- 20 Jahre alt	ca. 1.100 g
Länge eines **Lungenflügels**		ca. 25 cm
Zahl der Lungenlappen	- links	2
	- rechts	3
Zahl der **Lungensegmente**	- links	9
	- rechts	10
Volumen der Lungenflügel	- links	1.400 cm^3
	- rechts	1.500 cm^3
Zahl der **Lungenbläschen**	- Mann	ca. 400 Millionen
	- Frau	ca. 320 Millionen
Innere Austauschfläche	- durchschnittlich	60-90 m^2
	- bei der Einatmung	103-129 m^2
	- bei der Ausatmung	40-50 m^2
Hauptbronchus	- Dicke: Links/Rechts	0,7 cm/0,9 cm
	- Länge: Links/Rechts	4,5 cm/3,0 cm
Innerer Durchmesser der Endbronchioli		0,4 mm
Lichte Weite eines Lungenbläschens		ca. 0,25 mm
	- Einatmung	0,1-0,2 mm
	- Ausatmung	0,5 mm
Flüssigkeit im Pleuraspalt		5 ml
Gesamtlänge aller Lungenkapillaren (nach Rucker)		ca.13 km
Durchlaufzeit eines Erythrozyten durch eine Lungenkapillare		0,6-1,0 s
Blutvolumen in allen Gefäßen der Lunge		ca. 600 ml
Täglicher Blutdurchsatz durch die Lungen		7.000 Liter

Tabelle 1.6.3: Die Luftröhre (Trachea)

Die Aufgabe der Luftröhre ist der Lufttransport. Sie entspringt am Kehlkopf und endet dort, wo sie sich in die beiden Hauptbronchien teilt.

Werte aus Keidel 1985, Schiebler, Schmidt u. Zilles 1995, Schmidt u. Thews 1995

Länge der Luftröhre beim Erwachsenen		10-12 cm
Innendurchmesser	- lebende Person	12 mm
	- nach dem Tode	16 mm
Anzahl der **Knorpelspangen**		16-20
Längsdehnung bei tiefer Einatmung		
	- normale Kopfhaltung	1,5 cm
	- zusätzlich Kopf in den Nacken	2,5 cm
Bifurkationswinkel (zwischen den beiden Hauptbronchien)		
	- beim Kind	70-80°
	- beim Erwachsenen	55-65°
Geschwindigkeit des Partikeltransports durch das Flimmerepithel		15 mm/min

Tabelle 1.6.4: Aufzweigungsschritte des Atemwegsystems

In der Leitungszone kommt die Luftbewegung durch Konvektion zustande. Ab der Übergangszone nimmt die Diffusion eine immer wichtigere Stellung ein.

Werte aus Thews, Mutschler u.Vaupel 1999, Schmidt u.Thews 1995, Junqueira, Carneiro 1996

	Aufteilungsschritte	**Gesamtquerschnitt**	**Durchmesser in mm**
Leitungszone			
Luftröhre	0	6,3 cm^2	12-15
Hauptbronchen	1	-	10
Lappenbronchen (rechts 3; links 2)	2	-	-
Segmentbronchen (rechts 10; links 9)	3	< 30 cm^2	-
Bronchioli	4-15	-	<1
Bronchioli terminales	16	150 cm^2	0,4
Übergangszone			
Bronchioli respiratorii	17-19	-	0,15-0,2
Respirationszone			
Ductuli alveolares	20-22	-	-
Sacculi alveolares	23	-	-
Alveolen (Lungenbläschen)	23	1 Mio. cm^2	0,25

Tabelle 1.6.5: Lungenvolumina und Ventilation

Die auf die menschliche Funktion bezogenen Gasvolumina werden bei Körpertemperatur, standardisiertem Luftdruck und Wasserdampfsättigung angegeben. Die Lungenvolumina sind Mittelwerte für einen gesunden jungen Mann mit 1,7 m^2 Körperoberfläche in körperlicher Ruhe.

Werte aus Faller 1995, Keidel 1985, Mörike, Betz u. Mergenthaler 1991, Thews, Mutschler u. Vaupel 1999, Schmidt u.Thews 1995, Hick 1997

Lungenvolumina	
Totalkapazität	6.000 ml
Vitalkapazität (maximale Ausatmung nach maximaler Einatmung)	4.500 ml
Residualvolumen (Restvolumen der Lunge nach maximaler Ausatmung)	1.500 ml
Inspiratorisches Reservevolumen (maximale Einatmung nach normaler Einatmung)	3.000 ml
Atemzugvolumen (Ein- oder Ausatmung bei normaler Atmung)	500 ml
Exspiratorisches Reservevolumen (maximale Ausatmung nach normaler Ausatmung)	1.000 ml
Funktionelles Reservevolumen (Restvolumen der Lunge nach normaler Ausatmung)	2.500
Todraumvolumen (hier findet kein Gasaustausch statt)	150 ml
Anteil des Todraumvolumens am Atemzugvolumen	ca. 30 %
Ventilation	
Atemminutenvolumen (Atemzugvolumen 0,5 l; Atemfrequenz 15/min)	7.500 ml/min
davon - alveolare Ventilation	5.250 ml/min
- Todraumventilation	2.225 ml/min
Atemgrenzwert (maximales ventilierbares Gasvolumen)	120-170 ml/min
Ventilation: - beim Schlafen	ca. 5 l Luft/min
- beim Liegen	ca. 8 l Luft/min
- beim Spazierengehen	ca. 14 l Luft/min
- bei längerem Radfahren	ca. 40 l Luft/min
- beim Schwimmen	ca. 43 l Luft/min
- beim Rudersport	ca. 140 l Luft/min
- bei schnellstem Lauf	ca. 170 l Luft/min
Tägliche Ventilation der Lunge	mind. 10.000 l Luft
Gesamtventilation im Leben	ca. 285 Mio l Luft

Tabelle 1.6.6: Atemfrequenz, Atemzugvolumen und Atemminutenvolumen in Abhängigkeit von Alter und Geschlecht

Das Atemminutenvolumen entspricht der Luftmenge, die in einer Minute ventiliert wird. Es errechnet sich aus dem Produkt von Atemzugvolumen und Atemfrequenz. Die Werte stellen Durchschnittswerte in körperlicher Ruhe dar. Bei steigender körperlicher Aktivität wächst der Sauerstoffbedarf des Körpers. Die somit erforderliche Steigerung des Atemminutenvolumens wird durch eine Erhöhung des Atemzugvolumens und der Atemfrequenz erreicht.

Werte aus Documenta Geigy 1975

	Atemfrequenz (Atemzüge pro Minute)	**Atemzug-volumen**	**Atemminuten-volumen**
Neugeborene	49,7	17,3 ml	0,83 l/min
Säuglinge	62,8	17,5 ml	1,03 l/min
Kinder, 2-3 Jahre	23,7	122,0 ml	2,80 l/min
Kinder, 4-5 Jahre	23,2	138,0 ml	4,00 l/min
Kinder, 6-7 Jahre	21,1	203,0 ml	4,30 l/min
Knaben, 12 Jahre	16,3	305,0 ml	4,80 l/min
Mädchen, 12 Jahre	16,1	289,0 ml	4,50 l/min
Knaben, 14 Jahre	17,0	316,0 ml	5,30 l/min
Mädchen, 14 Jahre	15,6	315,0 ml	4,90 l/min
Knaben, 16 Jahre	15,6	344,0 ml	5,10 l/min
Mädchen, 16 Jahre	15,2	282,0 ml	4,20 l/min
Erwachsene, 20-39 Jahre	17,2	494,2 ml	8,50 l/min
Erwachsene, 40-59 Jahre	16,9	562,1 ml	9,50 l/min
Erwachsene, ab 60 Jahren	16,3	644,1 ml	10,50 l/min
Männer, ruhend	11,7	630,0 ml	7,40 l/min
Männer, leichte Arbeit	17,1	1.670,0 ml	28,60 l/min
Männer, Schwerarbeit	21,2	2.030,0 ml	43,00 l/min
Frauen, ruhend	11,7	390,0 ml	4,60 l/min
Frauen, leichte Arbeit	19,0	860,0 ml	16,40 l/min

Tabelle 1.6.7: Unterschiede der Vitalkapazität nach Alter, Körperlänge und bei Sportlern

Die Vitalkapazität entspricht dem Volumen einer maximalen Ausatmung, wenn davor maximal eingeatmet wurde.
Die Werte beziehen sich auf Messungen mit Atemvolumengeräten von der Firma Aesculap. Bei den Durchschnittswerten der Sportler wurde von männlichen Erwachsenen mit 70 kg Körpermasse ausgegangen.

Werte aus Mörike, Betz u. Mergenthaler 1991

Alter	**Vitalkapazität bei Knaben**	**Vitalkapazität bei Mädchen**
9 Jahre	1.400 ml	1.400 ml
10 Jahre	1.650 ml	1.500 ml
11 Jahre	1.800 ml	1.600 ml
12 Jahre	1.900 ml	1.750 ml
13 Jahre	2.050 ml	1.900 ml
14 Jahre	2.300 ml	2.100 ml
15 Jahre	2.400 ml	2.200 ml
Körperlänge	**Vitalkapazität bei Männern**	**Vitalkapazität bei Frauen**
150 cm	2.350 ml	2.200 ml
155 cm	2.600 ml	2.400 ml
160 cm	2.900 ml	2.600 ml
165 cm	3.200 ml	2.800 ml
170 cm	3.500 ml	3.000 ml
175 cm	3.800 ml	3.200 ml
180 cm	4.100 ml	3.400 ml
Sportart	**Vitalkapazität bei Sportlern**	
Schwerathlet	3.950 ml	
Fußballspieler	4.200 ml	
Leichtathlet	4.750 ml	
Boxer	4.800 ml	
Schwimmer	4.900 ml	
Ruderer	5.450 ml	

Tabelle 1.6.8: Atembedingungen beim Tauchen

Beim Tauchen treten aus zwei Gründen Atmungsprobleme auf: Zum einen ist der normale Zugriff zur Atemluft versperrt, zum anderen steigt der Außendruck mit zunehmender Tiefe unter Wasser erheblich an.
Umrechnung der verschiedenen Einheiten des Drucke siehe Anhang.

Werte aus Flügel, Greil u. Sommer 1986, Keidel 1985, Mörike, Betz u. Mergenthaler 1991, Rucker 1967, Schenck u. Kolb 1990 , Silbernagel, Despopoulos 1991

Erhöhung des Außendrucks pro 10 m Wassertiefe	ca. 100 kPa (760 mmHg)
Tauchtiefe, ab der sich das Lungenvolumen nicht mehr verkleinert	30-40 m
Zellstoffwechselschädigende Wirkung des O_2	
ab einem Partialdruck von	220 kPa
das entspricht einer Tauchtiefe	>75 m
Narkotisierende Wirkungen des N_2 (Tiefenrausch)	
ab einem Partialdruck von	500 kPa
das entspricht einer Tauchtiefe	>40-60 m
Tauchtiefe, ab der nur noch mit Überdruckgerät eingeatmet werden kann, d.h. nicht mehr mit einem Schnorchel	1,12 m
Maximal möglicher Druckaufbau bei Inspiration	11 kPa (112 cm H_2O)
Maximales Volumen eines Schnorchels	
nach DIN-Norm	134 ml
das entspricht einer Todraumvergrößerung auf	284 ml
Maximale Schnorchellänge nach DIN-Norm	20-30 cm
Zusätzlicher Kraftaufwand der Atemmuskulatur beim Schnorcheln	2,9 kPa

Tabelle 1.6.9: Drücke und Lungenvolumen beim Tauchen

Bei den Werten handelt es sich um Durchschnittswerte eines Erwachsenen.

Werte aus Silbernagel, Despopoulos 1991, Thews, Mutschler, Vaupel 1999

Tauchtiefe	Umgebungsdruck	Lungenvolumen	O_2-Partialdruck
0 m	1 bar (760 mmHg)	5 l	105 mmHg
10 m	2 bar (1.520 mmHg)	2,5 l	210 mmHg
40 m	5 bar (3.800 mmHg)	1 l	525 mmHg

Tabelle 1.6.10: Atembedingungen in großer Höhe

Die O_2-Partialdrücke in der Luft und in den Alveolen (Lungenbläschen) sind nicht identisch, da die Alveolarluft vollständig mit Wasserdampf gesättigt ist.
Bei normaler Atmung wäre die Hypoxieschwelle (alveolarer Sauerstoffpartialdruck <35 mmHg) bei 4000 m erreicht. Durch Steigerung des Atemzeitvolumen (Hyperventilation) können aber Höhen bis 7000 m toleriert werden.

Werte aus Silbernagel, Despopoulos 1991, Thews, Mutschler, Vaupel 1999

	Luftdruck	O_2-Partialdruck in der Luft	O_2-Partialdruck in den Alveolen
Meereshöhe	760 mmHg 101 kPa	150 mmHg 20 kPa	100 mmHg 13,3 kPa
2.000 m	596 mmHg 79 kPa	125,1 mmHg 16,6 kPa	76 mmHg 10,1 kPa
3.000 m	523 mmHg 64 kPa	100 mmHg 13,3 kPa	67 mmHg 8,9 kPa
4.000 m	462 mmHg 61,4 kPa	97 mmHg 12,9 kPa	50 mmHg 6,6 kPa
5.000 m	404 mmHg 53,7 kPa	75 mmHg 10 kPa	46 mmHg 6,1 kPa
7.000 m	308 mmHg 41 kPa	55 mmHg 7,3 kPa	35 mmHg 4,7 kPa
Mount Everest	210 mmHg 27,9 kPa	44,1 mmHg 5,9 kPa	34 mmHg 4,5 kPa
Alveoläre Hypoxieschwelle			35 mmHg 4,7 kPa

Auswirkungen großer Höhen auf den Menschen

Kompensationszone (Körper kann akklimatisiert werden)	3.000-5.000 m
Störungszone (Leistungsfähigkeit erheblich eingeschränkt)	5.000-7.000 m
Höhentod	>7.000 m
Gewöhnung an große Höhen in Bergdörfern	
Lamakloster Rongbuk in Tibet	5.030 m
Bergarbeitersiedlung Auncanquilcha in Chile	5.240 m
Höhe, ab der die Körperflüssigkeiten ohne Schutz anfangen würden zu sieden	20.000 m

Tabelle 1.6.11: Sauerstoffverbrauch und Gasaustausch

Sauerstoff ist für den Menschen absolut lebensnotwendig. Ein Mangel an Sauerstoff (Hypoxie) führt zu Störung der Körperfunktion oder gar zum Tod.
Die Diffusionskapazität ist ein Maß für die Fähigkeit eines Atemgases, die alveokapilläre Membran (Blut-Luft-Schranke) zu passieren.

Werte aus Flügel, Greil u. Sommer 1986, Wieser 1986

Sauerstoffverbrauch		
Durchschnittlicher Sauerstoffverbrauch eines Erwachsenen		
in Ruhe		150-300 ml/min
bei leichter Arbeit (60 W)		1.000-1.200 ml/min
bei mittelschwerer Arbeit (120 W)		1.600-1.950 ml/min
bei schwerer Arbeit (180 W)		2.000-2.600 ml/min
bei kurzzeitigen Spitzenleistungen		3.000-4.900 ml/min
- Anteil der Skelettmuskulatur		4.500 ml/min
- Anteil der Herzmuskulatur		90 ml/min
- Anteil der Leber		50 ml/min
bei kurzzeitigen Spitzenleistungen von Weltklassesportlern in Ausdauersportarten		bis 7.000 ml/min
Sauerstoffverbrauch pro kg Körpergewicht		
Frühgeborene		2,6 ml/min
Neugeborene (bis 7. Tag)		5,7 ml/min
Säugling, 3 Monate		6,9 ml/min
Säugling, 6 Monate		7,1 ml/min
Säugling, 12 Monate		7,0 ml/min
Erwachsene		
- in Ruhe		3,4 ml/min
- bei Schwerstarbeit		70,0 ml/min
Gasaustausch		
Alveokapilläre Membran (Blut-Luft-Schranke)		
Dicke		1 µm
Kontaktzeit eines Erythrozyten		0,7 s
Diffusionszeit für O_2		0,3 s
Verhältnis Ventilation zu Durchblutung in der Lunge		0,8-1
Sauerstoffaufnahme	- pro Tag	400-800 l
	- pro Minute	280 ml/min
Kohlendioxidabgabe	- pro Tag	350-700 l
	- pro Minute	230 ml/min
Respiratorischer Quotient V_{CO2}/V_{O2}		0,82
O_2-Diffusionskapazität		225 ml · min^{-1} · kPa^{-1}
CO_2-Diffusionskapazität		5.100 ml · min^{-1} · kPa^{-1}
CO-Diffusionskapazität		300 ml · min^{-1} · kPa^{-1}

Tabelle 1.6.12: Partialdrücke und Zusammensetzung der Atemluft

In einem Gasgemisch addieren sich die Teil- oder Partialdrücke der einzelnen Gase immer zum Gesamtdruck (auf Meereshöhe: 760mmHg bzw. 101,3 kPa). Die trockene Außenluft wird bei der Passage durch die Luftwege vollständig mit Wasser gesättigt.

Werte aus Silbernagel, Despopoulos 1991, Thews, Mutschler, Vaupel 1999

	Atemgas	Anteil am Gesamtvolumen	Partialdruck des Gases
Inspirationsluft	Sauerstoff (O_2)	20,9 Vol%	150 mmHg 20 kPa
	Kohlendioxid (CO_2)	0,03 Vol%	0,23 mmHg 0,03 kPa
	Stickstoff (N_2) und Edelgase	79,1Vol%	601 mmHg 80,13 kPa
Alveoläres Luftgemisch	Sauerstoff (O_2)	13,2 Vol%	100 mmHg 13,33 kPa
	Kohlendioxid (CO_2)	5,1 Vol%	39 mmHg 5,2 kPa
	Stickstoff (N_2) und Edelgase	75,5 Vol%	574 mmHg 76,5 kPa
	Wasserdampf	6,2 Vol%	47 mmHg 6,27 kPa
Expirationsluft	Sauerstoff (O_2)	15,1 Vol%	115 mmHg 15,33 kPa
	Kohlendioxid (CO_2)	4,3 Vol%	33 mmHg 4,4 kPa
	Stickstoff (N_2) und Edelgase	74,4 Vol%	565 mmHg 75,33 kPa
	Wasserdampf	6,2 Vol%	47 mmHg 6,27 kPa

Tabelle 1.6.13: Partialdrücke der Atemgase im Blut und im Gewebe

In der Lunge findet ein vollständiger Partialdruckausgleich zwischen den Alveolen und dem Blut statt. Die Partialdrücke in den Alveolen und im arteriellen Blut sind nicht identisch, da sich das arterielle Blut schon in der Lunge mit etwas venösem und damit sauerstoffarmen Blut mischt.

Werte aus Silbernagel, Despopoulos 1991, Thews, Mutschler, Vaupel 1999

	Atemgas	Partialdruck des Atemgases
Arterielles Blut	Sauerstoff (O_2)	95 mmHg 12,66 kPa
	Kohlendioxid (CO_2)	41 mmHg 5,47 kPa
	Stickstoff (N_2) und Edelgase	573 mmHg 76,4 kPa
	Wasserdampf	47 mmHg 6,27 kPa
Gewebe	Sauerstoff (O_2)	<40 mmHg <5,33 kPa
	Kohlendioxid (CO_2)	>45 mmHg >6,0 kPa
	Stickstoff (N_2) und Edelgase	573 mmHg 76,4 kPa
	Wasserdampf	47 mmHg 6,27 kPa
Venöses Blut	Sauerstoff (O_2)	40 mmHg 5,33 kPa
	Kohlendioxid (CO_2)	45 mmHg 6,0 kPa
	Stickstoff (N_2) und Edelgase	573 mmHg 76,4 kPa
	Wasserdampf	47 mmHg 6,27 kPa

Tabelle 1.6.14: Partialdrücke der Atemgase im fetalen Blut

Die Plazenta erfüllt für den Fetus unter anderem die Funktion einer Lunge: Das arterielle Blut der Mutter gibt Sauerstoff an den fetalen Kreislauf ab und nimmt gleichzeitig Kohlendioxid auf.
Die Vena umbilicalis bringt sauerstoffreiches Blut von der Plazenta zum Fetus. Die Arteria umbilicalis bringt sauerstoffarmes Blut vom Fetus zur Plazenta.

Werte aus Keidel 1985, Schmidt u. Thews 1995

	O_2-Partialdruck mmHg (kPa)	**O_2-Sättigung** in %	**CO_2-Partialdruck** mmHg (kPa)	**CO_2-Gehalt/100ml Blut** in ml
Vena umbilicalis	25 (3,3)	60	43 (5,7)	40
Arteria umbilicalis	15 (2,0)	25-30	55 (7,3)	47
Zum Vergleich:				
arterielles Blut eines Jugendlichen	95 (12,6)	97	40 (5,3)	48
venöses Blut eines Jugendlichen	40 (5,3)	73	45 (6,0)	52

Tabelle 1.6.15: Partialdrücke der Atemgase bei Hyper- und Hypoventilation

Normoventilation: normale, den Stoffwechselbedürfnissen angepaßte, alveolare Ventilation.
Hyperventilation: eine im Verhältnis zum erforderlichen Gasaustausch des Körpers gesteigerte Ventilation.
Hypoventilation: eine Minderbelüftung in Relation zum Stoffwechselbedarf.

Werte aus Thews, Mutschler, Vaupel 1999

	CO_2-Partialdruck in den Alveolen		**O_2- Partialdruck in den Alveolen**	
	mmHg	kPa	mmHg	kPa
Normoventilation	40	5,3	100	13,3
Hyperventilation	< 40	< 5,3	> 100	> 13,3
Hypoventilation	> 40	> 5,3	< 100	< 13,3

Tabelle 1.6.16: Atemgift: Kohlenmonoxid (CO)

Kohlenmonoxid (CO) besitzt zu Hämoglobin eine 200-300fach höhere Affinität als Sauerstoff (O_2). So reichen bei einem Sauerstoffgehalt der Luft von 21 Vol% schon 0,07 Vol% CO um die Hälfte des Hämoglobins zu besetzen. Das gebildete CO-Hämoglobin steht für den Sauerstofftransport nicht mehr zu Verfügung. Die Folge ist ein Sauerstoffmangel in den Geweben.
Kohlenmonoxid kommt unter anderem in Erd- u. Grubengasen, in Auspuffgasen, bei unvollkommener Verbrennung von Kohle und Holz vor.
Der MAK-Wert ist die höchste gesetzlich zugelassene Konzentration eines Arbeitsstoffes in der Luft.

Werte aus Mörike, Betz u. Mergenthaler 1991, Schmidt und Thews 1995, Silbernagel, Despopoulos 1991, Pschyrembel 2000

Anteil des CO an der Einatemluft	**Anteil des CO-Hämoglobin am Gesamt-Hämoglobin**	**Symptomatik**
	Normalwert	
0,003 Vol%	1 %	keine
Raucher	5-10 %	
	Erhöhte CO-Konzentrationen der Einatemluft	
0,01 Vol%	10 %	Leichte Visuseinschränkung
0,025 Vol%	27 %	Bewusstseinseinschränkung
0,05 Vol%	42 %	Bewusstseinsschwund
0,07 Vol%	50 %	Tiefe Bewusstlosigkeit
0,1 Vol%	59 %	Tödlich in einer Stunde
0,2 Vol%	74 %	Tödlich in einigen Minuten
0,3 Vol%	81 %	Tödlich in einigen Minuten
0,4 Vol%	85 %	Tödlich in einigen Minuten

In geschlossenen Räumen können durch Autoabgase 7,0 Vol% erreicht werden
Der MAK-Wert für CO liegt bei 30 ppm (ml/m^3)

Tabelle 1.6.17: Atemgift: Kohlendioxid (CO_2)

Kohlendioxid ist ein farbloses, nicht brennbares Gas. Es besitzt eine höhere Dichte als Luft und kann deswegen z.B. in einem Keller ein CO_2-See bilden. Es entsteht als Endprodukt im Oxidationsstoffwechsel durch Decarboxylierung und allgemein beim Verbrennen kohlenstoffhaltiger Verbindungen.
Der MAK-Wert ist die höchste gesetzlich zugelassene Konzentration eines Arbeitsstoffes in der Luft.

Werte aus Thews, Mutschler, Vaupel 1999, Pschyrembel 2000

Normalventilation	
Einatemluft	0,03 Vol% CO_2
Ausatemluft	4,30 Vol% CO_2
Kopfschmerzen ab	ca. 8-10 Vol% CO_2 in der Außenluft
Ohnmacht tritt ein bei	ca. 15 Vol% CO_2 in der Außenluft
Tod tritt ein bei	ca. 20 Vol% CO_2 in der Außenluft
MAK-Wert	5000 ppm (ml/m^3)
Erhöhung des Partialdrucks im Blut von 46 auf 70 mmHg bewirkt	8 bis 10-fach gesteigerte Ventilation

Tabelle 1.6.18: Zunahme der Ventilation bei ansteigender Kohlendioxid (CO_2)-Konzentration in der Einatemluft

Eine erhöhte Kohlenstoffdioxidkonzentration im Blut bewirkt eine reflektorische Steigerung des Atemantriebs.

Werte aus Thews, Mutschler, Vaupel 1999, Pschyrembel 2000

CO_2-Konzentration der Einatemluft	Ventilation	alveolärer CO_2-Partialdruck
Normalwert		
0,03 Vol%	6,6 l/min	40 mmHg
Erhöhte CO_2-Konzentrationen		
2 Vol%	9,2 l/min	41 mmHg
4 Vol%	15,5 l/min	44 mmHg
6 Vol%	30,5 l/min	50 mmHg

Tabelle 1.6.19: Grund-, Freizeit- und Arbeitsumsatz

Der Grundumsatz stellt den Energiebedarf des Menschen unter standardisierten Bedingungen dar:
- morgens
- in Ruhe
- nüchtern
- normale Körpertemperatur
- Indifferenzaußentemperatur

Die Werte sind Durchschnittswerte für einen gesunden Erwachsenen.
Abkürzung: KG = Körpergewicht

Werte aus Hick 1997, Schmidt und Thews 1995

Beschreibung	**Mann**	**Frau**
	Grundumsatz	
Energie pro kg Körpergewicht	4,2 kJ/kg KG/h	3,8 kJ/kg KG/h
Gesamtenergie pro Tag	7.100 kJ/Tag	6.300 kJ/Tag
Tagesleistung	85 W	76 W
Sauerstoffaufnahme	145 ml/min	215 ml/min
	Freizeitumsatz	
Gesamtenergie pro Tag	9.600 kJ/Tag	8.400 kJ/Tag
Tagesleistung	115 W	100 W
Sauerstoffaufnahme	330 ml/min	275 ml/min
	Arbeitsumsatz (Werte addieren sich zum Freizeitumsatz)	
Leichte Arbeit	+2.000 kJ/Tag	+2.000 kJ/Tag
Mäßige Arbeit	+4.000 kJ/Tag	+4.000 kJ/Tag
Mittelschwere Arbeit	+6.000 kJ/Tag	+6.000 kJ/Tag
Schwere Arbeit	+8.000 kJ/Tag	+8.000 kJ/Tag
Schwerstarbeit	+10.000 kJ/Tag	+10.000 kJ/Tag
	Zulässige Höchstwerte für jahrelange berufliche Arbeit	
Durchschnittliche Energie	21.100 kJ/Tag	15.500 kJ/Tag
Tagesleistung	240 W	186 W
Sauerstoffaufnahme	690 ml/min	535 ml/min

Tabelle 1.6.20: Zunahme des Energieumsatzes unter besonderen Bedingungen

Nach Verletzungen und Verbrennungen und bei Fieber steigt der Energieumsatz des Menschen an. Durch den erhöhten Eiweißstoffwechsel nimmt die Stickstoffausscheidung im Urin zu, wobei die normale Stickstoffausscheidung im Urin 0,085 g N/kg Körpergewicht und Tag beträgt. Die Zunahme des Energieumsatzes bezieht sich auf den Ruheumsatz.

Werte aus Schmidt und Thews 1995

Kategorie	**Zunahme in Prozent**	
	Energieumsatz	N_2-Ausscheidung
Nach mittelschwerem chirurgischen Eingriff	24 %	150 %
Nach schwerem Verkehrsunfall	32 %	275 %
Nach einer Schussverletzung	37 %	280 %
Bei einer Blutvergiftung	79 %	330 %
Nach großflächiger Verbrennung	132 %	335 %

Tabelle 1.6.21: Anteil verschiedener Organe am Grundumsatz

Die Werte stellen Durchschnittswerte für den gesunden Erwachsenen in körperlicher Ruhe dar.

Werte aus Schmidt und Thews 1995

Organ	**Anteil am Grundumsatz** in %	**Sauerstoffverbrauch des Organs** $ml \cdot min^{-1} \cdot kg^{-1}$	**Organmasse** in kg	**Anteil an der Körpermasse** in %
Leber	26,4	66	1,5	2,1
Gehirn	18,3	46	1,4	2,0
Herz	9,2	23	0,3	0,4
Nieren	7,2	18	0,3	0,4
Skelettmuskulatur	25,6	64	27,8	39,7
Übrige Organe	13,3		38,8	55,4

Tabelle 1.6.22: Energievorräte im Körper

Die Werte beziehen sich auf einen Menschen mit 70 kg Körpergewicht. Der Energieverbrauch wird auf den Grundumsatz bezogen.

Werte aus Schenck u. Kolb 1990

Energievorrat			
Fettgewebe (Fettgehalt 6,4 kg)		60.000 kcal	252.000 kJ
Leber	- als Glykogen	100 kcal	418 kJ
	- als Fett	750 kcal	3.140 kJ
Blutplasma	- als Glukose	8 kcal	33 kJ
	- als Fettsäuren	3 kcal	13 kJ
	- als Triacylglyceride	5 kcal	22 kJ
Energieverbrauch pro Tag			
Insgesamt		2.200 kcal	9.212 kJ
davon aus Fett		1.600 kcal	6.700 kJ
davon aus Glukose und Aminosäuren		600 kcal	2.512 kJ

Tabelle 1.6.23: Verteilung von Energieverbrauch und Energieverlust im Körper

Die Verteilung von Energieverbrauch und Energieverlust ist angegeben für die Aufnahme gut verdaulicher Nahrung bei leichter körperlicher Arbeit.

Werte aus Schenck u. Kolb 1990

Am Energieverbrauch und Energieverlust beteiligte Funktionen, Organe und Gewebe	Anteil in Prozenten
Erhaltung der Erregbarkeit der Nervenzellen und Muskelfasern; Aufnahme, Verarbeitung und Ausgabe von Informationen; Durchführung von Biosynthesen und Transportvorgängen	50-55 %
Tätigkeit der Herz-, Skelett- und glatten Muskulatur	20-25 %
Steigerung des Stoffwechsels bei der Verdauung	6-8 %
Energieverlust durch Abgabe von Stuhl	4-6 %
Energieverlust über den Harn	3-4 %

Tabelle 1.6.24: Leistungsbedarf einiger menschlicher Tätigkeiten

Werte aus Schmidt und Thews 1995, Wieser 1986

Tätigkeit	Leistungsbedarf in Watt	Verhältnis Maximalleistung zu Ruheleistung
Bewegungsweisen		
Schlafen	55-83	0,88
Liegen (Ruheumsatz)	95	1,0
Stehen	140	1,5
Gehen (6 $km \cdot h^{-1}$)	208-483	5,1
Treppensteigen	700-983	10,3
Sport und Freizeit		
100 m-Lauf (36 km/h)	2070	-
Marathonlauf (19,5 km/h)	1180	-
Fußballspielen	790-1040	-
Volleyballspielen	380-640	-
Radfahren (20 $km \cdot h^{-1}$)	317-767	8,1
Tennis	483-700	7,4
Skifahren	700-1.400	14,7
Brustschwimmen (28 m/min)	460	-
Brustschwimmen in Kleidern (28 m/min)	730	-
Tanzen (Wiener Walzer)	355	-
Familie und Haushalt		
Spielen mit Kindern	250-700	7,4
Wäschewaschen	140-350	3,7
Bügeln	283	3,0
Schuheputzen	95-208	2,2
Beruf		
Betätigung von Maschinen	140-417	4,4
Schwere manuelle Arbeiten wie Schaufeln, Bohren, Mähen, Pflügen	350-767	8,1
Bäume sägen	600-900	9,5
Bäume fällen	483-1.400	14,5

1.7 Verdauung und Verdauungsorgane

Tabelle 1.7.1: Zahlen zum Staunen

Diese Tabelle enthält eine Auswahl interessanter Zahlen aus 1.7 Verdauung und Verdauungsorgane.

Literatur siehe entsprechende Tabellen

Anteil der Neugeborenen, die schon Zähne haben	0,05 %
Größte Zahl an Milchzähnen bei einem Neugeborenen, die je gezählt wurde (geb. 11.3.1961)	9
Durchbruchstermin des ersten Zahnes beim Milchgebiss (ein Schneidezahn)	mit 6-8 Monaten
Durchbruchstermin des ersten Zahnes beim bleibenden Gebiss (ein Mahlzahn)	mit 6-7 Jahren
Maximale Kaukraft eines Mahlzahnes	1.900 N
Größte Masse, die je mit Zähnen hochgehoben wurde (17 cm)	281,5 kg
Erste Anfertigung von Zahnprothesen (Brücken) durch die Etrusker	700 Jahre v. Chr.
Speichelproduktion pro Tag bei normaler Ernährung	500-1.500 ml/Tag
Zum Vergleich: Rind bei heureicher Fütterung	150-190 l/Tag
Anzahl der Schluckvorgänge eines Menschen pro Tag (Durchschnitt)	ca. 600
Anzahl der abgestoßenen Schleimhautzellen im Magen eines Erwachsenen	ca. 500.000/min
Zeitdauer, in der das Dünndarmepithel durch Neubildung vollständig ersetzt wird (Mauserungszeit)	ca. alle 2 Tage
Masse der abgestoßenen Zellen im Dünndarm eines Erwachsenen pro Tag	250 g
Anzahl der Bakterien pro ml Speisebrei	
im Zwölffingerdarm (Duodenum)	$10\text{-}10^{5}$
im Krummdarm (Jejunum)	ca. $10^{5}\text{-}10^{6}$
im Dickdarm (Colon)	$10^{11}\text{-}10^{12}$
Fortbewegung des Darminhaltes	
im Dünndarm	1-4 cm/min
im Dickdarm	0,04-0,6 cm/min
Innere Austauschfläche des Dünndarmes	200 m^2
Darmgasvolumen, das durch das Rektum ausgeschieden wird	
Durchschnitt beim Erwachsenen	ca. 600 ml/Tag
Anzahl der Einzelabgaben	15 pro Tag
Volumen einer Einzelportion	40 ml

Tabelle 1.7.2: Flüssigkeitsbilanz und Verweildauer des Speisebreies im Magen-Darm-Kanal

Werte aus Schenck u. Kolb 1990, Schmidt u. Thews 1995, Hick 1997

Beteiligte Organe Sekrete und Substanzen	**Einstrom in das Darmlumen in Liter/24 h**	**Ausstrom aus dem Darmlumen in Liter/24 h**	**Verweildauer**
Mund (Nahrung und Trinken)	1,5 l	-	wenige Sekunden
Speicheldrüsen	1,0 l	-	-
Magen	1,5 l	-	1-5 Std.
Galle	0,6 l	-	-
Bauchspeicheldrüse	1,4 l	-	-
Dünndarm	-	-	2-4 Std.
Zwölffingerdarm	0,2 l	-	-
Leerdarm	2,0 l	5,0 l	-
Krummdarm	0,6 l	2,9 l	-
Dickdarm	0,2 l	1,0 l	5-70 Std.
Mastdarm	-	-	wenige Sekunden
After	-	0,1 l	-
Gesamtbilanz von Ein- und Ausstrom	**9,0 l**	**9,0 l**	

Tabelle 1.7.3: Resorptionskapazität des Magen-Darm-Kanals

Die Resorptionskapazität ist auf den ganzen Magen-Darm-Kanal bezogen.

Werte aus Schenck u. Kolb 1990, Schmidt u. Thews 1995, Hick 1997

Resorbierte Substanzen	**Maximale Resorptionskapazität in g/Tag**
Wasser	18.000
Glukose	3.600
Aminosäuren	600
Cholesterin	4
Eisen	0,012
Vitamin B_{12}	0,000.001

Tabelle 1.7.4: Die Verdauung von Kohlenhydraten

Kohlenhydrate sind wichtige Grundnahrungsstoffe. Ihre Verdauung beginnt bereits im Mund durch die im Speichel enthaltene α-Amylase. Die Speicherform der Kohlenhydrate im menschlichen und tierischen Organismus ist das Glykogen, in den Pflanzen die Stärke.

Werte aus Schmidt u. Thews 1995, Hick 1997

Zufuhr von Kohlenhydraten und Vorräte	
Empfohlene tägliche Zufuhr pro kg Körpergewicht eines Erwachsenen	5-6 g
Empfohlene Zufuhr für einen 70 kg schweren, erwachsenen Mann	350-420 g/Tag
Minimale tägliche Zufuhr pro kg Körpergewicht eines Erwachsenen	2-3 g
Deckung des **Energiebedarfes** durch Kohlenhydrate bei leichter Arbeit	50 %
Glykogenvorräte des Körpers	ca. 350 g
Glukosebedarf des Gehirns	100 g/Tag
Empfolener Kohlenhydratanteil der gesamten Energiezufuhr (Nahrung)	50-55 %
Kohlenhydrate in der Nahrung	
Stärke	60 %
Rohrzucker (Saccharose)	30 %
Milchzucker (Laktose)	8 %
Glykogen	1 %
Traubenzucker (Glukose)	geringe Anteile
Fruchtzucker (Fruktose)	geringe Anteile
Verdauung und Resorption	
Anteil der **Speichelamylase** bei der Spaltung von Stärke	50 %
Maximale Resorption von Einfachzuckern im oberen Dünndarm	120 g/h

Tabelle 1.7.5: Die Verdauung von Eiweißen

Die Proteinverdauung beginnt im Magen. Die Salzsäure des Magensaftes aktiviert das inaktive Verdauungsenzym Pepsinogen zum aktiven Pepsin.
Ein Nahrungsprotein hat die biologische Wertigkeit 100, wenn aus 100 g Nahrungsprotein die gleiche Menge körpereigenes Eiweiß aufgebaut werden kann.

Werte aus Schmidt und Thews 1995, Hick 1997

Zufuhr von Eiweißen und Vorräte	
Empfohlene tägliche Zufuhr pro kg Körpergewicht	
Erwachsener	0,8-0,9 g
Kleinkind	2,0-2,4 g
Schulkind, Schwangere, Stillende, Arbeiter	1,2-2 g
Minimale tägliche Zufuhr pro kg Körpergewicht eines Erwachsenen	0,5 g
Eiweißvorrat des Körpers	45 g
Eiweißmasse des Körpers insgesamt	10 kg
Anteil der Eiweiße bei der Deckung des Energiebedarfes bei leichter Arbeit	10-15 %
Herkunft der Eiweiße im Darm	
aus der Nahrung	50 %
aus körpereigenen Sekreten und Darmzellen	50 %
Verdauung und Resorption der Eiweiße	
Anteil des **Nahrungseiweißes**, das durch **Pepsin** gespalten wird	15 %
Zeitdauer bis zur Bildung von **Peptidasen** der Bauchspeicheldrüse nach dem Essen	10-20 min
Anteil der Spaltprodukte der Nahrungseiweiße	
Resorption im Zwölffingerdarm (Duodenum)	50-60 %
Resorption bis zum Krummdarm (Ileum)	80-90 %
Reste von **unverdautem Eiweiß im Dickdarm**, die überwiegend von Bakterien abgebaut werden	ca. 10 %
Nahrungsproteine	
Durchschnittlicher Anteil **essentieller Aminosäuren** an den Nahrungsproteinen	40 %
Biologische Wertigkeit **pflanzlicher Proteine**	70-80
Biologische Wertigkeit **tierischer Proteine**	80-100

Tabelle 1.7.6: Die Fettverdauung

Bei einer Störung der Fettverdauung ist auch die Resorption anderer fettlöslicher Stoffe, wie zum Beispiel der fettlöslichen Vitamine eingeschränkt.
Abkürzung: KG = Körpergewicht

Werte aus Schmidt u. Thews 1995, Hick 1997, Silbernagel, Despopoulos 1991

Zufuhr von Fetten und Vorräte	
Empfohlene Fettaufnahme bei leichter Arbeit	1 g/kgKG/Tag
Durchschnittliche Fettaufnahme eines Erwachsenen pro Tag	60-100 g
Empfohlener Fettanteil der Nahrung	25-30 %
Anteil des Fettes bei der Deckung des Energiebedarfes bei leichter Arbeit	40 %
Mittlere Zusammensetzung der Nahrungsfette	
- Triacylglycerole (Triglyceride, Neutralfette)	90 %
- Phospholipide (Lezithin), Cholesterolester, fettlösliche Vitamine	10 %
Empfohlener Anteil mehrfach ungesättigter Fettsäuren an den aufgenommenen Nahrungsfetten	30 %
Cholesterinneugewinn	
- durchschnittlich	0,9-2 g/Tag
- Aufnahme mit der Nahrung	0,5-0,8 g/Tag
- Eigensynthese im Körper	0,4-1,2 g/Tag
Verdauung und Resorption von Fetten	
Fettresorption	
- bei ausreichender Menge an Gallensäure	97 % der Nahrungsfette
- ohne Gallensäure	50 % der Nahrungsfette
Anteil der Fette, die im Magen gespalten werden	10-30 %
Anteil der Fette, die im Zwölffingerdarm (Duodenum) und Leerdarm (Jejunum) gespalten werden	70-90 %
Anteil der Fettspaltprodukte, die im Anfangsteil des Leerdarms (Jejunum) resorbiert sind	95 %
Durchmesser der Emulsionströpfchen (entstehen vor allem durch die Magenmotorik)	0,5-1,5 µm
Durchmesser der Mizellen (entstehen mit Hilfe der Gallensalze)	3-6 nm
Fettausscheidung im Stuhl	
Fettmenge im Stuhl bei normaler Kost	5-7 g/Tag
Fettmenge im Stuhl bei fettfreier Diät (durch Darmzellen und Bakterien)	3 g/Tag

Tabelle 1.7.7: Resorptionsstellen der verschiedenen Stoffe im Magen-Darm-Trakt

Die verschiedenen Nahrungsbestandteile werden zum Teil in unterschiedlichen Abschnitten des Magen-Darm-Traktes resorbiert.

Werte aus Hick 1997

	Magen	Zwölffingerdarm (Duodenum)	Leerdarm (Jejunum)	Krummdarm (Ileum)
Fett	-	+	+++	Reserve
Eiweiß	-	(+)	+++	Reserve
Kohlenhydrate	Reserve	+	+++	(+)
Sonstiges	-	Eisen	Folsäure	Vit. B_{12}
		Kalzium	Vit. E,D,K,A	Gallensäure
				Kalzium

Tabelle 1.7.8: Das Milchgebiss

Die Milchzähne fallen zwischen dem 6. und 12. Lebensjahr wieder aus.

Werte aus Faller 1995, Guinness Buch der Rekorde 1995

Anzahl der Zähne im Milchgebiss	**20**
Schneidezähne	8
Eckzähne	4
Milchbackenzähne (Milchmolare)	8
Beginn der Zahnentwicklung	2. Embryonalmonat
Abschluss der Milchgebissausbildung	ca. 2. Lebensjahr
Anteil der Neugeborenen mit Zähnen	0,05 %
Größte Zahl an Milchzähnen bei einem Neugeborenen (geb. 11.3.1961)	9

Tabelle 1.7.9: Durchbruchszeiten beim Milchgebiss

Die Durchbruchszeiten der einzelnen Zähne können individuell sehr verschieden sein. Für Milchzähne werden als Abkürzungen kleine Buchstaben genommen (vergleiche mit Tabelle 1.7.10).

Werte aus Faller 1995

Erster Schneidezahn (Dentes incisivi = i): i1	6-8 Monate
Zweiter Schneidezahn (Dentes incisivi = i): i2	8-12 Monate
Eckzahn (Dentes canini = c): c	16-20 Monate
Erster Milchbackenzahn (Dentes prämolares = p): p1	12-16 Monate
Zweiter Milchbackenzahn (Dentes prämolares = p): p2	20-24 Monate

Tabelle 1.7.10: Dauergebiss mit Durchbruchszeiten

Die Durchbruchszeiten der einzelnen Zähne können individuell sehr verschieden sein. Vor allem bei den späteren Zähnen können die Unterschiede Monate bis Jahre betragen.

Werte aus Faller 1995, Schiebler, Schmidt u. Zilles 1995, Schenck u. Kolb 1990

Dauergebiss	
Anzahl der Zähne im Dauergebiss	**28-32**
Schneidezähne (Dentes incisivi = I)	8
Eckzähne (Dentes canini = C)	4
Backenzähne (Dentes prämolares = P)	8
Mahlzähne (Dentes molares = M)	8-12
Zahnformel einer Kieferhälfte	**I1, C, P2, M3**
Durchbruchszeiten beim Dauergebiss	
Erster Mahlzahn (M 1)	6-7 Jahre
Mittlerer Schneidezahn (I 1)	7-8 Jahre
Seitlicher Schneidezahn (I 2)	8-9 Jahre
Erster Backenzahn (P 1)	9-11 Jahre
Zweiter Backenzahn (P 2)	11-13 Jahre
Eckzahn (C)	11-13 Jahre
Zweiter Mahlzahn (M 2)	12-14 Jahre
Dritter Mahlzahn (Weisheitszahn, M 3)	17-40 Jahre (oder nie)

Tabelle 1.7.11: Kaukraft, Zahnhöcker, Zahnwurzeln und Extremwerte bei Zähnen

Werte aus Guinness Buch der Rekorde 1995, Mc Cutcheon 1991, Schiebler, Schmidt u. Zilles 1995, Schenck u. Kolb 1990

Maximale Kaukraft eines Mahlzahnes	1900 N
Zahl der Höcker	
Backenzähne	2
Mahlzähne	3
Zahl der Wurzeln	
Mahlzähne im Oberkiefer	3
Mahlzähne im Unterkiefer	2
Größte Masse, die je mit Zähnen hochgehoben wurde (17 cm)	281,5 kg
Erste Anfertigung von **Zahnprothesen** (Brücken) durch die Etrusker	700 Jahre v. Chr.

Tabelle 1.7.12: Zusammensetzung eines Zahnes

Der Kern einzelner Zähne besteht aus Zahnbein (Dentin), das die Zahnpulpa umschließt. Das Zahnbein wird in der Zahnkrone vom Zahnschmelz, in der Zahnwurzel vom Wurzelzement umgeben.

Werte aus Schenck u. Kolb 1990

Bestandteile	**Schmelz in %**	**Zahnbein in %**	**Zement in %**
Wasser	2,3	13,5	32,0
Mineralstoffe	96,0	69,0	46,0
Organische Verbindungen	1,7	17,5	22,0
Bezogen auf 100g Asche			
Kalzium	36,1	35,3	35,5
Magnesium	0,5	1,2	0,9
Phosphor	17,3	17,1	17,1
Fluorid	0,02	0,02	0,02
Chlorid	0,3	-	0,1

Tabelle 1.7.13: Speichelsekretion

Der Speichel schützt die Mundschleimhaut und den Zahnschmelz. Er ist Lösungsmittel für die Geschmacksstoffe, die nur in gelöster Form die Geschmacksknospen erreichen können. Außerdem vermittelt der Speichel den Beginn der enzymatischen Verdauung von Kohlenhydraten im Mund.

Werte aus Documenta Geigy 1977, Rucker 1967, Schmidt u. Thews 1995

Menge und Fließrate	
Geschätzte Speichelmenge bei normaler Ernährung	500-1.500 ml/Tag
Maximale Speichelsekretion beim Kauen von Paraffinwachs	250 ml/h
Unstimulierte Speichelsekretion (zum Feuchthalten der Mundhöhle ohne Nahrungsaufnahme)	ca. 20 ml/h
Zum Vergleich: Speichelsekretion eines Rindes bei heureicher Fütterung	150-190 l/Tag
Stimulation des Speichelflusses durch Speisen	
Wasser	0 ml/Minute
Fleisch	1,1 ml/Minute
Weißbrot	2,2 ml/Minute
Zwieback	3,4 ml/Minute
Suppenwürfel	4,4 ml/Minute
Salzsäure (0,5 %)	über 4,4 ml/Minute

Tabelle 1.7.14: Speicheldrüsen und Speichelproduktion

Werte aus Documenta Geigy 1977, Schmidt u. Thews 1995

Speicheldrüse	Art der Sekretion	Anteil an der Gesamtsekretion
Ohrspeicheldrüse (Glandula parotis)	Ruhesekretion	ca. 25 %
	Stimulation	ca. 34 %
	Lebensleistung	ca. 25.000 Liter
Unterkieferspeicheldrüse (Glandula submandibularis)	Ruhesekretion	ca. 70 %
	Stimulation	ca. 63 %
Unterzungenspeicheldrüse (Glandula sublingualis)	Ruhesekretion	ca. 5 %
	Stimulation	ca. 3 %

Tabelle 1.7.15: Zusammensetzung des Speichels

Werte aus Documenta Geigy 1977, Schmidt u. Thews 1995

Wassergehalt		994 g/l = 99,4 %
Trockensubstanz		6 g/l = 0,6 %
davon:	- gelöst	80 %
	- suspendiert	20 %
Dichte		1,01-1,02 g/ml
pH-Wert	- Ruhesekretion	5,5-6,5
	- nach Stimulation	7,7
Osmolalität	- bei einem Speichelfluss von 1 ml/min	ca. 90 mosm/kg H_2O
	- bei einem Speichelfluss von 4 ml/min	ca. 270 mosm/kg H_2O
Amylase im Gesamtspeichel		0,3 g/l
Menschen mit Antigenen des AB0-Systems im Speichel		ca. 80 %

Tabelle 1.7.16: Speiseröhre (Ösophagus)

Die Speiseröhre beginnt im Rachen und transportiert die Nahrungsbissen in den Magen, wo sie endet.

Werte aus Faller 1995, Schmidt u. Thews 1995, Thews, Mutschler, Vaupel 1999

Länge der Speiseröhre	25 cm
Länge nach Abtrennung vom Magen beim Lebenden	10 cm
Lichte Weite an der engsten Stelle	1,5 cm
Entfernung der engsten Stelle von den Schneidezähnen	15 cm
Maximale Dehnung an nicht verengten Stellen	3,0 cm
Geschwindigkeit der peristaltischen Wellen	2-4 cm/s
Zeit für den Durchlauf einer peristaltischen Welle	ca. 9 s
Länge des kontrahierten Abschnitts während der Peristaltik	4-8 cm
Verschlussdruck	
- oberer Ösophagussphinkter	50-100 mmHg
- unterer Ösophagussphinkter	15-25 mmHg
Winkel zwischen dem Ösophagus und dem Magen	
- beim Erwachsenen	50-60°
- beim Neugeborenen	80°
pH-Wert des Magenrückflusses, der Sodbrennen verursacht	< 4

Tabelle 1.7.17: Der Schluckvorgang

Beim Schlucken, das aus einer willkürlichen oralen sowie den reflektorisch ablaufenden pharyngealen und ösophagealen Phasen besteht, wird der Bissen durch peristaltische Kontraktionswellen in den Magen befördert.

Werte aus Faller 1995, Keidel 1985, Schmidt u. Thews 1995, Thews, Mutschler, Vaupel 1999

optimale Kauzeit vor dem Schlucken	30 s
Pharyngeale Phase	
Zahl der beteiligten Muskeln im Rachenbereich	>20
Druck der Rachenmuskulatur und der Zunge auf den Bissen	0,53-1,33 kPa (4-10 mmHg)
Ösophageale Phase	
Transportzeit durch die Speiseröhre (Ösophagus)	
- Flüssigkeiten	1 s
- breiiger Inhalt	5 s
- feste Partikel	9-10 s
Zeit bis zur Öffnung des oberen Ösophagusspinkter nach Schluckbeginn	0,2-0,3 s
Zeit bis zum Verschluss des oberen Ösophagusspinkter nach Schluckbeginn	0,7-1,2 s
Druck der peristaltischen Welle im unteren Bereich der Speiseröhre	4-16 kPa
Öffnungszeit des unteren Ösophagusspinkter beim Durchtritt des Bissens	5-7 s
Luftmenge, die mit einem Bissen verschluckt wird	2-3 ml
Weitere Zahlen zum Schluckvorgang	
Anzahl der Schluckvorgänge durchschnittlich pro 24 Stunden	ca. 600
davon	
- im Schlaf	ca. 50
- beim Essen	ca. 200
- übrige Zeit	ca. 350
Anteil der Nahrungsbestandteile, die beim Schlucken kleiner als 1 mm sind	
- Fleisch	20 %
- Gemüse	30 %
- Käse	50 %
Größe der Nahrungsteile, die beim Schlucken normalerweise nicht überschritten wird	12 mm

Tabelle 1.7.18: Magen und Verweildauer der Nahrung im Magen

Im Magen werden die geschluckten Speisen gespeichert und homogenisiert. Nach und nach wird der Speisebrei an den Zwölffingerdarm (Duodenum) abgegeben

Werte aus Documenta Geigy 1977, Mörike, Betz u. Mergenthaler 1991, Rucker 1967, Schenck u. Kolb 1990, Schiebler, Schmidt u. Zilles 1995

Magen	
Länge im nichtgefüllten Zustand	ca. 20 cm
Fassungsvermögen	bis zu 1,5 l
Dicke der Magenwand	2-3 mm
Dicke der Schleimhaut	0,5-1 mm
Dicke der den Magen auskleidenden Schleimschicht	0,6 mm
Lebensdauer der Schleimhautzellen im Magen	3-5 Tage
Anzahl der abgestoßenen Schleimhautzellen	500.000 pro min
Tiefe der Drüsenschläuche (Foveolae gastricae)	1,5 mm
Zahl der Drüsenschläuche	100 pro mm^2
Anteil der Hauptzellen (produzieren den Magenschleim) an den Zellen der Schleimhaut	50 %
Durchschnittliche Anzahl der Belegzellen (produzieren die Magensäure)	
- beim Mann	ca. $1{,}09 \cdot 10^9$
- bei der Frau	ca. $0{,}82 \cdot 10^9$
Größe der Nahrungspartikel beim Verlassen des Magens	
durchschnittlich	0,25 mm
maximale Größe	2 mm
pH-Werte	
in der Epithelschicht unter der Schleimschicht	7,0
über der Schleimschicht im Magenlumen	2,0
Peristaltische Magenbewegungen zur Durchmischung und Homogenisierung der Speisebreis	ca. alle 3 min

Verweildauer der Nahrung im Magen	
Flüssigkeiten	einige Minuten
Fisch, Reis	1,5 Stunden
Gemüse, Milch, Pudding, Brot	2-2,5 Stunden
Gekochtes Fleisch	3 Stunden
Gebratenes Fleisch	4-6 Stunden
Sehr fettes Fleisch, Ölsardinen	8 Stunden und mehr

Tabelle 1.7.19: Magensaft

Der Magensaft ist ein saures Sekret, das in den Magendrüsen gebildet wird.

Werte aus Documenta Geigy 1977, Schenck u. Kolb 1990, Schiebler, Schmidt u. Zilles 1995

Magensaftproduktion		
beim Erwachsenen (durchschnittlich)		2-3 l pro Tag
pro kg Körpergewicht		ca. 35 ml
Fließrate des Magensaftes		
unstimuliert		ca. 0,9 ml/min
stimuliert		ca. 9 ml/min
pH-Wert beim Erwachsenen		0,9-2,5
Zusammensetzung		
Wassergehalt		994 g/l
Trockensubstanz		5,6 g/l
Konzentration der Salzsäure		ca. 0,5 %
Abhängigkeit der Zusammensetzung von der Stimulation		
Wasserstoffionenkonzentration	- unstimuliert	26,9 mmol/l
	- stimuliert	97,6 mmol/l
Chloridionenkonzentration	- unstimuliert	104 mmol/l
	- stimuliert	129 mmol/l
Pepsinsekretion, unstimuliert	- Mittelwert	33,3 mg/h
	- Extremwerte	12,2-68,2 mg/h
Pepsinsekretion, stimuliert	- Mittelwert	80,9 mg/h
	- Extremwerte	32,4-153 mg/h

Tabelle 1.7.20: Profil der pH-Werte des Darminhalts

Die Werte geben den Extrembereich wieder.

Werte aus Documenta Geigy 1977

Ort der Messung		pH-Werte
Magenausgang		4,0-7,2
Dünndarm:	- oberer Abschnitt	5,6-7,0
	- mittlerer Abschnitt	6,8-7,6
	- unterer Abschnitt	7,2-8,3
Blinddarm (Caecum)		5,8-7,6
Dickdarm (Colon)		6,5-7,8
Mastdarm (Rektum)		6,5-7,5
Der ausgeschiedene Stuhl (Fäzes)		6,0-7,3

Tabelle 1.7.21: Leber (Hepar)

Die Leber ist das zentrale Stoffwechselorgan des Menschen. Sie ist Speicher und Syntheseort vieler wichtiger Verbindungen. Im Hinblick auf die Gallenproduktion stellt die Leber die größte exokrine Drüse des Menschen dar.

Werte aus Documenta Geigy 1977, Keidel 1985, Mörike, Betz u. Mergenthaler 1991, Schenck u. Kolb 1990, Thews, Mutschler u. Vaupel 1999, Silbernagel, Despopoulos 1991

Durchschnittliche Masse der Leber bei Erwachsenen	1.500 g
Verhältnis: Lebergewicht/Körpergewicht	
im 6. Entwicklungsmonat	1/10
beim Erwachsenen	1/50
Anzahl der Leberlappen	4
Volumenanteile der gesamten Leber	
Leberzellen (Hepatozyten)	72 %
andere Zellen	6 %
extrazellulärer Raum (Blut- und Lymphgefäße, Gallengänge)	22 %
Anzahl der Leberläppchen (Lobuli hepatitis)	50.000-100.000
Durchmesser eines Leberläppchens	1-2 mm
Lebensdauer einer Leberzelle (Hepatozyt)	150-180 Tage
Anteil Leberzellen mit einem Kern	80 %
Anteil Leberzellen mit 2 Kernen	20 %
Anzahl der	
Mitochondrien in einer Leberzelle (Hepatozyt)	1.000-3.000
Peroxisomen in einer Leberzelle (Hepatozyt)	200-300
Ribosomen in einer Leberzelle (Hepatozyt)	mehrere Millionen
Blutbildung in der Leber	2.-8. Entwicklungsmonat
Blutversorgung	
Anteil am Herzzeitvolumen in Ruhe	28 %
Durchblutung pro 100 g Lebergewebe in Ruhe	100 ml/min
Durchblutung einer 1.5 kg schweren Leber in Ruhe	1.500 ml/min
aus der Pfortader	75-80 %
aus der Arteria hepatica	20-25 %
Durchblutung einer 1.5 kg schweren Leber bei maximaler Muskelarbeit	ca. 200 ml/min
Sauerstoffverbrauch	
Pro 100 g Lebergewebe in Ruhe	5 ml O_2/min
Einer 1.5 kg schweren Leber in Ruhe	75 ml O_2/min
Anteile an der Sauerstoffversorgung der Leber	
durch Blut aus der Pfortader	60 %
durch Blut aus der Arteria hepatica	40 %

Tabelle 1.7.22: Galle

Die Galle ist das Sekret der Leber. Beim Menschen wird die Galle in der Gallenblase gesammelt und durch Wasserrückresorption eingedickt. Die in der Galle enthaltene Gallensäure ermöglicht die Fettaufnahme im Dünndarm. Eine weitere Funktion der Galle ist die Ausscheidung von Endprodukten des Leberstoffwechsels.

Werte aus Documenta Geigy 1977, Keidel 1985, Mörike, Betz u. Mergenthaler 1991, Schenck u. Kolb 1990, Thews, Mutschler u. Vaupel 1999, Hick 1997, Schmidt und Thews 1995

Gallenproduktion	
Durchschnitt beim gesunden Erwachsenen	600-700 ml/Tag
davon: - in den Leberzellen (Hepatozyten)	80 %
- im Gallengangepithel	20 %
oberer Extremwert	1.600 ml/Tag
Fließrate der Lebergalle	0,36 ml/min
Verteilung der Primärgalle	
als Lebergalle direkt in den Dünndarm	ca. 50 %
in die Gallenblase (Blasengalle)	ca. 50 %
Eindickungsfaktor in der Gallenblase (in 4 Stunden)	ca. 1/10
Gallensäure	
Gallensäurebestand im gesamten Körper	2-4 g
Gallensäuren in 600 ml Galle (tägliche Ausscheidungsmenge)	12-18 g
Bedarf an Gallensäuren zur Emulgierung der Fette	20 g/100 g Fett
Durchschnittliche Fettaufnahme eines Erwachsenen	60-100 g/Tag
Zirkulation der Gallensäure durch Resorption im Dünndarm	6-10 mal/Tag
Rückresorption der Gallensäure aus dem Darm (vor allem im terminalen Ileum)	95 %
Ausscheidung der Gallensäure	
mit dem Stuhl	0,6 g/d
Anteil an der sezernierten Menge	5 %
Bilirubin	
Tägliche Ausscheidung mit der Galle	200-250 mg
Rückresorption im Darm (unteres Ileum, Colon)	15-20 %
Ausscheidung über Niere	10 %
Gelbsucht ab einer Plasmakonzentration von	>2 mg/dl (35 µmol/l)
Anteil der Bevölkerung mit Gallensteinen	ca. 12 %
- cholesterinhaltige Steine	90 %
- Pigmentsteine	10 %

Tabelle 1.7.23: Zusammensetzung der Lebergalle und der Blasengalle

Etwa die Hälfte der Lebergalle fließt nicht direkt in den Dünndarm, sondern wird in der Gallenblase gesammelt und durch Wasserentzug eingedickt.

Werte aus Schmidt u. Thews 1995

Bestandteile	**Lebergalle** (mmol/l)	**Blasengalle** (mmol/l)	**Faktor**
Wasser (in g/l)	967-977	820	0,8
Na^+	146	130	0,9
K^+	5	13	2,6
Ca^{2+}	2,5	11	4,4
Cl^-	105	66	0,6
HCO^{3-}	30	19	0,6
Gallensäuren	20	80	4,0
Lezithin	3	30	10,0
Gallenfarbstoffe	1	5	5,0
Cholesterol	4	10	2,5

Tabelle 1.7.24: Gallenblase

Die Galle fließt aus der Leber durch den Ductus hepaticus communis ab. Dieser wird nach der Einmündung des Ausführungsganges der Gallenblase zum Ductus choledochus. Der Ductus choledochus mündet direkt in den Zwölffingerdarm.

Werte aus Mörike, Betz u. Mergenthaler, 1991 Thews, Mutschler, Vaupel 1999, Schmidt und Thews 1995

Länge	8-12 cm
Breite	4-5 cm
Dicke der Gallenblasenwand	1 mm
Inhalt der Gallenblase	
Kleinkind	8,5 ml
Erwachsener	50-65 ml
Entleerung der Gallenblase	
Beginn (nach Reizung der Darmwand durch Fett)	nach 2 min
Vollständige Entleerung	nach 15-90 min
Kontraktionsfrequenz der Wandmuskulatur	2-6 pro min
Erreichte Drücke in der Gallenblase	25-30 mmHg
Ableitendes System der Galle	
Länge des Ductus hepaticus communis	4-6 cm
Länge des Ductus choledochus	3-10 cm

Tabelle 1.7.25: Bauchspeicheldrüse (Pankreas)

Das Pankreas besteht aus einem exokrinen Anteil, der Enzyme für die Verdauung im Dünndarm produziert und einem hormonproduzierenden endokrinen Anteil in Form von Langerhans-Inseln. Die Langerhans-Inseln sind im ganzen Pankreas verstreut und produzieren Insulin und Glukagon.

Endokrines Pankreas siehe auch Kapitel 1.12 Hormone.

Werte aus Thews, Mutschler, Vaupel 1999, Silbernagel, Despopoulos 1991, Leonhardt 1990, Junqueira, Carneiro 1996

Bauchspeicheldrüse (Pankreas)	
Länge	13-18 cm
Breite	3-4 cm
Gewicht	80-100 g
Exokrines Pankreas	
Gewicht des exokrinen Teils des Pankreas	78-95 g
Anteil am Pankreasgesamtgewicht	ca. 98 %
Extrembereiche der Pankreassaftproduktion eines gesunden Erwachsenen	700-2.500 ml/Tag
Größe der Pankreasläppchen	1-3 mm
Anzahl der Drüsenzellen pro Azinus	100
Dicke des Ausführungsganges (Ductus pancreaticus)	2-3 mm dick
Anteil der Menschen mit einem weiteren Nebenausführungsgang	40 %
Langerhans-Inseln (endokrines Pankreas)	
Gewicht des endokrinen Pankreas	2-5 g
Anteil am Pankreasgewicht	ca. 2 %
Gesamtzahl der Inseln	
Neugeborene	200.000
Erwachsene	1-2 Millionen
Durchmesser einer Insel	100-500 µm
Volumen aller Inseln im Pankreas	2-5 cm^3
Anzahl der Zellen pro Insel	3.000
Anteil an A-Zellen (produzieren Glukagon)	20 %
Anteil an B-Zellen (produzieren Insulin)	80 %

Tabelle 1.7.26: Pankreassaft

Der Pankreassaft ist ein Produkt des exokrinen Teil der Bauchspeicheldrüse. Er enthält reichlich Bikarbonat und Verdauungsenzyme, die zur Spaltung von Eiweißen, Fetten und Kohlenhydraten im Speisebrei benötigt werden.

Werte aus Documenta Geigy 1977, Gesundheitsbrockhaus 1990, Mörike, Betz u. Mergenthaler 1991, Rein u. Schneider 1971, Schmidt und Thews 1995, Plenert, Heine, 1984, Silbernagel, Despopoulos 1991

Sekretion des Bauchspeicheldrüsensekrets	
Ruhesekretion (beim Erwachsenen)	5 ml pro Stunde
Sekretion bei maximaler Stimulation	480 ml pro Stunde
durchschnittliche Sekretion (Erwachsener)	
normale Essens- und Schlafenszeiten	700-2.500 ml pro Tag
durchschnittliche Sekretion pro kg Körpergewicht	17-20 ml pro Tag
Extreme Sekretion	3.300 ml pro Tag
Sekretion des Pankreassaftes nach Nahrungsaufnahme	
Beginn	nach ca. 1-2 Minuten
Ende	nach ca. 3 Stunden
pH-Wert des Pankreassaftes	
unstimuliert (bei Ruhesekretion)	7,0-7,7
nach Stimulation	7,5-8,8
Dichte des Pankreassaftes	1.007-1.014

Zusammensetzung	
Wassergehalt	987 g/l
Trockensubstanz	13 g/l
Albumin	600 mg/l
Globulin	400 mg/l
Glukose	0,5-1,0 mmol/l (90-180 mg/l)
Elektrolyte	
Bikarbonatkonzentration (nach Stimulation)	bis 140 mmol/l
Vergleich: Plasmakonzentration	24 mmol/l
Chloridkonzentration (nach Stimulation)	30 mmol/l
Vergleich: Plasmakonzentration	100 mmol/l
Natriumkonzentration (nach Stimulation)	142 mmol/l
Vergleich: Plasmakonzentration	142 mmol/l
Kaliumkonzentration (nach Stimulation)	4 mmol/l
Vergleich: Plasmakonzentration	4 mmol/l

Tabelle 1.7.27: Dünndarm

Der Dünndarm entspringt am Magenausgang und endet mit dem Übergang in den Dickdarm. Im Dünndarm findet der überwiegende Teil der Verdauung der Nahrung durch Enzyme und die Aufnahme der Spaltprodukte (Resorption) ins Blut statt.
Der Dünndarm wird in drei Abschnitte unterteilt: Zwölffingerdarm (Duodenum), Leerdarm (Jejunum) und Krummdarm (Ileum).

Werte aus Documenta Geigy 1977, Mörike, Betz u. Mergenthaler 1991, Schenck u. Kolb 1990, Schmidt u. Thews 1995, Leonhardt 1990, Thews, Mutschler, Vaupel 1999

Länge der verschiedenen Abschnitte des Dünndarms	
Zwölffingerdarm (Duodenum)	20-30 cm
Krummdarm (Jejunum)	1,5 m
Leerdarm (Ileum)	2 m
Länge des gesamten Dünndarms (im lebenden Zustand)	3,75 m
Länge des gesamten Dünndarms (nach dem Tod)	6 m
Anzahl der Bakterien pro ml Speisebrei	
im Zwölffingerdarm (Duodenum)	$10\text{-}10^5$
im Krummdarm (Jejunum)	ca. $10^5\text{-}10^6$
Fassungsvermögen des Dünndarms (je nach Körpergröße)	3-6 l
Erneuerung des Darmepithels (Mauserungszeit)	ca. alle 2 Tage
Masse der abgestoßenen Zellen pro Tag (Erwachsener)	250 g
Dünndarmsekretion	
Durchschnitt beim Erwachsenen	6-120 ml pro Stunde
Durchschnitt beim Kind	20-40 ml pro Stunde
Dünndarmmotorik	
Frequenz der **rhythmischen Segmentations- und Pendelbewegungen** zur Durchmischung des Speisebreis	
- Zwölffingerdarm (Duodenum)	12 pro Minute
- Krummdarm (Jejunum)	10 pro Minute
- Leerdarm (Ileum)	8 pro Minute
Peristaltische Wellenkontraktion (zur Fortbewegung des Speisebreis)	
- Geschwindigkeit der Kontraktionswelle	30-120 cm/min
Fortbewegung des Darminhaltes	1-4 cm/min
Passagezeit des Speisebreis im gesamten Dünndarm	2-4 Stunden
Durchblutung	
Durchblutung in Verdauungsruhe pro g Darmgewebe	0,3-0,5 ml/min
davon: - Schleimhaut	75 %
- Submukosa	5 %
- Muskelschicht	20 %
Durchblutung bei der Verdauung pro g Darmgewebe	1.5-2,5 ml/min
davon: - Schleimhaut	90 %

Tabelle 1.7.28: Dickdarm (Colon)

Im Dickdarm werden hauptsächlich Wasser und Salze aus dem Speisebrei (Chymus) resorbiert, der dadurch eingedickt wird.

Werte aus Faller 1995, Mörike, Betz u. Mergenthaler 1991, Schenck u. Kolb 1990, Schiebler, Schmidt u. Zilles 1995, Hick 1997, Thews, Mutschler, Vaupel 1999

Längen der verschiedenen Anteile des Dickdarms	
Dickdarm (beim Lebenden)	1,2 m
Dickdarm (beim Toten)	1,4 m
Blinddarm (Caecum)	7 cm
Wurmfortsatz (Appendix vermiformis)	9 cm
Dicke des Wurmfortsatzes	0,5-1 cm
Tiefe der Schleimhautkrypten im Dickdarm	0,5 mm
Anzahl der Bakterien pro ml Speisebrei	10^{11}-10^{12}
Anteil anaerober Bakterien	99 %
Anteil aerober Bakterien	1 %
Zahl der verschiedenen Bakterienarten	über 400
Wasserreabsorption im Dickdarm	
Flüssigkeit, die vom Dünndarm in den Dickdarm gelangt	1.000 ml/Tag
Flüssigkeit, die **vom Dickdarm ausgeschieden** wird	100 ml/Tag
Anteil der Flüssigkeit, die **im Dickdarm resorbiert** wird	90 %
Porendurchmesser der Tight junctions (Flüssigkeitstransport durch die Zellzwischenräume der Schleimhaut)	0,2-0,25 nm
Potentialdifferenz zwischen Darmlumen und dem Gewebe (transepithelial)	20-40 mV
Dickdarmmotorik	
Frequenz der **rhythmischen Segmentations- und Pendelbewegungen** (zur Durchmischung des Speisebreis)	
- am Anfang des Dickdarmes	4 pro Minute
- in der Mitte des Dickdarmes	6 pro Minute
Peristaltische Wellenkontraktion (zur Fortbewegen des Speisebreis)	
- Anzahl	3-4 mal pro Tag
Fortbewegung des Darminhaltes im Dickdarm	0,04-0,6 cm/min
Passagezeit des Speisebreis im gesamten Dickdarm	5-70 Stunden

Tabelle 1.7.29: Oberflächenvergrößerung der Schleimhaut des Dünndarms

Die Verdauung (Abbau der Nährstoffe und Resorption) spielt sich teils im Dünndarmlumen, teils an der Oberfläche der Schleimhaut ab und erfordert so eine große Schleimhautoberfläche.
Kerckring-Falten sind makroskopisch sichtbare Auffaltungen der Schleimhaut. Dünndarmzotten sitzen auf den Kerckring-Falten und ragen ins Darmlumen. Mikrovilli sind Ausstülpungen der Membranen der einzelnen Darmzellen.

Werte aus Schiebler, Schmidt u. Zilles 1995, Schmidt u. Thews 1995

Strukturen	**Flächenangaben**
Dünndarm (als Zylinder)	
Bezugslänge	280 cm
Bezugsdurchmesser	4 cm
Innere Oberfläche des Dünndarmlumens	**0,33 m²**
Relative Oberfläche	**1**
Kerckring-Falten	
Auffaltungshöhe der Kerckring-Falten	1 cm
Gesamtzahl der Kerckring-Falten im Dünndarm	600
Innere Oberfläche des Dünndarmlumens	**1 m²**
Relative Zunahme der Oberfläche	**Faktor 3**
Dünndarmzotten	
Auffaltungshöhe der Dünndarmzotten	1 mm
Dicke der Dünndarmzotten	0,1 mm
Anzahl der Zotten im Dünndarm pro Schleimhautfläche	2.000-3.000/cm²
Innere Oberfläche des Dünndarmlumens	**ca. 10 m²**
Relative Zunahme der Oberfläche	**Faktor 30**
Mikrovilli	
Auffaltungshöhe der Mikrovilli	1-2 µm
Dicke der Mikrovilli	0,1 µm
Anzahl der Mikrovilli auf einer Zelle	ca. 3.000
Anzahl der Mikrovilli pro Schleimhautfläche	200 Mio/mm²
Innere Oberfläche des Dünndarmlumens	**200 m²**
Relative Zunahme der Oberfläche	**Faktor 600**

Tabelle 1.7.30: Mastdarm, Darmentleerung und Stuhlmenge

Werte aus Documenta Geigy 1977, Schiebler, Schmidt u. Zilles 1995

Mastdarm (Rektum)	
Länge des Mastdarms (Rektum) insgesamt	15 cm
Ampulla recti	10-12 cm
Canalis analis	3-4 cm
Maximale Füllung der Ampulla recti	2 Liter
Entleerungsfrequenz	
Neugeborene	3-4/Tag
Säuglinge 1.Woche	4-5/Tag
Säuglinge 3.-6.Woche	2-3/Tag
Erwachsene	**einmal/Tag bis zweimal/Woche**
Stuhlmenge	
Erststuhl	70-90 g/Tag
Säugling, muttermilchernährt	30-40 g/Tag
Säugling, kuhmilchernährt	15-25 g/Tag
Mittelwert (beim Erwachsenen)	**124 g/Tag**

Tabelle 1.7.31: Stuhlmenge und Passagezeiten in Abhängigkeit von der Ernährung

Passagezeit = Zeit von der Nahrungsaufnahme bis zur Stuhlabgabe.

Werte aus Documenta Geigy 1977

Nahrung	**Passagezeit in Stunden**		**Stuhlmenge in g/Tag**	
	Mittelwert	Extremwerte	Mittelwert	Extremwerte
Faserstoffreich				
Kind	34	20-48	275	150-350
Vegetarier	42	18-97	225	71-488
Gemischt				
Kind	45	24-59	165	120-260
Erwachsene	44	23-64	155	-
Europäisch				
Kind	76	35-120	110	71-142
Erwachsene	83	44-144	104	39-223

Tabelle 1.7.32: Zusammensetzung des Stuhls

Werte aus Documenta Geigy 1977, Rucker 1967, Schmidt u. Thews 1995, Silbernagel, Despopoulos 1991, Plenert, Heine 1984

Mittleres Stuhlgewicht beim Erwachsenen	124 g pro Tag
Gewichtsanteile des Stuhles eines Erwachsenen	
Wasser	76 %
Bakterien	8 %
Schleimhautzellen des Darmes	8 %
Nahrungsreste	8 %
Zusammensetzung der Trockensubstanz	
anorganische Substanzen	33 %
stickstoffhaltige Substanzen	33 %
Zellulose (u.ä)	17 %
Fette (Lipide)	17 %
Wasserabgabe über den Stuhl	
Erwachsener (Durchschnitt)	70-80 ml pro Tag
obere Normalgrenze	150 ml pro Tag
Wasserabgabe beim Krankheitsbild der Asiatischen Cholera	bis 20.000 ml pro Tag
Wasseranteil des Stuhls in Abhängigkeit vom Alter	
Neugeborene	774 g/kg
Säugling, muttermilchernährt	870 g/kg
Säugling, kuhmilchernährt	740 g/kg
Erwachsene	770 g/kg
Sonstige Werte zum Stuhl	
Relative Dichte	1,09
Osmolalität	357 mmol/kg
Anzahl der Bakterien pro ml Stuhl	10^{11}
Bakterienanteil an der Trockenmasse	30-50 %
Aschegehalt bei Erwachsenen	200 g/kg
pH-Wert bei Säuglingen:	
- muttermilchernährt	5,1
- kuhmilchernährt	6,5
Brennwert	
- insgesamt	0,58 MJ/Tag
- auf ein Kilo Trockenmasse bezogen	21,5 MJ/kg

Tabelle 1.7.33: Darmgase

Die Gase im Darm können im wesentlichen 3 Quellen zugeordnet werden: 1.Verschluckte Luft. 2.Bildung im Darmlumen beim enzymatischen Abbau der Nahrungsbestandteile. 3.Diffusion einiger Gase vom Blut in das Darmlumen.

Werte aus Documenta Geigy 1977, Mörike, Betz u. Mergenthaler 1991, Schenck u. Kolb 1990, Schiebler, Schmidt u. Zilles 1995

Darmgasbildung	
Gasvolumen im gesamten Darm	50-200 ml
Darmgasbildung:	
bei normaler Kost	ca. 15 ml
bei Genuß von Bohnen	176 ml
N_2-Menge, die in das Darmlumen diffundiert	1-2 ml/min
Verschluckte Luftmenge pro Bissen (ein großer Teil wird wieder aufgestoßen)	2-3 ml
Ausscheidung durch das Rektum	
Gasvolumen, das durch das Rektum ausgeschieden wird	
- Durchschnittlicher Wert beim Erwachsenen	ca. 600 ml/Tag
- Anzahl der Einzelabgaben	15 pro Tag
- Volumen einer Einzelportion	40 ml
Extremwerte der abgegebenen Gasvolumina	200-2.000 ml/Tag
Anteil geruchloser Gase (zB.: Stickstoff, Sauerstoff, Kohlendioxid, Wasserstoff, Methan)	99 %
Anteil geruchstarker Gase (zB.: Schwefelwasserstoff, Methylsulfate)	1 %
Durchschnittlicher Anteil einiger Gase	
Stickstoff	71,0 Vol %
Kohlendioxid	10,8 Vol %
Wasserstoff	15,6 Vol %
Methan	2,2 Vol %
Sauerstoff	0,6 Vol %

1.8 Harnorgane, Harnbildung und Wasserhaushalt

Tabelle 1.8.1: Zahlen zum Staunen

Diese Tabelle enthält eine Auswahl interessanter Zahlen aus 1.8 Harnorgane, Harnbildung und Wasserhaushalt.

Literatur siehe entsprechende Tabellen.

Überlebenszeit nach dem Ausfall beider Nieren	24-36 Stunden
Erste Nierenverpflanzung durch R.H.Lawler	17.06.1950
Bisherige längste Überlebenszeit mit einer verpflanzten Niere (J.L.Rempel in Kanada)	35 Jahre
Anzahl aller Nephrone in einer Niere	1-2 Millionen
Gesamtlänge aller Nephrone einer Niere	ca. 50 km
Anzahl der Kapillarschlingen in einem Nierenkörperchen	30-40
Gesamtlänge aller Glomeruluskapillaren einer Niere	25 km
Gesamtfläche der globulären Filtrationsbarriere einer Niere	1 m^2
Innere Gesamtoberfläche der Nierenkanälchen	20 m^2
Durchschnittliche Harnmenge, mit der die Harnblase pro Minute gefüllt wird	3-6 Tropfen
Maximales Fassungsvermögen der Harnblase bei stärkster Füllung	ca. 1.500 ml
Täglicher Blutdurchfluss durch die beiden Nieren eines gesunden 70 kg schweren Erwachsenen	ca. 1.700 Liter
Das gesamte Blutvolumen durchfließt die Nieren innerhalb eines Tages	300 mal
Anteil der beiden Nieren am Körpergesamtgewicht	0,5 %
Täglicher Sauerstoffverbrauch beider Nieren	ca. 35 Liter
Gesamte Filtrationsfläche in beiden Nieren	3.000 cm^2
Tägliche Bildung von Primärharn	180 Liter pro Tag
Tägliche Bildung von Endharn (entspricht der Harnausscheidung pro Tag)	1.5 Liter
Verhältnis von Primärharn zu Endharn	ca. 100/1
Täglicher Wasserverlust über die Niere beim Diabetes insipidus (vollständiger ADH-Mangel)	bis 25 Liter/Tag
Das gesamte Blutplasmavolumen (3 Liter) wird vollständig filtriert	60 mal pro Tag

Tabelle 1.8.2: Entwicklung und Aufbau der Nieren

Während der Entwicklung der harnableitenden Organe entstehen 3 Nierengenerationen: die Vorniere ist funktionslos, die Urniere hat nur begrenzte Funktion, die Nachniere entwickelt sich zum bleibenden Organ.
Abkürzungen: E = Entwicklung

Werte aus Lexikon der Biologie 1992, Mörike, Betz u. Mergenthaler 1991, Pitts 1972, Schenck u. Kolb 1990, Schiebler, Schmidt u. Zilles 1995, Schmidt u. Thews 1995, Junqueira, Carneiro 1996, Leonhardt 1990, Thews, Mutschler, Vaupel 1999

Nierenentwicklung	
Entwicklung im Fetus	
Vorniere (Pronephros) vorhanden	3. E-Woche bis 5. E-Woche
Urniere (Mesonephros) vorhanden	4. E-Woche bis 2. E-Monat
Nachniere (Metanephros) vorhanden	ab dem 2. E-Monat
Zeitpunkt der vollen Funktionstüchtigkeit der Nieren	6 Wochen nach der Geburt
Bau und Lage der Nieren	
Länge einer Niere	10-12 cm
Breite einer Niere	5-6 cm
Dicke einer Niere	ca. 4 cm
Gewicht einer Niere	120-200 g
davon Nierenrinde (Cortex renis)	75 %
davon Nierenmarks (Medulla renis)	25 %
Dicke der Nierenrinde	1 cm
Abstand der Niere zur Hautoberfläche	6-8 cm
Wassergehalt einer Niere	82,7 %
Zahl der verwachsenen Einzellappen einer Niere	10-20
Anzahl der Markpyramiden in einer menschlichen Niere	7-9
zum Vergleich: bei einem Rind	1
Anzahl der Markstrahlen, die in eine Pyramide ziehen (Markstrahlen bestehen aus Sammelrohren)	400-500
Anzahl der Sammelrohre pro Markstrahl	4-6
Relation der Nierengröße zur Größe der Nebenniere	
beim Neugeborenen	3/1
beim Erwachsenen	30/1
Lageveränderung der Nieren beim Atmen	
beim Einatmen und Stehen	3 cm tiefer
beim Ausatmen und Liegen	3 cm höher

Tabelle 1.8.3: Das Nephron

Das Nephron ist die kleinste Funktionseinheit der Niere. Es besteht aus dem Nierenkörperchen (Malpighi-Körperchen) und einem Tubulussystem. Im Nierenkörperchen entsteht der Primärharn als Filtrat des Blutplasmas. Der Primärharn gelangt über die Nierenkanälchen (proximaler Tubulus, Überleitungsstück, distaler Tubulus) in das Sammelrohr.

Werte aus Thews, Mutschler, Vaupel 1999, Junqueira, Carneiro 1996, Schiebler, Schmidt und Zilles 1997

Zahl der Nephrone pro Niere	1-2 Millionen
Länge eines Nephrons	30-38 mm
Gesamtlänge aller Nephrone einer Niere	ca. 50 km
Gesamtlänge von einem **Nephron** und einem **Sammelrohr**	50-60 mm
Nierenkörperchen (Malpighi-Körperchen)	
Durchmesser eines Nierenkörperchens	ca. 0,16 mm
Wand der Glomeruluskapillaren	
Porengröße der Endothelzellen	70-90 nm
Dicke der Basalmembran	0,3 µm
Filtrationsschlitze zwischen den Podozytenfortsätzen	25 nm
Anzahl der Kapillarschlingen in einem Nierenkörperchen	30-40
Gesamtlänge aller Glomeruluskapillaren einer Niere	25 km
Gesamtfläche der glomerulären Filtrationsbarriere einer Niere	1 m²
Nierenkanälchen (Tubulussystem)	
Proximaler Tubulus	
Länge	15 mm
Dicke	40-60 µm
Lumenweite	20-40 µm
Anzahl der Mikrovilli einer Tubuluszelle	6.000-7.000
Überleitungsstück	
Länge	bis zu 10 mm
Lumenweite	10-12 µm
Höhe des Epithels	0,9 µm
Distaler Tubulus	
Länge	12 mm
Dicke	40-60 µm
Lumenweite	30-50 µm
Innere Gesamtoberfläche der Nierenkanälchen	20 m²
Anzahl der Nephrone, die in ein Sammelrohr einmünden	8-10

Tabelle 1.8.4: Das harnableitende System

Der Harn fließt aus den Nephronen (siehe Tabelle 1.8.3) in die Sammelrohre. Diese werden zu den Papillengängen, die in den Papillen enden. Von den Papillen tropft der Harn in die Nierenkelche, die sich wiederum zu den Nierenbecken vereinigen. Von den Nierenbecken gelangt der Harn durch die Harnleiter zur Harnblase.

Werte aus Thews, Mutschler, Vaupel 1999, Junqueira, Carneiro 1996, Schiebler, Schmidt und Zilles 1997, Leonhardt 1990

Harnableitende Strukturen in den Nieren	
Sammelrohre	
Anzahl der Nephrone, die in ein Sammelrohr einmünden	8-10
Durchmesser eines Sammelrohres	40 µm
Länge eines Sammelrohres in den Markpyramiden	20-23 mm
Papillengänge (Ductus papillares)	
Lumendurchmesser	100-200 µm
Anzahl der Papillengänge, die in eine Papille münden	15-20
Anzahl der **Papillen**, die in einen Endkelch münden	1-3
Anzahl der **Endkelche,** die in einen Hauptkelch münden	10
Anzahl der **Hauptkelche,** die ins Nierenbecken münden	2-3
Anzahl der **Nierenbecken** pro Niere	1
Volumen des **Nierenbeckens**	5-10 ml
Harnleiter (Ureter)	
Länge eines Harnleiters	25-30 cm
Durchmesser eines Harnleiters	2-7 mm
Anzahl der **Längsfalten** eines Harnleiters	5-7
Peristaltische Kontraktionswellen des Harnleiters	5-6 pro min
Menge des beförderten Harns	3-6 Tropfen pro min
Harnblase (Vesica urinaria)	
Anzahl der Muskelschichten	3
Fassungsvermögen	
normal	150-500 ml
bei stärkster Füllung	ca. 1.500 ml
Wanddicke	
nach Entleerung	5-7 mm
bei maximaler Füllung	1,5-2 mm
Einsetzen des Harndrangs bei	300-350 ml

Tabelle 1.8.5: Durchblutung, Sauerstoffverbrauch und Energiehaushalt der Nieren

Mörike, Betz u. Mergenthaler 1991, , Schiebler, Schmidt u. Zilles 1995, Schmidt u. Thews 1995, Thews, Mutschler, Vaupel 1999, Leonhardt 1990

Durchblutung	
Täglicher Blutdurchfluss durch beide Nieren eines gesunden 70 kg schweren Erwachsenen	ca. 1.700 Liter
Blutdurchfluss pro Minute (renaler Blutfluß=RBF)	1, 2 Liter
Durchfluss des gesamten Blutvolumens (6l) durch die Nieren	alle 5 min
Durchfluss des gesamten Blutvolumens durch die Nieren innerhalb eines Tages	300 mal
Anteil der Nierendurchblutung am Herzzeitvolumen in körperlicher Ruhe	23 %
Zur Erinnerung: Anteil der beiden Nieren am Körpergesamtgewicht	0,5 %
Spezifische Durchblutung	4 ml/g/min
Blutdruck in den Glomeruluskapillaren	46-48 mmHg
Anteil an der Durchblutung	
- Nierenrinde	92 %
- Nierenmark	8 %
Sauerstoffverbrauch	
Täglicher Sauerstoffverbrauch beider Nieren	ca. 35 Liter
Sauerstoffverbrauch pro 100g Nierengewebe	8 ml/min
Rinde	6,7 ml/min
Mark	
- äußeres Mark	1.2 ml/min
- inneres Mark	0,9 ml/min
Energie	
Durchschnittstemperatur der Nieren	41,3°C
Energie für die tägliche Wärmebildung der Nieren	600 kJ
Anteil des Energieverbrauches der Nieren am Gesamtenergieverbrauch des Körpers in Ruhe	13 %
Anteil verschiedener Substrate an der Energiegewinnung in den Nieren	
- Glutamin	35 %
- Laktat	20 %
- Glukose	15 %
- Fettsäure	15 %

Tabelle 1.8.6: Filtration in den Nierenkörperchen

In den Nierenkörperchen entsteht der Primärharn als Filtrat des Blutplasmas. Aufbau des Nierenkörperchens (Malpighi-Körperchen) siehe Tabelle 1.8.3

Werte aus Guinness Buch der Rekorde 1995, Lexikon der Biologie 1992, Thews, Mutschler, Vaupel 1999

Gesamte Filtrationsfläche in beiden Nieren	3.000 cm^2
Filtrationsbarierre der Glomeruluskapillaren (anatomisch)	
Porengröße der Endothelzellen	70-90 nm
Dicke der Basalmembran	0,3 µm
Filtrationsschlitze zwischen den Podozytenfortsätzen	25 nm
Funktionell verhält sich die Niere, als würden Poren existieren. Durchmesser der modellhaften Poren	2-4 nm
Filtrationsdruck	
Blutdruck in den Glomeruluskapillaren (begünstigt die Filtration)	48 mmHg
Kolloidosmotischer Druck im Kapillarblut (wirkt der Filtration entgegen)	25 mmHg
Hydrostatischer Druck in der Bowmankapsel (wirkt der Filtration entgegen)	12 mmHg
Kolloidosmotischer Druck in der Bowmankapsel	0 mmHg
effektiv resultierender Filtrationsdruck	11 mmHg
Anteil des Plasmas, der in den Nierenkörperchen als Primärharn abfiltriert wird	20 %
Tägliche Bildung von Primärharn	180 Liter pro Tag
Glomeruläre Filtrationsrate (GFR), die der Bildung von Primärharn in beiden Nieren entspricht	125 ml/min
davon werden in der Niere resorbiert	124 ml/min
Tägliche Bildung von Endharn (entspricht der Harnausscheidung pro Tag)	1.5 l
Verhältnis von Primärharn zu Endharn	ca. 100/1
Glomeruläre Filtrationsrate (GFR) der Frau im Vergleich zum Mann	10 % weniger
ab 40 Jahren sinkt die GFR bei Mann und Frau ab	1 % pro Jahr
Filtrationsrate eines einzelnen Nierenkörperchens	50 nl/min
Filtrationszyklen	
Gesamtes Blutplasmavolumens (3 Liter	60 mal pro Tag
Gesamte Extrazellulärflüssigkeit (14 Liter)	13 mal pro Tag
Molekülgröße, ab der eine Behinderung der Filtration in den Nieren einsetzt (Inulin)	5.500 Dalton
Molekülgröße, bei der nur noch 1% der Menge der Stoffe im Plasma abfiltriert werden (Albumin)	69.000 Dalton

Tabelle 1.8.7: Beziehung zwischen Molekulargewicht, Molekülgröße und glomerulärer Filtrierbarkeit

Unter dem Siebkoeffizienten wird das Verhältnis der Konzentration eines Stoffes im Primärharn zu der Konzentration dieses Stoffes im Plasma angegeben.

Werte aus Schmidt u. Thews 1995

Substanz	Molekulargewicht in Dalton (Da)	Molekülradius in nm	Siebkoeffizient
Wasser	18	0,10	1,00
Harnstoff	60	0,16	1,00
Glukose	180	0,36	1,00
Rohrzucker	342	0,44	1,00
Inulin	5.500	1,48	0,98
Myoglobin	17.000	1,95	0,75
Eieralbumin	43.500	2,85	0,22
Hämoglobulin	68.000	3,25	0,03
Serumalbumin	69.000	3,55	<0,01

Tabelle 1.8.8: Harn: Physikalische Daten und Harnsediment

Unter dem Harnsediment versteht man den Bodensatz nach Zentrifugation des Harns.

Werte aus Pschyrembel 2000, Thews, Mutschler, Vaupel 1999

Physikalische Daten	
Spezifisches Gewicht	1.012-1.022 g/l
pH-Wert	4.8-7,6
Relative Viskosität	1,0-1,4
Osmolalität	
Erwachsener	50-1400 mosmol/kg
Kind (1 Jahr)	600-1160 mosmol/kg
Kind (5 Jahre)	380-1200 mosmol/kg
Harnsediment	
Zelluläre Bestandteile	
Erythrozyten (pro 24-Stundenurin)	<2.000.000
Leukozyten (pro 24-Stundenurin)	<4.000.000
Hyaline Zylinder	<15.000

Tabelle 1.8.9: Filtrations-, Resorptions- und Ausscheidungswerte verschiedener Stoffe

Die Werte stellen Durchschnittswerte dar. Sie können für die angegebenen Stoffe je nach Ernährungsweise sehr stark schwanken.

Werte aus Schneider 1971

	Durchschnittliche Konzentration in Gramm%		**Filtriert in g/Tag**	**Resorbiert in g/Tag**	**Ausgeschieden in g/Tag**
	Blutplasma	Harn	Nieren körperchen	Nieren tubulus	Harn
Wasser	-	-	170.000	168.500	1.500
Glukose	0,100	0,010	170	169,5	0,5
Harnsäure	0,005	0,035	8,5	7,9	0,53
Harnstoff	0,027	1,800	46	19	27
Creatinin	0,001	0,110	1,7	0	1,7
Natrium	0,333	0,333	566	561	5
Kalzium	0,010	0,015	17	16,8	0,2
Kalium	0,017	0,180	28,9	26,2	2,7
HCO_3	0,159	0,020	270	269,7	0,3
Chlorid	0,373	0,353	634	628,7	5,3
Phosphat	0,003	0,073	5,1	4	1,1
NH_4	-	0,047	-	-	0,7

Tabelle 1.8.10: Täglich ausgeschiedene Bestandteile des Harns

Die Werte beziehen sich auf eine tägliche Harnmenge von 1-2 Litern.

Werte aus Schenck u. Kolb 1990

Bestandteil	Ausscheidung in g/Tag	**Bestandteil**	Ausscheidung in mg/Tag
Harnstoff	20-50	**Kalzium**	100-400
Gesamtstickstoff	10-20	**Magnesium**	100-400
Chlorid	4-9	**Citrat**	100-300
Natrium	4-6	**Phenolsulfat**	80-120
Kalium	1,5-3,0	**Glucuronat**	40-400
Phosphat	1,0-2,5	**Steroide**	50-250
Sulfat	1,0-2,0	**Glukose**	10-200
Kreatinin	1,0-1,5	**Purinbasen**	10-60
NH_4	0,5-1	**Urobilinogen**	0,5-2,0
Benzoylglycin	0,4-0,8	**Porphyrine**	0,02-0,1
Harnsäure	0,2-1	**Indoxylsulfat**	0-32

Tabelle 1.8.11: Normalwerte der Harnbestandteile

Die Angaben pro Liter beziehen sich auf einen Liter Urin, wobei die durchschnittliche Urinmenge eines Erwachsenen 1,5 Liter pro Tag beträgt. Die Angabe pro Tag (d) bezieht sich auf einen 24-Stunden Sammelurin.

Abkürzung: dl=Deziliter

Werte aus Krapf 1995, Dormann 1997

Substanz	Konzentration im Harn
α1-Mikroglobulin	<13,3 mg/d
α2-Mikroglobulin	<0,3 mg/l
Albumin	<20 mg/l
Amylase	32-600 U/l
ß2-Mikroglobulin	<129 µg/l
Bence-Jones-Protein	negativ
Bilirubin	negativ
Blei	<70 µg/l
Cadmium	< 5µg/l
C-Peptid	
Erwachsener	33-60 µg/d
Kind	16-28 µg/d
Chlorid	
Erwachsener	170-210 mmol/d
bis 6 Monate	0,22-0,36 g/d
7-24 Monate	0,65-1,58 g/d
2-7 Jahre	1,19-2,63 g/d
8-14 Jahre	1,86-4,18 g/d
Chrom	0,6-2,9 µg/l
Citrat	2,08-4,16 mmol/d
Cobalt	<10 µg/l
Cystin	<30 mg/dl
Eiweiß (Protein)	<150 mg/d
Fluorid	0,3-1,5 mg/d
Fruktose	<30 mg/d
Galaktose	
Erwachsener	<10 mg/dl
Säugling	< 20 mg/dl
Glukose	<0,3 g/d (16,65mmol/d)
Hämoglobin, frei	0,02 mg/dl
Harnsäure	2,38-4,46 mmol/d
Harnstoff	13-33 g/24h

Fortsetzung

Fortsetzung : 1.8.11: Normalwerte der Harnbestandteile

Substanz	Konzentration im Harn
Homocystin	<1 mg/d
Kalium	
Erwachsener	2-4 g/d
bis 6 Monate	0,2-0,74 g/d
7-24 Monate	0,82-1,79 g/d
2-7 Jahre	0,82-2,03 g/d
8-14 Jahre	1,01-3,55 g/d
Kalzium	
Erwachsener	0,1-0,4g/d
Kleinkind	60-160 mg/d
Säugling	20-100 mg/d
Kupfer	<50 µg/d
Kreatinin	
Frau	<270 mg/d
Mann	<189 mg/d
Laktose	<35 mg/d
Lysozym	<1,4 mg/l
Magnesium	1,5-7,5 mmol/d
Mangan	0,2-1,0 µg/l
Molybdän	<5 µg/l
Myoglobin	negativ
Natrium	
Erwachsener	3-6 g/d
beim Fasten	fast 0
Säugling bis 6 Monate	0,05-0,14 g/d
Kind/Jugendliche: 2-7 Jahre	0,62-1,43 g/d
8-14 Jahre	1,17-2,51 g/d
Nickel	<1,7 µg/l
Oxalsäure	
Erwachsener	<29 mg/d
Kind	< 50 mg/d
Phosphat, anorganisch	300-1000mg/d
Porphobilinogen	0-2 mg/l
Porphyrine gesamt	<100 µg/d
Quecksilber	<20 µg/l
Selen	74-139 µg/l
Urobilin	negativ
Zink	<140 µg/g Kreatinin
Zinn	<2 µg/l

Tabelle 1.8.12: Wasserbilanz bei einem Erwachsenen

Oxydationswasser entsteht bei der Verbrennung der Nährstoffe:
- pro Gramm Eiweiß: 0,44 ml Wasser
- pro Gramm Kohlenhydrat: 0,6 ml Wasser
- pro Gramm Fett: 1,09 ml Wasser

Beim insensiblen Wasserverlust handelt es sich um eine meist unbemerkte Wasserabgabe über Haut und Schleimhaut (Atmung) durch Diffusion und Verdunstung ohne Beteiligung der Schweißdrüsen.
Durchschnittswerte eines gesunden Erwachsenen mit einem Gewicht von 70 kg.

Werte aus Schmidt und Thews 1995, Pschyrembel 2000

Zufuhr	**ml/Tag**	**Abgabe**	**ml/Tag**
Nahrung	900	Stuhl (Fäzes)	150
Trinken	1.300	Urin	1.500
Oxidationswasser	300	Insensibler Wasserverlust	750
		- über die Haut	375
		- über die Lunge	375
		Schweiß	100
Insgesamt	**2.500**	**Insgesamt**	**2.500**

Tabelle 1.8.13: Wasserbilanz bei einem Säugling

Durchschnittswerte eines gesunden Säuglings mit einem Gewicht von 7 kg.

Erklärungen siehe Tabelle 1.8.14

Werte aus Kreidler 1985

Zufuhr	**ml/Tag**	**Abgabe**	**ml/Tag**
Nahrung und		Stuhl	30
Trinken	620	Urin	500
Oxidationswasser	80	Insensibler Wasserverlust	170
Insgesamt	**700**	**Insgesamt**	**700**

Tabelle 1.8.14: Verteilung des Körperwassers in den verschiedenen Flüssigkeitsräumen des Körpers

Die Werte geben den durchschnittlichen Flüssigkeitsgehalt der verschiedenen Flüssigkeitsräume bei Erwachsenen mit einem Gewicht von 70 kg wieder.

Werte aus Thews, Mutschler, Vaupel 1999

	Volumen in Liter	Anteil am Körpergewicht in Prozent
Extrazelluläre Flüssigkeit	**17,0**	**24,0**
davon: - Interstitielle Flüssigkeit	13,0	18,6
- Blutplasma	3,0	4,0
- Transzelluläre Flüssigkeit	1,0	1,4
Intrazelluläre Flüssigkeit	**28,0**	**40,0**
davon: - Gewebezellenflüssigkeit	25,5	36,5
- Blutzellenflüssigkeit	2,5	3,5
Gesamtkörperwasser	**45,0**	**64,0**

Tabelle 1.8.15: Unterschiedliche Verteilung des Körperwassers von Mann, Frau und Säugling

Bei Frauen ist der Wassergehalt des Organismus deutlich geringer als bei Männern, weil Fettgewebe, das nur 10-30 % Wasser enthält, bei Frauen meist relativ stärker ausgebildet ist.

Die Werte geben den prozentualen Anteil am Körpergewicht wieder.

Werte aus Documenta Geigy 1975

	Mann	Frau	Säugling
Gesamtkörperwasser	**60 %**	**50 %**	**75 %**
Intrazelluläre Flüssigkeit	40 %	30 %	40 %
Extrazelluläre Flüssigkeit	20 %	20 %	35 %
- Intravasale Flüssigkeit	4 %	4 %	5 %
- Interstitielle Flüssigkeit	16 %	16 %	30 %
Feste Substanzen	**40 %**	**50 %**	**25 %**

Tabelle 1.8.16: Normaler täglicher Wasserbedarf

Werte aus Ciba Geigy

Alter	Körpergewicht	Geschätzter Wasserbedarf	
	in kg	in ml /kgKG	Gesamt (ml)
3 Tage	3,0	80-100	240-300
10 Tage	3,2	125-150	400-480
3 Monate	5,4	140-160	760-860
6 Monate	7,3	130-155	950-1.060
9 Monate	8,6	125-145	1.080-1.250
1 Jahr	9,5	120-135	1.140-1.280
2 Jahre	11,8	115-125	1.360-1.480
4 Jahre	16,2	100-110	1.620-1.780
6 Jahre	20,0	90-100	1.800-2.000
10 Jahre	28,7	70-85	2.010-2.440
14 Jahre	45,0	50-60	2.250-2.700
18 Jahre	54,0	40-50	2.160-2.700
Erwachsene	70,0	21-43	1.500-3.010

Tabelle 1.8.17: Minimalwerte des Wasserumsatzes

Werte aus Thews, Mutschler, Vaupel 1999

Minimaler Wasserumsatz	
Erwachsener (70 kg)	
Insgesamt	1.500 ml/Tag
Pro kg Körpergewicht	21 ml/Tag
Säugling (7 kg)	
Insgesamt	300 ml/Tag
Pro kg Körpergewicht	42 ml/Tag
Anteil des Wasserumsatzes am Körpergewicht	
Erwachsener (70 kg)	
Normaler Wasserumsatz 2,5 l	ca. 3,5 %
Minimaler Wasserumsatz 1,5 l	ca. 2,0 %
Säugling (7 kg)	
Normaler Wasserumsatz 0,7 l	ca. 10,0 %
Minimaler Wasserumsatz 0,3 l	ca. 4,3 %

1.9 Haut, Haare, Nägel, Wärmehaushalt, Geschmacks- und Geruchssinn

Tabelle 1.9.1: Zahlen zum Staunen

Diese Tabelle enthält eine Auswahl interessanter Zahlen aus 1.9 Haut, Geschmacks- und Geruchssinn.

Literatur siehe entsprechende Tabellen

Oberfläche der gesamten Haut eines Erwachsenen (abhängig von der Größe)	1,5-1,8 m^2
Oberflächliche Verbrennungen sind lebensbedrohend ab einer betroffenen Hautoberfläche von	20 %
Gewicht der Haut eines Menschen	ca. 11-15 kg
Anzahl der Zellen in der Haut	ca. 10^{11}
Länge aller Blutgefäße pro 1cm² Haut	ca. 1 m
Durchschnittliche Abgabe von Hornschuppen	10 g/Tag
Anzahl der Druckrezeptoren, die bei einem Händedruck erregt werden	ca. 1.500
Geschätzte Länge der Nervenfasern der gesamten Haut eines Erwachsenen	80 km
Gesamtzahl der Schweißdrüsen eines Erwachsenen	ca. 2 Millionen
Gesamtschweißsekretion bei Schwerstarbeit unter extremer Hitzebelastung	bis 18 Liter täglich
Anteil der Männer, die ihre Kopfhaare mit etwa 25 Jahren verlieren	ca. 20 %
Anteil der Männer, die ihre Kopfhaare das ganze Leben lang behalten	ca. 20 %
Zahl der Linkshänder unter blonden Menschen gegenüber Menschen mit brünettem oder rotem Haar	doppelt so hoch
Anteil der Europäer, die einen **linksdrehenden Haarwirbel** am Hinterkopf haben	80 %
Anzahl der Talgdrüsen auf der Kopfhaut	ca. 120.000
Länge der Talgstränge, die von allen Haarbalgdrüsen produziert werden	30 m/Tag 11 km/Jahr
Das längste Haar in Deutschland hat eine Frau, die 1943 geboren wurde	3,25 m
Den längsten Bart hatte Hans Langseth, geb.1846 in den USA	5,33 m
Geschwindigkeit der Partikel beim Niesen (im Kehl-kopfbereich)	über 150 km/h
Anzahl der insgesamt unterscheidbaren Düfte	ca. 10.000

Tabelle 1.9.2: Allgemeines zur Haut (Cutis)

Die Haut ist ein lebenswichtiges Organ. Sie bildet die äußere Oberfläche des Körpers und damit die Schranke zwischen Umwelt und innerem Milieu.
Aufgaben der Haut:
- Schutz gegen chemische und physikalische Schädigungen und Mikroorganismen
- Wärmeregulation des Körpers
- Regelung des Wasserhaushalts, um ein Austrocknen des Körpers zu verhindern
- Sinnesfunktionen (siehe Tabelle 1.9.4)

Werte aus Schmidt u. Thews 1995, Schiebler, Schmidt u. Zilles 1995, Thews, Mutschler u.Vaupel 1999, Leonhardt 1990

Oberfläche der gesamten Haut eines Erwachsenen (abhängig von der Größe)	1,5-1,8 m^2
Oberflächliche Verbrennung sind lebensbedrohend ab einer betroffenen Hautoberfläche von	20 %
Anteil der Haut an der Gesamtkörpermasse	16 %
Gewicht von Oberhaut und Lederhaut	ca. 4 kg
Gesamtgewicht mit Unterhaut (Subkutis)	ca. 11-15 kg
Anteil der Haut an der Gesamtkörpermasse bei einem sehr hohem Fettanteil	20 %
Anzahl der Zellen in der Haut	
insgesamt (geschätzt)	ca. 10^{11}
pro cm^2	6 Millionen
Anzahl der Nervenzellen pro cm^2 Haut	500
Geschätzte Gesamtzahl der Mikroorganismen eines Menschen (Standardflora)	10^{12}
Mikroorganismen der Haut	
talk- und schweißdrüsenreiche Region	10^6 pro cm^2
trockene Areale	10^2 -10^3 pro cm^2
Anteil der Felderhaut an der Gesamthautfläche	96,5 %
Anteil der Leistenhaut auf Handfläche und Fußsohle (die Leistenhaut bildet den Fingerabdruck)	3,5 %

Blutversorgung der Haut

Durchblutung	
in Ruhe pro 100g Haut	ca. 10 ml/min
der gesamten Haut in Ruhe	400 ml/min
der gesamten Haut bei extremer Hitzebelastung	3.000 ml/min
Fassungsvermögen des Venenplexus der Haut	1.500 ml
Länge aller Blutgefäße pro 1 cm^2 Haut	ca. 1 m

Tabelle 1.9.3: Aufbau der Oberhaut (Epidermis)

Die Epithelzellen (Keratinozyten) der Haut werden in der Basalzellschicht der Epidermis gebildet. Während ihrer passiven Wanderung an die Oberfläche bilden sie sich zu Hornzellen um. Etwa 20-30 Tage nach ihrer Bildung werden sie als Hornschuppe von der Haut abgestoßen.
Melanozyten sind spezielle Zellen der Epidermis, die für die Pigmentierung der Haut verantwortlich sind.

Werte aus Junqueira, Carneiro 1996, Schiebler, Schmidt und Zilles 1997, Leonhardt 1990

Dicke der Oberhaut:	
Durchschnittlich	0,05-0,1 mm
Handfläche	0,5 mm
Fußsohle	0,75-1,2 mm
In Schwielen (infolge hoher Beanspruchung)	bis 4 mm
Anteil der Epithelzellen (Keratinozyten) an der Gesamtzellzahl der Haut	85 %
Anteil spezieller Zellen, die nicht der Hornbildung dienen	15 %
Durchschnittliche Abgabe von **Hornschuppen**	10 g/Tag
Breite der Spalten in der Oberhaut	0,01 µm
Melanozyten (bilden das Hautpigment Melanin)	
Anzahl der Melanozyten pro mm^2 Haut	ca. 1.000
Zahl der Epithelzellen in der Basalzellschicht pro Melanozyt	4-12
Zellbildung und Lebensdauer	
Zeitraum von der Bildung bis zum Abstoßen der Epithelzellen (Keratinozyten)	20-30 Tage
Abhängigkeit der Zellteilung von der Tageszeit	
- maximale Zellteilung	8-10 Uhr
- minimale Zellteilung	20-22 Uhr
Schichten der Epidermis	
Basalzellschicht (Stratum basale), in der die Keratinozyten gebildet werden	
Anzahl der Zellen, die die Basis der Zellsäulen bilden	10-15 Zellen
Stachelzellschicht (Stratum spinosum)	
Anzahl der Zelllagen	4-8
Verhornungsschicht (Stratum granulosum)	
Anzahl der Zelllagen	2-5
Größe der Granula	0,1-0,5 µm
Hornschicht (Stratum corneum)	
Anzahl der Zelllagen (Fußsohle)	mehrere Hundert
Länge der Hornzellen	30 µm
Dicke der Hornzellen	0,5 µm

Tabelle 1.9.4: Mechanorezeptoren der Haut (Tastsinneszellen)

Den Mechanorezeptoren der Haut sind 3 Tastqualitäten zugeordnet:
- Druck (Merkel-Zellen, Ruffini-Körperchen)
- Berührung (Meißner-Tastkörperchen)
- Vibration (Vater-Pacini-Lamellenkörperchen)

Werte aus Mörike, Betz u. Mergenthaler 1991, Schenck u. Kolb 1990, Rucker 1967, Schiebler, Schmidt u. Zilles 1995,Thews, Mutschler, Vaupel 1999

Durchschnittliche Anzahl der Druckrezeptoren pro cm^2 Haut	28
Anzahl der Druckrezeptoren, die bei einem Händedruck erregt werden	ca. 1.500
Reizschwelle für Druckwahrnehmungen	0,31 mg/mm^2

Mechanorezeptoren der Haut (Tastsinn)

Merkel-Zellen liegen in der Oberhaut (Epidermis)	
Anzahl im gesamten Körper	ca. 60 Millionen
Durchmesser einer Merkel-Zelle	10 µm
Größe der Granula	100 nm
Meißner-Tastkörperchen liegen in der Lederhaut (Corium)	
Länge	100 µm
Dicke	40 µm
Anzahl im gesamten Körper	500.000
Anzahl (Fingerspitze)	bis zu $200/cm^2$
maximale Empfindlichkeit	<60 Hz
Ruffini-Körperchen liegen in der Unterhaut (Subcutis)	
Länge	0,5-2 mm
Vater-Pacini-Lamellenkörperchen liegen in der Unterhaut (Subcutis)	
Länge	bis 4 mm
Dicke	2 mm
Anzahl im gesamten Körper	40.000
maximale Empfindlichkeit	100-400 Hz
Anzahl der Zellen pro Körperchen	20-50
Zahl auf der Handfläche	über 600

Tabelle 1.9.5: Simultane Raumschwellenwerte beim Menschen

Die Sensibilität der Haut ist nicht gleichmäßig verteilt, sondern auf diskrete Sinnespunkte konzentriert. Je dichter die Sinnespunkte angeordnet sind, umso feiner ist das örtliche Auflösungsvermögen. Dies lässt sich quantitativ über die **simultane Raumschwelle** bestimmen. Gemessen werden die kleinsten Anstände, bei denen 2 gleichzeitig gesetzte Reize noch als getrennt wahrgenommen werden.
Die **sukzessive Raumschwelle** beschreibt die kleinsten Abstände, bei denen nacheinander gesetzte Reize noch unterschieden werden können. Sie ist im Allgemeinen wesentlich kleiner als die simultane Raumschwelle.
Die Tabelle ist nach dem Minimalabstand der gleichzeitig gesetzten Reize geordnet. Angegeben sind Durchschnittswerte für den gesunden Erwachsenen.

Werte aus Mörike, Betz u. Mergenthaler 1991, Weber 1981

Ort der Berührung	Minimalabstand der gleichzeitig gesetzten Reize
Abstand der Reizorte 1-10 mm	
Zungenspitze	1,1 mm
Fingerspitze	2,3 mm
Roter Teil der Lippen	4,5 mm
Nasenspitze	6,8 mm
Daumen	9,0 mm
Zungenrand	9,0 mm
Abstand der Reizorte 11-20 mm	
Augenlid (äußere Fläche)	11,3 mm
Handinnenfläche	11,3 mm
Wange	11,3 mm
Fingerrücken	16,0 mm
Abstand der Reizorte 21-50 mm	
Stirn	22,0 mm
Handrücken	31,6 mm
Scheitel	33,9 mm
Unterarm	40,6 mm
Unterschenkel	40,6 mm
Brustbeinbereich	45,1 mm
Abstand der Reizorte über 50 mm	
Oberarmmitte	67,7 mm
Oberschenkelmitte	67,7 mm
Rückenmitte	67,7 mm

Tabelle 1.9.6: Temperaturempfindung der Haut (Thermozeption)

Der Temperaturempfindung basiert auf zwei polaren Qualitäten, der Warm- und der Kaltempfindung. In einem mittleren Bereich der Hauttemperatur von 31-36°C besteht eine neutrale Temperaturempfindung. Dabei wird die Temperatur weder als warm noch als kalt empfunden (Indifferenzumgebungstemperatur). Bei den Warm- und Kaltsensoren handelt es sich um freie Nervenendigungen, die sich in der Lederhaut befinden.

Werte aus Thews, Mutschler, Vaupel 1999

Geschätzte Anzahl der freien Nervenendigungen in der Haut eines Erwachsenen	4 Millionen
Durchschnittliche Anzahl der freien Nervenendigungen pro cm^2 Haut	150
Geschätzte Länge der Nervenfasern der gesamten Haut eines Erwachsenen	80 km
Arbeitsbereiche der Temperaturrezeptoren	
Warmrezeptoren	
Zunehmende Warmempfindung	36-45°C
Schmerzhafte Hitzeempfindung	ab 45°C
Kaltrezeptoren	
Zunehmende Kälteempfindung	31-17°C
Kälteschmerz	unter 17°C
Paradoxe Kälteempfindung	>45°C

Tabelle 1.9.7: Verteilung von Warm- und Kaltpunkten

Werte aus Gauer, Kramer u. Jung 1972

Körperregion	Kaltpunkte pro cm^2	Warmpunkte pro cm^2
Stirn	5,5-8	2
Nase	8-13	1
Mund	16-19	-
übriges Gesicht	8,5-9	1,7
Brust	9-10,2	0,3
Unterarm	6-7,5	0,3-0,4
Handfläche	1-5	0,4
Fingerrücken	7-9	1,7
Finger, Innenseite	2-4	1,6
Oberschenkel	4,5-5,2	0,4

Tabelle 1.9.8: Schweißsekretion und Schweißdrüsen

Die Schweißsekretion ist ein wesentlicher Bestandteil bei der Wärmeregulation des Körpers. Durch die Verdunstung des Wassers auf der Hautoberfläche wird dem Körper Wärmeenergie entzogen, was zu einer Abkühlung führt.

Werte aus Diem u. Lentner 1977, Documenta Geigy 1975, Flindt 1995 nach Meyer 1964, Keidel 1985, Stüttgen 1965, Thews, Mutschler, Vaupel 1999, Silbernagel, Despopoulos 1991

Angaben zum Schwitzen	
Gesamtzahl der Schweißdrüsen eines Erwachsenen	ca. 2.000.000
Durchmesser einer Schweißdrüse	0,4 mm
Gesamtschweißsekretion	
Eines Erwachsenen unter Normalbedingungen	bis 800 ml täglich
In den Tropen	bis 3-4 Liter täglich
Unter schweren Arbeitsbedingungen	bis 10 Liter täglich
Bei Schwerstarbeit unter extremer Hitzebelastung	maximal 18 Liter täglich
Sekretionsleistung einer einzelnen Schweißdrüse	4-15 µl pro Tag
Wärmemenge, die dem Körper pro Liter verdampftem Schweiß entzogen wird	2.428 kJ
Nicht sichtbare Schweißabgabe bei Temperaturen unter 31°C	20-30 ml/h
Beginn der **sichtbaren Schweißsekretion**	bei über 31°C

Verteilung der Schweißdrüsen	
Rücken	55 / cm^2
Gesäß	57 / cm^2
Wangen	75 / cm^2
Bein	80 / cm^2
Fußrücken	125 / cm^2
Unterarm (außen)	150 / cm^2
Bauch	155 / cm^2
Brust	155-250 / cm^2
Unterarm (innen)	160 / cm^2
Stirn	170 / cm^2
Hals	185 / cm^2
Handrücken	200 / cm^2
Fußsohle	350-400 / cm^2
Handteller	375-425 / cm^2
Ellenbeuge	751 / cm^2

Tabelle 1.9.9: Zahl der Schweißdrüsen bei Menschen verschiedener Rassen

Für die mitteleuropäische Bevölkerung wird die durchschnittliche Gesamtzahl der Schweißdrüsen eines Erwachsenen mit 2 Millionen angegeben.

Werte aus Morimoto 1978

Rasse	Gesamtzahl der Schweißdrüsen
Ainus	$145 \cdot 10^4$
Russen	$189 \cdot 10^4$
Eskimos, männlich	$190 \cdot 10^4$
Negroide, männl. (aus den USA)	$218 \cdot 10^4$
Japaner	$228 \cdot 10^4$
Eskimos, weiblich	$239 \cdot 10^4$
Chinesen (aus Thailand)	$242 \cdot 10^4$
Siamesen	$242 \cdot 10^4$
Kaukasier, männl. (aus den USA)	$247 \cdot 10^4$
Philippinos	$280 \cdot 10^4$
Kaukasier, weibl. (aus den USA)	$312 \cdot 10^4$

Tabelle 1.9.10: Ausgewählte Bestandteile des Schweißes

Werte aus Documenta Geigy 1975, Schenck u. Kolb 1990

Spezifisches Gewicht	1,005-1,009
pH-Wert	5,7-7,0
Zusammensetzung des Schweißes	
Trockenmasse	5-10 g/l
Wasser	990-995 g/l
Anorganische Bestandteile	
Kalzium	29,000 mg/l
Magnesium	3,200 mg/l
Zink	1,150 mg/l
Eisen	0,412 mg/l
Phosphor	0,240 mg/l
Organische Bestandteile	
Aminosäuren	1,380 g/l
Harnstoff	1,180 g/l
Milchsäure	0,616 g/l
Gesamtprotein	0,077 g/l
Glukose	0,070 g/l

Tabelle 1.9.11: Die Haare des Menschen

Haare dienen dem Wärmeschutz und der Tastempfindung. Man unterscheidet Lanugo (Wollhaare und Flaumhaare), die beim Neugeborenen fast den gesamten Körper bedecken und Terminalhaare, die später am Kopf, in der Achsel- und Schamgegend wachsen. Zwischenformen werden von dieser allgemein üblichen Einteilung nicht erfasst.
Die Haarfarbe wird unter anderem durch den Melaningehalt des Haares hervorgerufen.

Werte aus McCutcheon 1991, Rucker 1967

Bildung der Flaumhaare	ab 4. Fetalmonat
Zeitpunkt, ab dem die Wollhaare die Flaumhaare ersetzen	6 Monate nach der Geburt
Anteil der Körperoberfläche beim weiblichen Geschlecht, auf der die Wollhaare lebenslang erhalten bleiben	65 %
Anteil der Männer, die ihre Kopfhaare mit etwa 25 Jahren verlieren	ca. 20 %
Anteil der Männer, die ihre Kopfhaare das ganze Leben lang behalten	ca. 20 %
Größe des Haarverlustes bei Frauen innerhalb von 3 Monaten nach der Niederkunft	50 %
Anteil der Menschen mit rotem Haar in Schottland (höchster Wert auf der Erde)	11 %
Zahl der Linkshänder unter blonden Menschen gegenüber Menschen mit brünettem oder rotem Haar	doppelt so hoch
Anteil der Europäer, die einen linksdrehenden Haarwirbel am Hinterkopf haben	80 %
Gesamtanzahl der Talgdrüsen auf der Kopfhaut eines Erwachsenen	ca. 120.000
Länge der Talgstränge, die alle Haarbalgdrüsen produzieren	30 m/Tag 11 km/Jahr
Normaler Haarverlust	
beim **Jugendlichen**	40 Haare pro Tag
beim **Erwachsenen**	90 Haare pro Tag
beim **alten Mensch**	110 Haare pro Tag
Wachstumspause nach der Abstoßung eines Haupthaares	3-4 Monate

Tabelle 1.9.12: Anzahl der Haare an verschiedenen Körperstellen bei Menschen und bei Affen

Die Werte beim Menschen beziehen sich auf einen gesunden Erwachsenen.

Werte aus Meyer 1964, Oppenheimer u. Pincussen 1925, Rucker 1967, Schultz 1969

Körperstelle		Anzahl der Haare (Mittelwerte)
Blondes Haupthaar		150.000 / Person
Braunes Haupthaar		110.000 / Person
Schwarzes Haupthaar		100.000 / Person
Rotes Haupthaar		90.000 / Person
Körperhaare		25.000 / Person
Augenbrauen		600 / Person
Wimpern		420 / Person
Scheitel		300-320 / cm^2
Hinterhaupt		200-240 / cm^2
Stirn		200-240 / cm^2
Kinn		44 / cm^2
Schamberg		30-35 / cm^2
Unterarm		24 / cm^2
Kniescheibe		22 / cm^2
Handrücken		18 / cm^2
Oberarm		16 / cm^2
Oberschenkel		15 / cm^2
Brust		9 / cm^2
Unterschenkel, Wade		9 / cm^2
Zum Vergleich: Werte von verschiedenen Affenarten		
Gibbon:	- Kopfhaut	2.100 / cm^2
	- Rücken	1.720 / cm^2
	- Brust	600 / cm^2
Pavian:	- Kopfhaut	640 / cm^2
	- Rücken	655 / cm^2
	- Brust	135 / cm^2
Gorilla:	- Kopfhaut	410 / cm^2
	- Rücken	140 / cm^2
	- Brust	5 / cm^2
Schimpanse:	- Kopfhaut	180 / cm^2
	- Rücken	100 / cm^2
	- Brust	70 / cm^2
Orang-Utan:	- Kopfhaut	160 / cm^2
	- Rücken	170 / cm^2
	- Brust	100 / cm^2

Tabelle 1.9.13: Wachstum und Lebensdauer der Haare

Das menschliche Haar wächst zyklisch. Man unterscheidet eine Wachstumsphase, eine Involutionsphase (Rückbildungsphase) und eine Ruhephase. Anschließend fällt das Haar aus.

Werte aus Altman u. Dittmer 1972, McCutcheon 1991

Haartyp	Wachstum
Kopfhaare	
Durchschnittliches Wachstum pro Tag	0,35 mm
Lebensdauer eines Kopfhaares	2-6 Jahre
Anteil der Kopfhaare, die sich in der Wachstumsphase befinden	80 %
Durchschnittliche Dauer der Wachstumsphase der Kopfhaare bei ungestörtem Wachstum	3-5 Jahre
Barthaare	
Wachstum pro Woche	2,1-3,5 mm
Wachstum pro Jahr	ca. 9 cm
Wachstum im ganzen Leben	ca. 10 m
Wachstum verschiedener Haartypen	
Augenbrauen	0,16 mm/Tag
Achselhaare	0,3 mm/Tag
Armhaare	1,5 mm/Woche
Oberschenkelhaare	0,2 mm/Tag

Tabelle 1.9.14: Rekordverdächtiges zu den Haaren

Werte aus Guinness-Buch der Rekorde 1995,

Das längste Haar der Welt hat eine Frau aus Massachusetts (USA): Länge des Haares (März 1993)	3,86 m
Das längste Haar in Deutschland hat eine Frau, die 1943 geboren wurde	3,25 m
Den längsten Schnurrbart der Welt (linke Seite) hat Kalyn Ramji Sain aus Indien	1,67 m
Den längsten Bart hatte Hans Langseth, geb. 1846 in den USA	5,33 m
Maximale Belastung, die jemals ein Haar ausgehalten hat	261 g

Tabelle 1.9.15: Wachstum und Rekorde bei Fingernägeln

Die Finger- und Zehennägel entstehen und ruhen im Nagelbett. Sie schützen die Endglieder der Finger und Zehen und bilden ein Widerlager für den Druck, der auf den Tastballen ausgeübt wird.
Beim Verlust eines Nagels ist die Tastempfindung eingeschränkt.

Werte aus Guinness-Buch der Rekorde 1995, McCutcheon 1991

Wachstum	
Daumennagel	0,095 mm/Tag
Fingernagel	0,086 mm/Tag
Nagel des großen Zehens	0,006 mm/Tag
Zehennagel	0,004 mm/Tag
Durchschnittliche Dauer des Wachstums von der Nagelhaut bis zur Spitze	150 Tage
Rekorde	
Die längsten jemals gemessenen Fingernägel hat M. Chilla, geb. 1937 in Indien an der linken Hand	
- Daumen	122 cm
- Zeigefinger	91 cm
- Mittelfinger	99 cm
- Ringfinger	106 cm
- Kleiner Finger	102 cm

Tabelle 1.9.16: Zusammensetzung von Haut und Nägeln nach ausgewählten Bestandteilen

Die Werte beziehen sich auf 1 kg Frischgewicht.

Werte aus Documenta Geigy 1977

	Wasser	N	Ca	Mg	Na	K
Haut	694 g	53 g	0,19 g	1,55 mmol	79,3 mmol	23,7 mmol
Epidermis	645 g	-	0,15 g	7,50 mmol	49,6 mmol	81,4 mmol
Nägel	-	146 g	0,89 g	4,90 mmol	26,0 mmol	-

Tabelle 1.9.17: Wärmehaushalt

Der Mensch gehört zu den gleichwarmen (homoiothermen) Lebewesen, deren Temperatur auch bei wechselnder Umgebungstemperatur relativ konstant gehalten wird. Ist es den Wärmeregulationsmechanismen nicht möglich die Körperkerntemperatur konstant zu halten, kommt es zu Störungen der Gesamtfunktion.

Werte aus Keidel 1985, Mörike, Betz u.Mergenthaler 1991, Thews, Mutschler, Vaupel 1999

Durchschnittliche Körperkerntemperatur	
Normalwert beim Erwachsenen	36,4-37,4 °C
Im Greisenalter	36 °C
Bei leichter Arbeit oder Emotion	bis zu 37,8 °C
Bei schwerer körperlicher Arbeit	bis zu 40 °C
Temperatur der Finger (Körperschale)	
bei Indifferenzumgebungstemperatur (31-36°C)	33-34 °C
Umgebungstemperatur von 0 °C	bis unter 10 °C
Umgebungstemperatur von 40-50 °C	bis über 39 °C
Temperaturmessung unter der Zunge im Vergleich zur Rektalmessung	0,2-0,4°C niedriger
Tagesschwankungen der Kerntemperatur	
Säuglinge	keine
Kinder	>1,5 °C
Jüngere Frau	1,2 °C
Jüngerer Mann	1,5 °C
Maximale Schwankungsamplitude	2,1 °C
Minimale Schwankungsamplitude	0,7 °C
Körpertemperatur der Frau steigt bei der Ovulation (Eisprung) an um	0,4-0,5 °C
Übertemperatur (Hyperthermie)	
Gefahr eines Hitzekollapses ab einer Körperkerntemperatur von	ca. 40 °C
Hitzetod ab	43 °C
Die höchste gemessene Rektaltemperatur, die ein Mensch überlebte	43,5 °C
Untertemperatur (Hypothermie)	
Kältezittern tritt auf	bis 35 °C
Teilnahmslosigkeit tritt auf bei	34-30 °C
Sprache beeinträchtigt, Bewusstsein getrübt	< 30 °C
Keine Eigenreflexe der Muskeln, keine Pupillenreflexe, Erlöschen der Spontanatmung bei	27-25 °C
Gefahr des Kammerflimmerns	unter 25 °C

Tabelle 1.9.18 : Wärmeabgabe

Angaben zur Wärmeabgabe des menschlichen Körpers beziehen sich eine definierte Außenumgebung:
- Indifferenzumgebungstemperatur (31-36°C)
- Luftfeuchtigkeit 50 %
- Windstille

Der **Wärmedurchgangswiderstand** ist ein Maß für die Isolierfähigkeit.
Die **Absorptionszahl** ist ein Maß für die Fähigkeit eines Stoffes, Wärmeenergie der Sonnenstrahlung aufzunehmen.

Werte aus Keidel 1985, Mörike, Betz u.Mergenthaler 1991, Silbernagel, Despopoulos 1991, Thews, Mutschler, Vaupel 1999

Gesamtwärmeabgabe des menschlichen Körpers	
Über die Haut	**90 %**
- Strahlung	45 %
- Leitung und Konvektion	25 %
- Wasserverdunstung	20 %
Über die Atemwege	**10 %**
- Leitung und Konvektion	2 %
- Wasserverdunstung	8 %
Wärmedurchgangswiderstand	
Straßenanzug (Bezugsgröße)	**1**
Körperschale des Menschen (je nach Durchblutung)	0,1-0,7
1 cm Fettschicht	0,4
1 cm Muskulatur	0,15
Winterkleidung	2
Polarkleidung	5
Außenwände von Häusern	2,5-3,5
Absorptionszahl bei Sonnenbestrahlung	
Schwarzer Körper (Bezugsgröße)	**1**
Menschliche Haut, je nach Pigmentierung	0,5-0,8
Weiße Kleidung	0,3
Blanke Metallflächen	<0,1

Tabelle 1.9.19: Beitrag der Organe zur Wärmeproduktion

Die Tabelle enthält Durchschnittswerte. Je nach Aktivitätszustand eines Organs kann die organspezifische Wärmebildung stark schwanken.

Werte aus Thews, Mutschler, Vaupel 1999

Anteile der verschiedenen Organe an der Wärmeproduktion	
Brust- und Bauchhöhle	56 %
Gehirn	16 %
Muskulatur und Haut	18 %
Restliche Gewebe	10 %
Faktor, um den die Wärmebildung des Körpers bei starker Arbeit steigt	10
Anteil, den die Muskulatur an der Wärmebildung des gesamten Körpers bei starker Arbeit hat	90 %

Tabelle 1.9.20: Temperaturen verschiedener Organe und Körperstellen des Menschen

Werte aus Flindt 1995 nach Bertelsmann 1979, Meyer 1964

Organ/Gewebe	Temperatur
Lunge	35,2-35,6 °C
Mundhöhle	36,5 °C
Gehörgang	36,7 °C
Obere Hohlvene	36,8 °C
Achselhöhle	36,9 °C
Magen	37,0-37,3 °C
Mastdarm	37,2 °C
Gesäßmuskel	37,7 °C
Untere Hohlvene	38,1 °C
Großer Brustmuskel	38,3 °C
Linker Vorhof	38,6 °C
Aorta	38,7 °C
Rechter Vorhof	38,8 °C
Leber	41,3 °C
Temperaturdifferenz zwischen Hoden und Körperkerntemperatur	2-5 °C niedriger

Tabelle 1.9.21: Geschmackssinn der Zunge

Der Geschmackssinn dient der Kontrolle der aufgenommenen Nahrung. Daneben lösen die Geschmackssensoren reflektorische Vorgänge wie zum Beispiel Speichelsekretion, Magensaftsekretion oder Erbrechen aus.
Die Geschmackssinneszellen liegen in den Zungenpapillen innerhalb von Geschmacksknospen.
Die 4 Geschmacksqualitäten nimmt die Zunge an verschiedenen Orten wahr:
- süß: am seitlichen Zungenrand und vorne
- salzig: in der Mitte
- sauer: hinten
- bitter: hinten

Werte aus Keidel 1985, Schmidt u. Thews 1995

Geschmacksknospen	
Höhe	30-70 µm
Durchmesser	25-40 µm
Zahl der Sinneszellen pro Geschmacksknospe	10-50
Lebensdauer einer Geschmackssinneszelle	10 Tage
Zahl der Geschmacksknospen	
Anzahl insgesamt bei einem jungen Erwachsenen	9.000
Anzahl insgesamt bei einem alten Menschen	4.000
In einer Pilzpapille	3-4
In einer Blätterpapille	50
In einer Wallpapille	100 und mehr
Zahl der Zungenpapillen eines Erwachsenen	
Pilzpapillen (Papillae fungiformes)	200-400
Blätterpapillen (Papillae foliatae)	15-20
Wallpapillen (Papillae vallatae)	7-12
Anzahl der unterscheidbarer Geschmacksgrundqualitäten	4
Empfindlichkeitsschwelle	10^{16} Moleküle/ml
Bitter (Chininsulfat)	0,005 g/l Wasser
Sauer (Salzsäure)	0,01 g/l Wasser
Süß (Glukose)	0,2 g/l Wasser
Salzig (Kochsalz)	1,0 g/l Wasser

Tabelle 1.9.22: Geschmack in Abhängigkeit von der Konzentration

Die Geschmacksempfindungen, die Natriumchlorid (NaCl) und Kaliumchlorid (KCl) hervorrufen, sind abhängig von der Konzentration, in der sie zugeführt werden.

Werte aus Campenhausen 1993

Konzentration in mol/l	Geschmack von NaCl	Geschmack von KCl
0,009	-	süß
0,01	schwach süß	stark süß
0,02	süß	süß, vielleicht bitter
0,03	süß	bitter
0,04	salzig, schwach süß	bitter
0,05	salzig	bitter, salzig
0,1	salzig	bitter, salzig
0,2	rein salzig	salzig, bitter, sauer
1,0	rein salzig	salzig, bitter, sauer

Tabelle 1.9.23: Empfindlichkeitsschwellen des Menschen für verschiedene Geschmacksstoffe

Werte aus Lexikon der Biologie 1992

Geschmacks-qualität	Stoff	Schwellenkonzentration in Moleküle/10 ml Lsg.	(in mol/l)
Bitter	Coffein	$9{,}4 \cdot 10^{17}$	$(1{,}6 \cdot 10^{-4})$
	Chininsulfat	$6{,}5 \cdot 10^{14}$	$(1{,}1 \cdot 10^{-7})$
	Strichninhydrochlorid	$4{,}9 \cdot 10^{15}$	$(8{,}1 \cdot 10^{-7})$
Sauer	Salzsäure	$4{,}3 \cdot 10^{18}$	$(7{,}1 \cdot 10^{-4})$
	Weinsäure	$9{,}3 \cdot 10^{17}$	$(1{,}5 \cdot 10^{-4})$
Salzig	Kochsalz	$5{,}2 \cdot 10^{19}$	$(8{,}6 \cdot 10^{-3})$
Süß	Rohrzucker	$6{,}2 \cdot 10^{19}$	$(1{,}0 \cdot 10^{-2})$
	Milchzucker	$3{,}9 \cdot 10^{20}$	$(6{,}5 \cdot 10^{-2})$
	Saccharin	$1{,}6 \cdot 10^{16}$	$(2{,}7 \cdot 10^{-6})$

Tabelle 1.9.24: Das Riechsystem

Der Geruchssinn ist der empfindlichste chemische Sinn des Menschen. Da der Luftstrom bei normaler Nasenatmung vorwiegend durch die beiden unteren Nasengänge zieht, gelangen Duftstoffe nur über Diffusion durch den Nasenschleim zum Riechepithel. Beim Schnuppern kommt die Luft direkt zum Riechepithel und verbessert so die Geruchsleistung.

Werte aus Campenhausen 1993, Lexikon der Biologie 1992, McCutcheon 1991, Mörike, Betz u. Mergenthaler 1991, Schmidt u. Thews 1995

Gesamtoberfläche der Nasenschleimhaut	140-160 cm^2
Erneuerung der Schleimschicht	alle 10 Stunden
Transportgeschwindigkeit des Nasenschleims durch Zilien	1 cm pro Stunde
Geschwindigkeit der Partikel beim Niesen (im Kehlkopfbereich)	über 150 km/h
Riechschleimhaut (Regio olfaktoria)	
Fläche der Riechschleimhaut (Regio olfaktoria) beider Nasenhöhlen	5 cm^2
Zum Vergleich: Fläche der Riechschleimhaut bei Hunden	100 cm^2
Anteil der Riechschleimhaut an der gesamten Nasenschleimhaut des Menschen	ca. 3,5 %
Höhe der Riechschleimhaut	30-60 µm
Anzahl der Riechsinneszellen eines Erwachsenen	ca. 20-30 Millionen
Lebensdauer einer Riechsinneszelle	ca. 1 Monat
Anzahl der Riechhärchen einer Riechsinneszelle	6-8
Anzahl der Riechsinneszellen, die mit einem zum Riechhirn führenden Neuron verbunden sind	ca. 1.000
Anzahl der insgesamt unterscheidbaren Düfte	ca 10.000
Empfindlichkeitsabnahme (Gewöhnung) bei längerem Einwirken eines Riechstoffes in gleicher Konzentration	65-75 %
Schwellenkonzentrationen	
Absolute Schwellenkonzentration beim Menschen	10^7 Moleküle/ml Luft
Vergleichswerte aus dem Tierreich	
Seidenspinner (Sexuallockstoff)	$2 \cdot 10^2$ Moleküle/ml Luft
Hund (Diacetyl)	$1 \cdot 10^3$ Moleküle/ml Luft
Hund (Buttersäure)	$9 \cdot 10^3$ Moleküle/ml Luft
Honigbiene (Königin-Pheromon)	$1 \cdot 10^4$ Moleküle/ml Luft
Hund (α-Ionon)	$3 \cdot 10^4$ Moleküle/ml Luft

Tabelle 1.9.25: Wahrnehmungsschwelle für Geruchstoffe

Die Empfindungen beim Riechen werden 1952 von Amoore in 7 Duftklassen (Primärgerüche) eingeteilt. Die Wahrnehmungsschwelle entspricht der Konzentration eines Duftstoffes, ab der man etwas riecht, aber nicht genau sagen kann, was es ist. Die Erkennungsschwelle entspricht der Konzentration eines Duftstoffes, ab der man diesen eindeutig identifizieren kann. Die Erkennungsschwelle liegt ungefähr um den Faktor 10 über der Wahrnehmungsschwelle.

Werte aus Thews, Mutschler, Vaupel 1999

Duftklasse	Substanz (Auswahl)	Riecht nach	Wahrnehmungs-schwelle (Moleküle/ml Luft)
Blumig	Geraniol	Rosenöl	10^{14}
Minzig	L-Menthol	Pfefferminze	10^{14}
Ätherisch	Benzylazetat	Birne	10^{14}
Moschusartig	Moschus	Moschus	10^{13}-10^{15}
Kampferartig	Kampfer	Eukalyptus	10^{14}
Schweißig	Buttersäure	Schweiß	10^{9}-10^{11}
Faulig	Schwefelwasserstoff	faulen Eiern	10^{7}-10^{10}

Tabelle 1.9.26: Häufigkeit von angeborener Geruchsblindheit (partielle Anosmien)

Bei den betroffenen Menschen scheinen die Rezeptormoleküle für die Erkennung dieser Düfte zu fehlen, wobei die endgültige Aufklärung des Pathomechanismus noch nicht gelungen ist.

Werte aus Schmidt 1998

Substanz, die nicht gerochen werden kann	Häufigkeit in Prozent
Urin	40 %
Malz	36 %
Kampfer	33 %
Sperma	20 %
Moschus	7 %
Fisch	7 %
Schweiß	2 %

1.10 Auge und Ohr

Tabelle 1.10.1: Zahlen zum Staunen

Diese Tabelle enthält eine Auswahl interessanter Zahlen aus 1.9 Auge und Ohr.

Literaturhinweise siehe entsprechende Tabellen

Knochenwanddicke zwischen Augenhöhle und Kieferhöhle	0,5 mm
Gesamtzahl der Sehsinneszellen der Retina	127 Millionen
Dauer der Helladaption der Retina nach vollständiger Dunkeladaption	15-60 s
Dauer der Dunkeladaptation der Retina nach vollständiger Helladaptation	30-45 min
Empfindlichkeitssteigerung des visuellen Systems zwischen maximaler Helladaptation und voller Dunkeladaptation	$1:10^7$
Minimale Größe eines Lichtblitzes, damit er noch zu sehen ist	500 nm
Mindestzahl von Photonen, die nötig sind, um eine Sehsinneszelle zu erregen	5
Leistungen des Farbsehens	
Unterscheidbare Farbtöne	ca. 200
Wahrnehmbare Sättigungsstufen	20-25
Wahrnehmbare Helligkeitsstufen	ca. 500
Farbdifferenzierungsmöglichkeiten insgesamt	mehrere Millionen
Anteil der Männern mit einer Farbsehstörung	8 %
Anteil der Frauen mit einer Farbsehstörung	0,4 %
Durchschnittliche Häufigkeit des Augenlidschlages	alle 20 Sekunden
Mittlerer Ohrabstand des Erwachsenen	22 cm
Richtungshören	
Minimaler unterscheidbarer Intensitätsunterschied für beidohriges Hören	1 dB
Minimaler unterscheidbarer Laufzeitunterschied für beidohriges Hören	0,03 ms
Minimaler unterscheidbarer Wegunterschied des Schalls zu beiden Ohren	1 cm
Kleinster unterscheidbarer Winkel zur Lokalisation einer Schallquelle	3,0°
Tiefster Ton eines Bassisten	45 Hz
Höchster Ton einer Sopranistin	2.000 Hz
Brüllrekorde (größter gemessener Schalldruckpegel)	
bei einem Mann	128 dB
bei einer Frau	119,4 dB

Tabelle 1.10.2: Äußere Augenhaut

Im Auge werden mit Hilfe des optischen Systems Objekte der Umwelt auf der Netzhaut abgebildet. Die elektrisch kodierte Information wird dann über den Nervus opticus in das primäre Sehzentrum der Großhirnrinde geleitet. Der Augapfel setzt sich aus 3 Augenhäuten zusammen:

- äußere Augenhaut (Hornhaut und Lederhaut)
- mittlere Augenhaut (Iris, Ziliarkörper und Aderhaut) siehe Tabelle 1.10.3
- innere Augenhaut (Netzhaut) siehe Tabelle 1.10.4

Werte aus Francois u. Hollwich 1977, Keidel 1985, Lexikon der Biologie 1992, Leydhecker 1985, Schenck u. Kolb 1990, Schmidt u.Thews 1995, Thews, Mutschler, Vaupel 1999

Umgebende Knochen	
Anzahl der Knochen, die die Augenhöhle bilden	6
Knochenwanddicke zwischen Augenhöhle und Kieferhöhle	0,5 mm
Knochenwanddicke zwischen Augenhöhle und den Siebbeinzellen	0,3 mm
Äußere Augenmuskeln	
Anzahl	6
Zahl der Hirnnerven, die die Augenmuskeln innervieren	3
Augapfel (Bulbus okuli)	
Durchmesser: - Neugeborene	17 mm
- Dreijährige	23 mm
- Erwachsene	24 mm
Umfang beim Erwachsenen	74,9 mm
Gewicht des Augapfels	7,5 g
Volumen des Augapfels	6,5 ml

Äußere Augenhaut

Lederhaut (Sklera)	
Dicke vorne	0,5 mm
Dicke hinten	1 mm
Hornhaut (Cornea)	
Vertikaler Durchmesser	11,0 mm
Horizontaler Durchmesser	11,9 mm
Oberfläche der Hornhaut	1,3 cm^2
Dicke, zentral	0,5 mm
Dicke, peripher	0,67 mm
Krümmungsradius der vorderen Hornhautfläche	7,8 mm
Brechkraft der Hornhaut	45 Dioptrien
Tränenfilm der Hornhaut	
Dicke: Muzinschicht (direkt auf der Hornhaut)	0,2 µm
Wasserschicht (in der Mitte)	10 µm
Lipidschicht (zur Außenwelt hin)	0,1 µm

Tabelle 1.10.3: Mittlere Augenhaut, Glaskörper und Linse

Der Ziliarkörper enthält glatte Muskelfaserzüge und reguliert den Krümmungsgrad der Linse. Das Sehloch (Pupille) liegt im Zentrum der Regenbogenhaut (Iris). Deshalb wird die Pupillenweite größer, wenn sich die Iris zusammenzieht.

Werte aus Francois u. Hollwich 1977, Keidel 1985, Lexikon der Biologie 1992, Leydhecker 1985, Schenck u. Kolb 1990, Schmidt u.Thews 1995, Rucker 1967

Mittlere Augenhaut	
Ziliarkörper	
Zahl der Fortsätze im Ziliarkörper	70-75
Länge eines Ziliarfortsatzes	2 mm
Dicke eines Ziliarfortsatzes	0,5 mm
Regenbogenhaut (Iris) und Pupille	
Veränderung der Pupillenweite durch Belichtung	2-8 mm
Verkürzungsfähigkeit der Regenbogenhaut	80 %
Reaktionszeit nach Belichtung	0,3-0,8 s
Linse	
Dicke	4 mm
Durchmesser	9 mm
Gewicht	174 mg
Krümmungsradius	
der Vorderfläche	10 mm
der Hinterfläche	6,0 mm
Brechkraft der Linse	19-33 Dioptrien
Wasseranteil (Rest: Eiweiß)	65 %
Linsenkapsel	
Dicke, vorne	10-20 µm
Dicke, hinten	5 µm
Linsenfasern	
Länge	7-10 mm
Breite	1-10 µm
Dicke	2 µm
Anteil unlöslicher Proteine der Linse	
im Alter von 10 Jahren	3 %
im Alter von 80 Jahren	40 %
Glaskörper	
Volumen	4,4 ml
Gewicht	4 g
Brechungsindex des Glaskörpers	1,33
Wasseranteil (Rest: Eiweiß)	99 %

Tabelle 1.10.4: Netzhaut (Retina, innere Augenhaut)

Die Netzhaut ist ein vorgelagerter Teil des Gehirns und besteht aus einem lichtempfindlichen Teil (Pars optica) und einem blinden Teil (Pars iridica). Die Fovea centralis ist die vertiefte, zentrale Stelle des Gelben Flecks (Macula lutea) und stellt den Ort des schärfsten Sehens dar. Der Blinde Fleck (Discus nervi optici) entsteht an der Durchtrittsstelle des Sehnervs durch die Retina.

Werte aus Keidel 1985, Lexikon der Biologie 1992, Mörike, Betz u. Mergenthaler 1991, Schmidt u.Thews 1995, Thompson 1992

Anzahl der Schichten der Retina	10
Dicke der Netzhaut	
Am Gelben Fleck (Macula lutea)	0,2 mm
An der Ora serrata	0,1 mm
Gesamtzahl der **Sehsinneszellen** der Retina	127 Millionen
Anzahl der **Sehsinneszellen** pro mm^2	400.000
Zum Vergleich: - Waldkauz	680.000
- Karpfen	510.000
- Katze	397.000
- Hausrind	358.000
- Forelle	303.000
- Haushuhn	265.000
- Tintenfischart	105.000
- Froschart	95.000
Durchschnittliche Anzahl der **Sehsinneszellen**, die auf eine Ganglienzelle konvergieren	130
Anzahl der **Ganglienzellen**, die eine Nervenfaser im Sehnerv (N.Opticus) bilden	1
Durchschnittliche Anzahl der Sehsinneszellen in einem **rezeptiven Feld** der Retina	130 Sehzellen
Größe eines rezeptiven Feldes in der **Fovea centralis** (Ort des schärfsten Sehens)	1 Sehzelle
Dauer der Helladaption der Retina nach vollständiger Dunkeladaption	15-60 s
Dauer der Dunkeladaptation der Retina nach vollständiger Helladaptation	30-45 min
Arbeitsbereich der Sehzellen	10^{-7} - 10^{6} Candela
Absorptionsbereich der Sehzellen (Wellenlängen des sichtbares Lichtes) - violett	400 nm
- rot	760 nm
Durchmesser des Blinden Flecks (Discus nervi optici)	1,5 mm
Durchmesser des Gelben Flecks (Makula lutea)	1,5 mm

Tabelle 1.10.5: Sehsinneszellen der Retina

Stäbchen vermitteln des Dämmerungssehen (skotopisches Sehen). Zapfen vermitteln das Farbsehen (photopisches Sehen). In der Fovea centralis (Ort des schärfsten Sehens) gibt es nur Zapfen.

Werte aus Lexikon der Biologie 1992, Mörike, Betz u. Mergenthaler 1991, Schmidt u.Thews 1995, Thompson 1992, Thews, Mutschler, Vaupel 1999, Junqueira, Carneiro 1996

Stäbchen	
Anzahl der Stäbchen in der Netzhaut	120 Millionen
Dicke eines Stäbchens	1-5 µm
Länge eines Stäbchens	50 µm
Anzahl der scheibenförmigen Bläschen pro Stäbchen	600-2.000
Anzahl der Rhodopsinmoleküle (Sehpigment) pro Bläschen	20.000 bis 800.000
Empfindlichkeitssteigerung des visuellen Systems zwischen maximaler Helladaptation und voller Dunkeladaptation	$1:10^7$
Kumulatives Empfindlichkeitsmaximum aller Sehpigmente der Stäbchen	550 nm
Flimmerverschmelzungsfrequenz	65-80 Reize/s
Minimale Größe eines gesehenen Blitzes	500 nm
Mindestzahl von Photonen, die zur Erregung eines Stäbchens nötig sind	5
Absolute Reizschwelle beim Dämmerungssehen	$2\text{-}6 \cdot 10^{17}$ Ws

Zapfen	
Anzahl der Zapfen in der Netzhaut	ca. 7 Millionen
Dicke eines Zapfens	3-5 µm
Länge eines Zapfens	40 µm
Zapfenabstand in der Fovea centralis	2,5 µm
Leistungen des Farbsehens	
Unterscheidbare Farbtöne	ca. 200
Wahrnehmbare Sättigungsstufen	20-25
Wahrnehmbare Helligkeitsstufen	ca. 500
Farbdifferenzierungsmöglichkeiten insgesamt	mehrere Millionen
Absorptionsmaxima der 3 Sehpigmente der Zapfen	
Blau	420 nm
Grün	535 nm
Rot	565 nm
Kumulatives Empfindlichkeitsmaximum	510 nm
Flimmerverschmelzungsfrequenz	15-25 Reize/s
Störungen des Farbsehens bei Männern	8 %
Störungen des Farbsehens bei Frauen	0,4 %

Tabelle 1.10.6: Kammerwasser

Die vordere und hintere Augenkammer enthalten das Kammerwasser. Es wird durch den Ziliarkörper gebildet, im Kammerwinkel wieder resorbiert und dient der Formerhaltung des Augapfels sowie der Ernährung von Linse und Hornhaut. Störungen des Abflusses können zu Augeninnendruckerhöhung und somit zum Glaukom führen.

Werte aus Junqueira, Carneiro 1996, Thews, Mutschler, Vaupel 1999

Volumen des Kammerwassers pro Auge	0,2-0,4 ml
Bildung des Kammerwassers	2 µl/min
Bildung pro Tag	2,9 ml
Zeitraum, in dem das Kammerwasser vollständig durch Neubildung ausgetauscht wird	1-2 Stunden
Brechungsindex	1,3
Zusammensetzung des Kammerwassers	
Eiweiß	669 mg/100 ml
Kochsalz	658 mg/100 ml
Natrium	445 mg/100 ml
Kalium	116 mg/100 ml
Glukose	65 mg/100 ml

Tabelle 1.10.7: Tränenflüssigkeit

Die Tränenflüssigkeit bildet einen Flüssigkeitsfilm über der Hornhaut. Der Lidschlag sorgt dafür, dass immer alle Teile der Hornhaut benetzt sind. Ohne Lidschlag trocknet die Hornhaut aus, was zur Erblindung führen kann.

Werte aus Documenta Geigy 1977, Mörike, Betz u. Mergenthaler 1991

Beginn der Tränenproduktion	ab der 3. Lebenswoche
Tägliche Produktion an Tränenflüssigkeit	ca. 1 ml
Produktionsrate	
Erwachsene	38 µl pro Stunde
Kinder	84 µl pro Stunde
Häufigkeit des Lidschlages	alle 20 Sekunden
pH-Wert	7,4-7,8
Zusammensetzung der Tränenflüssigkeit	
Wasser	981,3 g/l
Trockensubstanz	18,70 g/l
- Gesamtprotein	6,69 g/l
- Gesamtalbumin	3,94 g/l
- Gesamtglobulin	2,75 g/l
- Lysozym	1,70 g/l

Tabelle 1.10.8: Das abbildende System des Auges

Das abbildende System des Auges entwirft auf der Netzhaut ein reelles, umgekehrtes und verkleinertes Bild der betrachteten Gegenstände. Dieser Effekt kommt durch die Brechung der Lichtstrahlen an gekrümmten Flächen zustande, die Medien unterschiedlicher Dichte voneinander trennen. Die **Brechkraft** wird in Dioptrien (dpt) angegeben, d.h. durch den reziproken Wert der in Metern gemessenen Brennweite. **Akkommodation** ist die Fähigkeit des Auges, die Brechkraft der Linse der Entfernung des fixierten Gegenstandes anzupassen, so dass es zur scharfen Abbildung in der Netzhautebene (Fovea centralis) kommt. Dem passiven Streben der elastischen Linse zur Kugelform (hohe Brechkraft = Naheinstellung) steht die Zugwirkung des radiären Aufhängeapparats (Zonulafasern) entgegen, die eine Abflachung der Linse bewirkt (Ellipsenform: geringe Brechkraft = Ferneinstellung).

Werte aus Mörike, Betz u. Mergenthaler 1991, Thews, Mutschler, Vaupel 1999,

Akkommodationsruhe (Fernakkommodation)	
Gegenstandsweite, ab der die Fernakkommodation einsetzt	>5 m
Gesamtbrechkraft in Akkomodationsruhe	59 dpt
Luft-Hornhaut	49 dpt
Hornhauthinterfläche	-6 dpt
Linse	16 dpt
Maximale Akkommodation (Nahakkommodation)	
Gegenstandsweite, ab der die Nahakkommodation einsetzt	<5 m
Gesamtbrechkraft bei maximaler Akkommodation	
beim Jugendlichen insgesamt	69 dpt
- Luft-Hornhaut	49 dpt
- Hornhauthinterfläche	-6 dpt
- Linse	26 dpt
im Alter (Altersweitsichtigkeit) insgesamt	59 dpt
- Luft-Hornhaut	49 dpt
- Hornhauthinterfläche	-6 dpt
- Linse	16 dpt
Brechungsindex	
Luft	1,00
Hornhaut	1,38
Kammerwasser	1,34
Linsenkern	1,41
Glaskörper	1,34

Tabelle 1.10.9: Werte zur Funktion des Auges

Unter Sakkaden (Ruck, kurzes Rütteln) versteht man bei der willkürlichen Augenbewegung die kleinen Sprünge von einem Fixationspunkt zum anderen.

Werte aus Keidel 1985, Lexikon der Biologie 1992, Mörike, Betz u. Mergenthaler 1991, Schmidt u.Thews 1995, Thews, Mutschler, Vaupel 1999

Gesichtsfeld		
Oben		60°
Unten		70°
Nasal		60°
Temporal		90°
Brennweite		
Vordere Brennweite:	optisches System ohne Linse	23,2 mm
	optisches Systems mit Linse	17,0 mm
Hintere Brennweite:	optisches Systems ohne Linse	31,0 mm
	optisches System mit Linse	24,0 mm
Sehwinkel		
Sehfeld gesamt		145°
Binokulares (räumliches) Sehen		120°
Dem **Auflösungsvermögen** des Auges entsprechender Sehwinkel		20″
Sehwinkel, der der Größe eines Zapfenaußenglieds entspricht		0,4′
Strecke auf der **Retina**, die dem Sehwinkel von 1° entspricht		0,29 mm
Fixationsperioden		
Dauer einer **Fixationsperiode** beim Umherblicken		0,2-0,6 s
Dauer der **Sakkaden** beim Umherblicken		10-80 ms
Größe der **Sakkadenamplituden** (abhängig von der Größe der betrachteten Umgebung)		wenige Winkelminuten bis 90°
Durchschnittliche **Winkelgeschwindigkeit** der Augenbewegungen		200°-600°/s
Maximale Winkelgeschwindigkeit von Objekten, die ohne Kopfbewegung verfolgt werden können		60°/s
Augeninnendruck		
Durchschnittswerte		15-18 mmHg
Normalwerte		10-22 mmHg

Tabelle 1.10.10: Nahpunkt und Akkommodationsbreite des Auges in Abhängigkeit vom Alter

Der Nahpunkt entspricht der kleinsten Entfernung eines Gegenstandes von der Netzhaut, bei der dieser bei maximaler Nahakkommodation gerade noch scharf abgebildet werden kann.

Werte aus Keidel 1971, Schmidt u. Thews 1976

Alter in Jahren	Abstand des Nahpunktes	Akkommodationsbreite
5	7 cm	-
10	8 cm	12,0 Dioptrien
20	10 cm	10,0 Dioptrien
30	12 cm	8,0 Dioptrien
40	17 cm	6,0 Dioptrien
50	45 cm	2,0 Dioptrien
60	70 cm	1,4 Dioptrien
70	100 cm	1,0 Dioptrien

Tabelle 1.10.11: Vererbung der Augenfarben

Babys werden in allen Rassekreisen mit blauen Augen geboren. Schon Stunden nach der Geburt kann sich jedoch die Pigmentierung ändern. Nach dem Tode ist die Augenfarbe grünbraun.

Die Angaben in der Tabelle beziehen sich auf eine dänische Studie.

Werte aus McCutcheon 1991

Augenfarben der Eltern		Anzahl der Kinder mit den Augenfarben		
		blau	braun	graubraun/ blaugrau
Vater **Mutter**	blau blau	625	12	7
Vater **Mutter**	blau braun	317	322	9
Vater **Mutter**	braun blau	25	82	-

Tabelle 1.10.12: Das äußere Ohr

Zum äußeren Ohr zählen die Ohrmuschel und der äußere Gehörgang. Der äußere Gehörgan ist durch das Trommelfell vom Mittelohr getrennt.

Werte aus Mörike, Betz u. Mergenthaler 1991, Schneider 1971, Spector 1956

Entwicklung der Ohrmuschelform Neugeborener	
flach, ohne Relief	bis ca. 35.Woche
vollständige Ausformung	ab ca. 40.Woche
Mittlerer Ohrabstand des Erwachsenen	22 cm
Äußerer Gehörgang	
Öffnungsfläche	0,4 cm^2
Länge, Erwachsener	3-3,5 cm
Länge, Kleinkind	wenige mm
Breite, Erwachsener	0,5-1 cm
Volumen	1,04 ml

Tabelle 1.10.13: Ohrenschmalz bei Menschen unterschiedlicher Herkunft

Ohrenschmalz (Zerumen) ist ein gelblich-bräunliches Sekret der Talg- und Schweißdrüsen (Glandulae ceruminosae) des äußeren Gehörgangs mit der Aufgabe, abgeschilferte Epithelien, Haare und Schmutzpartikel einzuhüllen, so dass sie nach außen transportiert werden können.
Asiatische Menschentypen produzieren trocken-krümeliges, weiße und schwarze Menschen feucht-klebriges Ohrenschmalz.

Werte aus McCutcheon 1989

Abstammung	Trocken-krümeliger Anteil des Ohrenschmalzes
Nordchinesen	98 %
Japaner	92 %
Südchinesen	86 %
Deutsche	18 %
Mikronesier	18 %
weiße Amerikaner	16 %
schwarze Amerikaner	7 %

Tabelle 1.10.14: Mittelohr

Das Mittelohr besteht vor allem aus der Paukenhöhle. Es ist durch das Trommelfell von dem äußeren Gehörgang und durch das ovale Fenster von dem Innenohr getrennt. Über die Ohrtrompete ist das Mittelohr mit dem Rachen verbunden.Der durch den äußeren Gehörgang ankommende Schall wird vom Trommelfell durch die Gehörknöchelchen zum ovalen Fenster in das Innenohr geleitet.

Werte aus Mörike, Betz u. Mergenthaler 1991, Thews, Mutschler, Vaupel 1999

Trommelfell (Membrana tympani)	
Durchmesser	9 mm
Gesamtfläche	ca. 88 mm^2
Fläche, die mit dem Hammerstiel verbunden ist	55 mm^2
Dicke des Trommelfells	0,1 mm
Paukenhöhle (Cavum tympani)	
Volumen der Paukenhöhle	2 ml
Höhe der Paukenhöhle	20 mm
Länge der Paukenhöhle	10 mm
Schmalste Stelle der Paukenhöhle	2 mm
Gehörknöchelchen	
Hammer (Malleus)	
Gewicht	25 mg
Gesamtlänge	8 mm
Amboss (Incus)	
Gewicht	28 mg
Steigbügel (Stapes)	
Gewicht	3 mg
Fußplatte des Steigbügels	
- Länge	3 mm
- Breite	1,4 mm
- Fläche	3,5 mm^2
Verstärkung der Kraft der Schwingungen durch die Gehörknöchelchen	20-fach
Verhältnis der Hebelarme von Ambossfortsatz und Hammergriff	1:1,3
Flächenrelation von Trommelfell und ovalen Fenster	17:1
Größte Leistungsfähigkeit der Gehörknöchelchen bei einer Frequenz von	ca. 2.000 Hz
Eigenfrequenz des Mittelohrapparates	1.000-2.000 Hz

Tabelle 1.10.15: Innenohr

Das Innenohr besteht aus der Schnecke mit Hör- und Gleichgewichtsorgan. Der Schall kommt über das ovale Fenster in das Innenohr und läuft in der Vorhofstreppe durch die Schnecke. In der Schneckenspitze (Helikotrema) wird die Vorhofstreppe zur Paukentreppe. Von dort läuft der Schall wieder rückwärts durch die Schnecke zum runden Fenster. Zwischen Vorhofstreppe und Paukentreppe liegt die Scala media mit dem Hörorgan (Cortisches Organ).

Werte aus Lexikon der Biologie 1992, Keidel 1985, Mörike, Betz u. Mergenthaler 1991

Schnecke	
Fläche des ovalen Fensters (Fenestra vestibuli)	2,8 mm^2
Fläche des runden Fensters (Fenestra cochleae)	2,0 mm^2
Anzahl der Windungen der Schnecke	2,5
Gesamtvolumen der Schnecke	98 mm^3
Volumen der Vorhofstreppe (Scala vestibuli)	54 mm^3
Größter Durchmesser der Vorhofstreppe	3,5 mm
Volumen der Paukentreppe (Scala tympani)	37 mm^3
Fläche zwischen Scala tympani und Scala media	0,14 mm^2
Scala media	
Volumen	6,7 mm^3
Länge	35 mm
Basilarmembran	
Länge	30 mm
Dicke	unter 0,003 mm
Anzahl der Bindegewebsfasern	24.000

Cortisches Organ (Hörorgan)	
Querschnittsfläche	0,0036 mm^2
Gesamtzahl der Ganglienzellen im Innenohr	30.500
Innere Haarzellen	
Anzahl	3.500
Länge	0,034 mm
Äußere Haarzellen	
Anzahl	12.000
Länge	0,028-0,066 mm
Anzahl der inneren Pfeilerzellen	5.600
Anzahl der äußeren Pfeilerzellen	3.850
Regenerierbarkeit der Sinneszellen	keine
Anzahl der Nervenfasern, die vom Hörorgan in den Hörnerv (Nervus vestibulocochlearis) ziehen	30.000-40.000
Maximale Frequenz der geleiteten Signale	800/s

Tabelle 1.10.16: Hörleistungen

Die Hörbarkeit eines Schallereignisses hängt nicht nur von der Frequenz der Schwingungen ab, sondern auch von ihrer Intensität. Der objektive Schalldurckpegel wird in Dezibel (dB) angegeben. Da die Empfindlichkeit des menschlichen Gehörs frequenzabhängig ist, wurde noch der subjektive Lautstärkepegel Phon eingeführt.

Werte aus Mörike, Betz u. Mergenthaler 1991, Keidel 1985, Schmidt u. Thews 1995

Hörbereich eines gesunden Jugendlichen	20 Hz – 21.000 Hz
Abnahme des oberen Hörbereichs im Alter	
mit 35 Jahren	15.000 Hz
mit 50 Jahren	12.000 Hz
im Greisenalter	5.000 Hz
Größte Empfindlichkeit des menschlichen Ohres	2.000-5.000 Hz
Schalldruck (bei 3000 Hz)	
Absolutschwelle	$2 \cdot 10^{-5}$ Pa
Mittlerer Bereich	1 Pa (10 dyn/cm^2)
Schmerzschwelle	100 Pa (1.000 dyn/cm^2)
Energetische Absolutschwelle des Gehörs	$5 \cdot 10^{-11}$ erg
Durchschnittlicher Hörverlust bei einem 60-jährigen Mann: - bei 8.000 Hz	40 dB
- bei 4.000 Hz	30 dB
Schmerzgrenze beim Hören	130 dB
Hörschäden entstehen ab einer Dauerbelastung von	90 dB
Frequenzunterschiedsschwelle bei 1.000 Hz	3 Hz
Intensitätsunterschiedsschwelle	
An der Hörschwelle	3-5 dB
Oberhalb der Hörschwelle	1 dB
Richtungshören	
Minimaler unterscheidbarer Intensitätsunterschied für beidohriges Hören	1 dB
Minimaler unterscheidbarer Laufzeitunterschied für beidohriges Hören	0,000.03 s
Minimaler unterscheidbarer Wegunterschied des Schalls zu beiden Ohren	1 cm
Kleinster unterscheidbarer Winkel zur Lokalisation einer Schallquelle	3,0°
Zum Vergleich: - Hund	2,5°
- Katze	1,5°

Tabelle 1.10.17: Stimme und Sprache

Bei der Stimmbildung (Phonation) werden die Stimmbänder durch den Luftstrom aus der Lunge in Schwingungen versetzt. Die Frequenz der Schwingung kann durch die Spannung der Stimmbänder verändert werden, die Lautstärke über die Stärke des Luftstromes.

Werte aus Mörike, Betz u. Mergenthaler 1991, Guinness Buch der Rekorde 1995, Keidel 1985, Schmidt u. Thews 1995

Durchschnittlicher Stimmumfang eines Erwachsenen	2 Oktaven
Stimmumfang geübter Sänger	3 Oktaven
Unterschied der Sprechlage von Mann und Frau	1 Oktave
Normaler Frequenzbereich beim Singen	70-1200 Hz
Tiefster Ton eines Bassisten	45 Hz
Höchster Ton einer Sopranistin	2.000 Hz
Ausreichender Frequenzbereich zur Übertragung von Sprache	300-3.500 Hz
Durchnittliche Dauer eines Vokals	0,2 s
Dauer eines sehr schnell gesprochenen Vokals	0,05 s
Normale Hörweite der männlichen Stimme	180 m
Brüllrekorde	
männlich	128,0 dB
weiblich	119,4 dB

Tabelle 1.10.18: Frequenzbereiche der Formanten von Vokalen in der deutschen Sprache

Formanten sind Obertöne der Grundfrequenz, die durch verschiedene Konfigurationen des Mundraumes entstehen. Die Grundfrequenz im Kehlkopf beim Erzeugen von Vokalen liegt beim Mann bei 100-130 Hz, bei der Frau bei 200-300 Hz.

Werte aus Thews, Mutschler, Vaupel 1999

Vokal	Frequenzbereiche der Formanten		
[a]		800-1.100 Hz	
[e]	400-600 Hz	1.700-1.900 Hz	2.200-2.600 Hz
[i]	200-400 Hz	1.900-2.100 Hz	3.000-3.200 Hz
[o]	400-700 Hz		
[u]	300-500 Hz		

Tabelle 1.10.19: Schallpegelkatalog und Gehörschutzempfehlungen

Der Schallpegel wird mit genormten Schallpegelmessgeräten bestimmt. Sie sind mit drei verschiedenen Frequenzkurven (A, B, C) versehen, um eine hohe Anpassung an die Eigenschaften des menschlichen Ohres zu ermöglichen. In der Tabelle sind A-bewertete Schallpegel für im täglichen Leben auftretende Schallereignisse angegeben. Die Empfehlungen für einen Gehörschutz entstammen einer Verlautbarung der Bundesärztekammer, Köln 1996, in der auch festgestellt wird, dass jeder vierte Mann zwischen 16-24 Jahren schlecht hört.

Werte aus Documenta Geigy 1975

Schallquelle	Schallpegel L_A in dB (Dezibel)
Absolute Stille	0 dB
Nicht mehr erkennbar	10 dB
Ticken einer Taschenuhr	20 dB
Ruhiger Garten	30 dB
Wohnquartier, ohne Verkehr	40 dB
Ruhiger Bach oder Fluß	50 dB
Personenauto in 10 m Entfernung	60 dB
Unterhaltungssprache in 1 m Entfernung	70 dB
Laute Radiomusik	80 dB
Lautes Büro	80 dB
Gehörschutzempfehlung am Arbeitsplatz	**ab 85 dB**
Gehörschutzpflicht am Arbeitsplatz	**ab 90 dB**
Lastwagen in 5 m Entfernung	90 dB
Drehbank in 60 cm Entfernung	90 dB
Walkman	90 dB
Autohupe in 5 m Entfernung	100 dB
Diskothek	100 dB
Kesselschmiede	110 dB
Preßlufthammer in 1 m Entfernung	120 dB
Rockkonzert in der ersten Reihe	120-130 dB
Schlagzeug in 1 m Entfernung	120-130 dB
Propellerflugzeug in 5 m Entfernung	130 dB
Düsenjet beim Start in 30 m Entfernung	130-140 dB

1.11 Nervensystem und Gehirn

Tabelle 1.11.1: Zahlen zum Staunen

Diese Tabelle enthält eine Auswahl interessanter Zahlen aus 1.11 Nervensystem und Gehirn.

Literatur siehe entsprechende Tabellen

Gesamtlänge aller Nervenfasern des Menschen (entspricht der Strecke: Erde-Mond-Erde)	ca. 768.000 km
Mögliche Anzahl der gleichzeitig einfließenden Nachrichten in eine Nervenzelle	>200.000
Gesamtzzahl der Nervenzellen des Menschen	30 Milliarden ($3 \cdot 10^{10}$)
Anzahl in der Großhirnrinde	10 Milliarden (10^{10})
Anzahl in der Kleinhirnrinde	10 Milliarden (10^{10})
Zum Vergleich: Nervenzellzahlen im Tierreich	
- Gehirn der Fliege	10^5
- Gehirn der Maus	10^7
Normaler täglicher Verlust von Nervenzellen	50.000-100.000
Gesamtzahl aller Synapsen im Körper	ca. 10^{14}
Anzahl der möglichen Kombinationen aller synaptischen Verbindungen beim Menschen	mehr als es Atome im Universum gibt
Anzahl aktivierter Nervenzellen pro Erinnerungsvorgang	10^7-10^8
Informationsaustausch zwischen den Großhirnhemisphären über den Balken	4 Milliarden ($4 \cdot 10^9$) Impulse/s
Folgen einer Unterbrechung der Sauerstoffzufuhr des Gehirns	
- Bewusstlosigkeit nach	ca. 8-12 Sekunden
- irreversible Teilschäden des Gehirns nach	ca. 3-8 Minuten
- Gehirntod nach	ca. 8-12 Minuten
Gewicht des Gehirns von **Bismarck** (83 Jahre)	1.807 g
Gewicht des Gehirns von **Schiller** (46 Jahre)	1.580 g
Shakuntala Devi (Indien) multiplizierte **zwei 13-stellige** Zahlen in einer Zeit von	28 Sekunden
Anzahl der Telefonnummern, die der Chinese Gon Yangling wiederholen konnte	15.000 Nummern
Anzahl der Kartenspiele, die Dominic O'Brien aus England durch einmaliges Ansehen in der richtigen Reihenfolge aufsagen konnte	35 Kartenspiele (1.820 Karten)
Anzahl der Samstags-Lottozahlen von 1980-1990, die Hedl Bäurle auswendig aufsagen kann	4.011 Zahlen

Tabelle 1.11.2: Das periphere Nervensystem

Im peripheren Nervensystem sind alle Teile des Nervensystems zusammengefasst, die außerhalb von Gehirn und Rückenmark liegen. Es besteht überwiegend aus Nervenfasern, besitzt aber auch Nervenzellen. Ansammlungen dieser Nervenzellen werden Ganglien genannt. Hirnnerven sind periphere Nerven, die aus dem Gehirn austreten. Spinalnerven sind periphere Nerven, die aus dem Rückenmark austreten.

Werte aus Keidel 1985, Rucker 1964, Thompson 1992, Thews, Mutschler, Vaupel 1999

Gesamtlänge aller Nervenfasern des peripheren Nervensystems	ca. 400.000 km
Gesamtlänge aller Nervenfasern des erwachsenen Menschen (entspricht der Strecke: Erde-Mond-Erde)	ca. 768.000 km
Anzahl der verschiedenen Hirnnerven (paarig)	12
Anzahl der verschiedenen Spinalnerven (paarig)	31
Zervikalnerven	8
Thorakalnerven	12
Lumbalnerven	5
Sakralnerven	5
Coccygealnerv	1
Die längsten Nervenzellen (Neurone) des Menschen	
Bestimmte afferente Nervenfasern, die von der Körperperipherie direkt bis in das Gehirn leiten	bis 2 m
Motoneurone aus dem Rückenmark, die willkürliche Bewegungen vermitteln	>1 m
Nervus ischiadicus	
Geschwindigkeit der Erregungsleitung	80-120 m/s
Regenerierbarkeit von peripheren Nervenfasern (die Nervenzellen ist nicht regenerationsfähig)	
Längenzuwachs eines Axons	1 mm/Tag
Dauer einer Regeneration	Monate bis Jahre
Leitungsgeschwindigkeiten verschiedener Nerven (Abhängig vom Durchmesser und vom Vorhandensein einer Myelinscheide)	
Langsamste Nervenfasern	<1 m/s (3,6 km/h)
Schnellste Nervenfasern	120 m/s (432 km/h)
Schnelle Schmerzfasern aus der Haut	5-30 m/s
Langsame Schmerzfasern aus den Eingeweiden	0,5-2 m/s

Tabelle 1.11.3: Leitungsgeschwindigkeit und Durchmesser der peripheren Nervenfasern

Es gibt zwei gebräuchliche Klassifikationsschemata der Nervenfasern:
- **Nach Erlanger/Gasser:** richtet sich nur nach der Nervenleitgeschwindigkeit.
- **Nach Lloyd/Hunt:** gilt nur für afferente (zum Gehirn ziehende) Nervenfasern und bezieht sich auf deren Funktion.

Werte aus Schmidt 1998

Faser typ	Funktion der Nervenfasern	Mittlerer Faser-durchmesser	Mittlere Leitungs-geschwindigkeit
	Klassifikationenschema nach Erlanger/Gasser		
Aα	Primäre Muskelspindelafferenz; motorische Nerven vom Rückenmark zu den Skelettmuskeln	15 μm	100 (70-120) m/s
Aβ	Hautafferenzen für Berührung und Druck	8 μm	50 (30-70) m/s
Aγ	Motorisch vom Gehirn zu den Muskelspindeln	5 μm	20 (15-30) m/s
Aδ	Hautafferenzen für Temperatur und Schmerz	< 3 μm	15 (3-15) m/s
B	Nervenfasern des Sympathikus vor den Ganglien (präganglionär)	3 μm	7 (3-15) m/s
C	Hautafferenzen für Schmerz, Nervenfasern des Sympathikus nach den Ganglien (postganglionäre)	1 μm	1 (0,5-2) m/s
	Klassifikationenschema nach Lloyd/Hunt		
I	Primäre Muskelspindelafferenzen und Sehnenorganafferenzen	13 μm	75 (70-120) m/s
II	Nervenfasern von den Mechanorezeptoren der Haut zum Gehirn	9 μm	55 (25-70) m/s
III	Tiefe Drucksensibilität der Haut	3 μm	11 (10-25) m/s
IV	Marklose Schmerzfasern	1 μm	1 m/s

Tabelle 1.11.4: Axone und Dendriten einer Nervenzelle

Die Funktion einer Nervenzelle besteht in der Weiterleitung von elektrisch kodierter Information. Diese wird im Dentrit aufgenommen, läuft in Form eines Aktionspotentials über die Nervenzelle und wird am Ende des Axons in der Synapse an die Zielzelle weitergegeben.

Werte aus Keidel 1985, Lexikon der Biologie 1992, Mörike, Betz u. Mergenthaler 1991, Rahmann, H. u. M. Rahmann 1992, Schmidt u.Thews 1995, Thews, Mutschler, Vaupel 1999

Dendriten	
Anzahl der Dentriten einer multipolaren Ganglienzelle (z.B. Purkinje-Zelle)	>2.000
Oberfläche eines Zellkörpers	
ohne Dentrit	250 µm²
mit Dentriten	27.000 µm²
Anzahl der Synapsen pro Dendrit	>100
Mögliche Anzahl der gleichzeitig einfließenden Nachrichten in eine Nervenzelle im Kleinhirn (Purkinje-Zelle)	>200.000
Axon	
Potentiale der Axonmembran	
Ruhepotential	-70 mV
Während eines Aktionspotentials	+30 bis +40 mV
Aktivitätsgrad des schnellen Na-Systems bei einem Ruhemembranpotential von –70 mV	60 %
Transportmechenismen in der Nervenzelle	
Anterograder Transport (vom Zellkörper zum Axonende):	
- sehr langsame Komponente	0,2-1 mm/Tag
- langsame Komponente	2-8 mm/Tag
- schnelle Komponente	50 mm/Tag
- sehr schnelle Komponente	200-400 mm/Tag
Retrograder Transport (vom Axonende zum Zellkörper)	200-300 mm/Tag
Abstand von 2 Schnürringen bei einem myelinisierten Nerv (entspricht einem Internodium)	0,08-1 mm
Verhältnis der Dicke des Nerven zu der Länge der Internodien	1/100
Dauer eines Aktionspotentials	1-2 ms
Absolute Refraktärzeit	2 ms
Relative Refraktärzeit	4-6 ms
Maximale Frequenzen der Nerven	50-500 Hz
Sonderfall Hörnerv (Nervus acusticus)	bis 1.000 Hz

Tabelle 1.11.5: Synapsen

Die Aufgabe der Synapse ist die Erregungsübertragung von einem Neuron auf ein anderes oder auf das Erfolgsorgan (z. B. eine Muskelzelle). Zusätzlich haben die Synapsen im menschlichen Nervensystem eine Ventilfunktion, da sie Erregungen nur in eine Richtung übertragen. Diese Erregungsübertragung erfolgt beim Menschen vor allem biochemisch mit Hilfe von Überträgersubstanzen (Neurotransmitter).

Werte aus Lexikon der Biologie 1992, Mörike, Betz u. Mergenthaler 1991, Rahmann, H. u. M. Rahmann 1992, Schmidt u.Thews 1995, Thews, Mutschler, Vaupel 1999, Silbernagel, Despopoulos 1991

Gesamtzahl aller Synapsen im Körper	ca. 10^{14}
Anzahl der synaptischen Eingänge einer motorischen Nervenzelle im menschlichen Rückenmark	ca. 10.000
Weite des synaptischen Spaltes	
Durchschnittlich	20 nm
Extremwert	150 nm
Fläche der präsynaptischen Membran	bis 1 μm^2
Wirkung eines Aktionspotentials an der Synapse einer motorischen Endplatte	
Zahl der freigesetzten Vesikel	ca. 100
Zahl der Acetylcholin-Moleküle pro Vesikel	ca. 10.000
Zeit bis zur Depolarisierung der postsynaptischen Membran (synaptische Latenz)	0,5 ms
Anzahl der verschiedenen Transmittersubstanzen im menschlichen Körper	>40
Anzahl der Eiweißmoleküle, die eine stoffwechselaktive Nervenzelle produziert	15.000 pro s
Größe der synaptischen Transmitterbläschen	
Amine als Transmitter	40-60 nm
Peptide als Transmitter	60-150 nm
Verteilung der Transmitter auf die Synapsen des Körpers	
Synapsen mit Neuropeptiden als Transmitter	50 %
Synapsen mit Aminosäuren als Transmitter	40 %
Synapsen mit Acetylcholin als Transmitter	10 %
Synapsen mit Monoaminen als Transmitter	0,5 %

Tabelle 1.11.6: Gehirn und Rückenmark des Menschen

Das zentrale Nervensystem besteht aus dem Gehirn und dem Rückenmark. Beide Teile sind durch knöcherne Strukturen geschützt und von den Hirnhäuten umgeben. Funktionell lässt sich das zentrale Nervensystem nicht vom peripheren Nervensystem trennen.
Das Hirngewicht der Frau ist kleiner als das des Mannes. Der Grund dafür ist der kleinere Bewegungsapparat der Frau und die daraus resultierende verminderte Repräsentation entsprechender Gebiete im Gehirn.

Werte aus Lexikon der Biologie 1992, Mörike, Betz u. Mergenthaler 1991, Rahmann, H. u. M. Rahmann 1992, Schmidt u.Thews 1995, Junqueira, Carneiro 1996

Gehirn	
Hirngewicht (mit Hirnstamm und Kleinhirn)	
Neugeborene	400 g
Kind im Alter von 1 Jahr	800 g
Kind im Alter von 4 Jahren	1.200 g
Frau (durchschnittlich)	1.230-1.306 g
Mann (durchschnittlich)	1.379-1.434 g
Gesamtzahl der Nervenzellen des Menschen	30 Milliarden ($30 \cdot 10^9$)
Anzahl in der Großhirnrinde	10 Milliarden (10^{10})
Anzahl in der Kleinhirnrinde	10 Milliarden (10^{10})
Anzahl in den restlichen Hirnstrukturen und in der Peripherie	10 Milliarden (10^{10})
Zum Vergleich: Nervenzellzahlen im Tierreich	
- Gehirn der Fliege	10^5
- Gehirn der Maus	10^7
Normaler täglicher Verlust von Nervenzellen	50.000-100.000
Anzahl der **Glia-Zellen** (Hilfszellen) im Gehirn	ca. 10^{12}
Anzahl der **Synapsen** des menschlichen Körpers	100 Billionen (10^{14})
Durchschnittliche Anzahl **synaptischer Kontakte** einer Nervenzelle mit anderen Nervenzellen im menschlichen Gehirn	mehrere Tausend
Anzahl der **möglichen Kombinationen** von synaptischen Verbindungen	größer als Gesamtzahl der Atome im Universum
Länge der Axone der Nervenzellen im Gehirn	mm bis mehrere cm
Anzahl aktivierter Nervenzellen pro Erinnerungsvorgang	10^7-10^8
Anzahl der Impulse, die in einem Axon weitergeleitet werden können (bei 37°C)	bis zu 1.000/s
Rückenmark	
Länge des Rückenmarks	45 cm
Breite des Rückenmarks	1 cm

Tabelle 1.11.7: Großhirn (Telencephalon)

Das Großhirn ist der größte Abschnitt des menschlichen Gehirns. Es überdeckt große Teile des Zwischenhirns und des Hirnstamms. Es besteht aus 2 Hemisphären, die durch eine Längsfurche getrennt sind. Nervenfasern im Balken vernetzen die beiden Hemisphären miteinander.

Werte aus Keidel 1985, Lexikon der Biologie 1992, Mörike, Betz u. Mergenthaler 1991, Rahmann, H. u. M. Rahmann 1992, Schmidt u.Thews 1995, Thews, Mutschler, Vaupel 1999

Anteil des Großhirns am gesamten Hirngewebe	87 %
Aufteilung des Großhirns	
Rinde (Cortex)	55 %
Mark (Medulla)	45 %
Großhirnrinde	
Oberfläche beider Großhirnhemisphären	ca. 2.200 cm^2
Dicke der Großhirnrinde	1,3-4,5 mm
Volumen der Großhirnrinde	ca. 600 cm^3
Anzahl der Nervenzellen in der Großhirnrinde	10^{10}
Pyramidenzellen	80 %
Sternzellen	20 %
Größe der Pyramidenzellen	
In der äußeren Schicht der Großhirnrinde	40 µm
In der inneren Schicht der Großhirnrinde	100 µm
Gliazellen (Hilfszellen)	
Größe der Oligodendrozyten	6-8 µm
Größe der Astrozyten	10-25 µm
Verhältnis Nervenzellen zu Gliazellen	1/10
Anzahl der **Zellkörper** pro mm^3	100.000 (10^5)
Anzahl der **Nervenzellen** pro mm^3	10.000 (10^4)
Anzahl der **Synapsen** pro mm^3	1 Milliarde (10^9)
Gesamtlänge **aller Nervenfasern** pro mm^3 Großhirnrinde	1-4 km
Gesamtlänge aller Nervenfasern der Großhirnrinde (entspricht der Strecke: Erde-Mond)	300.000-400.000 km
Informationsaustausch zwischen den Großhirnhemisphären über den Balken	4 Milliarden (10^9) Impulse/s
Anteil der Bevölkerung, bei der das Sprachzentrum in der linken Hemisphäre liegt	98 %
Anzahl der **Rindenfelder** der Großhirnrinde	200
Anteil des **Neokortex** an der gesamten Hirnrinde	90 %

Tabelle 1.11.8: Kleinhirn (Cerebellum)

Das Kleinhirn liegt in der hinteren Schädelgrube und ist durch eine häutige Lamelle von dem Hinterhauptlappen des Großhirns getrennt. Purkinjezellen und Körnerzellen sind die Nervenzellen des Kleinhirns. Körnerzellen fungieren nur als zwischengeschaltete Nervenzellen (Interneurone). Im Gegensatz dazu ziehen die Axone der Purkinjezellen zu den restlichen Hirnteilen und bilden so den einzigen Ausgang des Kleinhirns.

Werte aus Junqueira, Carneiro 1996, Faller 1995, Thews, Mutschler, Vaupel 1999, Lexikon der Biologie 1992, Mörike, Betz u. Mergenthaler 1991

Zeitpunkt, ab dem sich keine Nervenzellen mehr im Kleinhirn bilden	ab dem 2. Lebensjahr
Gewicht des Kleinhirns	140 g
Größter **Durchmesser** des Kleinhirns	10 cm
Dicke der Kleinhirnrinde	1 mm
Anteil der **Kleinhirnoberfläche** an der gesamten Hirnoberfläche	75 %
Verhältnis der Nervenfasern, die in das Kleinhirn hineinziehen, zu denen, die wieder herausziehen (Afferenzen/Efferenzen)	40/1
Anzahl der Purkinjezellen im gesamten Kleinhirn	15 Millionen ($15 \cdot 10^6$)
Größe der Purkinjezellen (ohne Dentriten und Axone)	
Breite	35 µm
Länge	60 µm
Anzahl der **synaptischen Eingänge** einer Purkinjezelle	200.000
Anzahl der **Körnerzellen** im gesamten Kleinhirn	10 Milliarden (10^{10})
Anzahl der **Purkinjezellen** mit der eine Körnerzelle synaptisch verbunden ist	100
Verhältnis der Purkinjezellen zu den Körnerzellen	1/1.000
Größe der Kleinhirnkerne	
Nucleus dentatus (Zahnkern)	2 cm
Nucleus emboliformis (Pfropfkern)	1,5 cm
Nucleus globosus (Kugelkern)	0,5 cm
Nucleus fastigii (Dachkern)	1 cm

Tabelle 1.11.9: Die Gehirn-Rückenmarksflüssigkeit (Liquor cerebrospinalis)

Der Liquor umgibt das Gehirn und das Rückenmark und wirkt so wie ein schützendes Flüssigkeitskissen. Der Liquor und die Blut-Hirn-Schranke halten des Milieu im Gehirn konstant.

Werte aus Leonhardt 1990, Documenta Geigy 1975, Löffler, Petrides 1997

Liquormenge	
Neugeborenes	5 ml
Säugling	40-60 ml
Kind	100-140 ml
Erwachsener	120-180 ml
Liquorbildung beim Erwachsenen	500-700 ml/Tag
Bildungsrate	0,3-0,4 ml/min
Anteile an der Bildung	
Plexus choroideus	50-70 %
Gefäße der Hirnhäute	30-50 %
Einstichtiefe bei einer **Lumbalpunktion**	5-7 cm
Eigenschaften der Rückenmarksflüssigkeit	
Osmolalität im Liquor	306 mosmol/l
Dichte im Liquor	1,007
Zellzahl im Liquor	<5 pro ml
Trockensubstanz	10,8 g/kg

Tabelle 1.11.10: Konzentrationsvergleich einiger Substanzen im Liquor und im Blutplasma

Werte aus Löffler, Petrides 1997

Substanz	**Konzentration im Liquor (mmol/l)**	**Konzentration im Plasma (mmol/l)**
Natrium	150	145
Kalium	2,9	4,6
Kalzium	1,2	2,4
Magnesium	1,1	0,9
Chlorid	120	102
Bikarbonat	25	24
Phosphat	0,5	1,2
Glukose	2,7-4,8	3,6-5,5
Laktat (in mg/100ml)	1,1-2	2

Tabelle 1.11.11: Gehirngewichte einiger bedeutender Menschen

Gehirngewichte sind nur bei gleich alten Menschen direkt vergleichbar, da das Gehirngewicht im Alter wieder abnimmt.

Werte aus Flindt 1995 nach Bertelsmann 1979, Meyer 1964, Slijper 1967

Name	Alter	Gehirngewicht in g
Bismarck	83	1.807
Lord Byron	36	2.230
Cromwell	59	2.000
Cuvier	62	1.861
Dante	56	1.420
Gauß	78	1.492
Helmholtz	73	1.420
Kant	80	1.650
Liebig	70	1.350
Schiller	46	1.580

Tabelle 1.11.12: Gehirnvolumen von Hominiden

Werte aus Flindt 1995 nach Heberer 1968, v.Königswald 1960, Portmann 1959, Saller 1964, Steitz 1979

Hominiden	Schwankungsbreite in cm^3	Mittelwert in cm^3
Schimpanse	320-480	394
Orang Utan	295-575	411
Gorilla	340-685	498
Proconsul	-	500
Australopithecus	450-750	576
Homo erectus erectus (Pithecanthropus)	835-900	871
Homo erectus pekinensis (Sinanthropus)	915-1.225	1.046
Homo heidelbergensis	775-900	-
Homo sapiens präneanderthalensis	1.070-1.280	1.175
Steinheim-Mensch	1.100-1.200	-
Homo sapiens neanderthalensis	1.300-1.610	1.438
Cro-Magnon-Mensch (Homo sapiens sapiens)	1.250-1.700	1.400
Jetztmensch (Homo sapiens sapiens)	**1.010-2.000**	**1.400**

Tabelle 1.11.13: Durchblutung des Gehirns bei unterschiedlichen Aktivitäten

Die Messungen wurden auf der sprachdominanten linken Seite des Gehirns in Ruhe und bei verschiedenen Hirnaktivitäten durchgeführt. Die Gesamtdurchblutung des ruhenden Gehirns wurde mit 100 % angenommen.

Werte aus Schmidt u. Thews 1995

Hirnaktivität	Hirndurchblutung
Ruhendes Gehirn	Bezugsgröße 100 %
Sprechen	100 %
Lesen	104 %
Berühren	104 %
Nachdenken	110 %
Zählen	112 %
Handbewegung	116 %
Schmerz	116 %

Tabelle 1.11.14: Informationsfluss über das Nervensystem zwischen Sinnesorganen, Gehirn und Muskulatur

Werte aus Rahmann 1976

Informationsfluss Sinnesorgane-Gehirn	
Lichtsinn	10^7 bit/s
Gehör	10^6 bit/s
Tastsinn	$4 \cdot 10^5$ bit/s
Temperatursinn	$5 \cdot 10^3$ bit/s
Innenreize	10^3 bit/s
Geruchssinn	20 bit/s
Geschmackssinn	13 bit/s
Anteile des Informationsflusses Gehirn-Muskulatur	
Skelettmuskulatur	32 %
Hände	26 %
Sprache	23 %
Mimik	19 %

Tabelle 1.11.15: Gedächtnis und Extremleistungen des Gedächtnisses

Unter „bit" (Abkürzung für engl. binary digit) versteht man in der Informationstheorie das Maß für den Nachrichtengehalt.

Werte aus Guinness Buch der Rekorde 1995, Schmidt u. Thews 1995

Gedächtnis	
Informationszuleitung zum Nervensystem	10^9-10^{11} bit/s
Kurzzeitgedächtnis	
Kapazität	100-400 bit
Zufluss	16 bit/s
Abfluss innerhalb von	6-25 s
Mittelfristiges Gedächtnis	
Kapazität	10^3-10^4 bit
Zufluss	0,1 bit/s
Abfluss innerhalb von	5 min-24 h
Langzeitgedächtnis	
Kapazität	10^{10}-10^{14} bit
Zufluss	0,03-0,1 bit/s
Abfluss innerhalb von	Tagen, Monaten, Jahren oder nie
Extremleistungen des Gedächtnisses	
Shakuntala Devi (Indien) multiplizierte zwei 13-stellige Zahlen in einer Zeit von	28 Sekunden
Anzahl buddhistischer Textabschnitte, die Bhandanta Vicitsara aus Birma aus dem Gedächtnis aufsagte	16.000 Abschnitte
Anzahl der Telefonnummern, die der Chinese Gon Yangling wiederholen konnte	15.000 Nummern
Anzahl der Kartenspiele, die Dominic O'Brien aus England durch einmaliges Ansehen in der richtigen Reihenfolge aufsagen konnte	35 Kartenspiele (1.820 Karten)
Anzahl der Anwesenden bei einer Veranstaltung, von denen sich Erich Zenker aus Kiel den Vornamen merken kann	501 Vornamen
Anzahl der Samstags-Lottozahlen von 1980-1990, die Hedl Bäurle auswendig aufsagen kann	4.011 Zahlen

Tabelle 1.11.16: Sauerstoffversorgung des Gehirns

Die Eintrittszeit für irreversible Hirnschäden nach Unterbrechung der Sauerstoffzufuhr ist für eine warme Umgebung angegeben. Da der Energieumsatz der Zellen in kalter Umgebung vermindert ist, kann sich hier die Überlebenszeit extrem verlängern.

Werte aus Mörike, Betz u. Mergenthaler 1991, Schmidt u. Thews 1995, Thews, Mutschler, Vaupel 1999, Silbernagel, Despopoulos 1991

O_2-Verbrauch	
Eines ruhenden Erwachsenen insgesamt	250 ml/min
Anteil des Gehirns	50 ml/min
Anteil des Gehirns am Gesamtsauerstoffverbrauch	20 %
O_2-Verbrauch pro 100 g Gehirngewebe	
Insgesamt	3,5 ml/min
Großhirnrinde	10 ml/min
Weiße Substanz	1 ml/min
Unterbrechung der Sauerstoffzufuhr des Gehirns	
Bewusstlosigkeit nach	ca. 8-12 Sekunden
Irreversible Teilschäden des Gehirns nach	ca. 3-8 Minuten
Gehirntod nach	ca. 8-12 Minuten

Tabelle 1.11.17: Durchblutung des Gehirns

Bei geistiger Arbeit steigt die Durchblutung des beanspruchten Hirnareals an. Der Energieumsatz des gesamten Gehirns bleibt aber fast konstant, da andere Areale im Gehirn kompensatorisch weniger Energie umsetzen. Der Gesamtenergieumsatz des Körpers steigt aber trotzdem an, da der Muskeltonus sich reflektorisch erhöht.

Werte aus Schmidt und Thews 1995, Thews, Mutschler, Vaupel 1999

Durchblutung des **gesamten Gehirns** in Ruhe	780 ml/min
Anteil am Herzzeitvoumen	15 %
Durchschnittliches **Gewicht** des Gehirns	1.400 g
Anteil des Hirngewichtes am Körpergewicht	2 %
Durchblutung pro Gramm Hirngewebe	
Gehirn (insgesamt)	0,56 ml/min
Hirnrinde	1 ml/min
Mark	0,2 ml/min

Tabelle 1.11.18: Arteriovenöse Differenzen verschiedener Substrate nach der Hirnpassage

Untersuchungen der Arteriovenösen Differenz der Hirnpassage einiger Stoffe des Blutes erlauben einen Einblick in die Stoffwechselvorgänge des Gehirns. Fettsäuren können nicht verstoffwechselt werden, dafür sind Glukose und Sauerstoff elementar wichtig für die Funktion des Gehirns. Die Sauerstoffvorräte des Gehirns reichen für 8-12 Sekunden, die Glukosevorräte etwa für 4-5 Minuten.

Werte aus Löffler, Petrides 1997

Substrat	Blutkonzentration in mmol/l		Arteio-Venöse-Differenz
	venös	arteriell	
Sauerstoff	8,75	5,75	- 3
Kohlendioxid	21,5	24,4	+ 0,25
Glukose	5,1	4,6	-0,5
Lactat	1,1	1,27	+0,17
Pyrovat	0,1	0,12	+0,02
Nichtveresterte Fettsäuren	0,78	0,78	0
Aminosäuren	4,5	4,39	-0,11
Anorganisches Phosphat	1,15	1,15	0
Wasserstoffionen (in mmol/l)	38	43	+5

Tabelle 1.11.19: EEG in unterschiedlichen Aktivitätszuständen

Beim Elektroenzephalogramm (EEG) werden Elektroden auf die Kopfhaut der Schädeldecke aufgelegt und kontinuierliche Potentialschwankungen von 1-100 µV abgeleitet. Das EEG spiegelt in den Frequenzen und Amplituden seiner Wellen den Aktivitätszustand der Hirnrinde wieder.

Werte aus Schmidt u. Thews 1995

Aktivitätszustand	Frequenz
Wacher Ruhezustand	
α-Wellen	8-13 Hz (10 Hz)
Aufmerksamkeit und Lernen	
β-Wellen	15-30 Hz (20 Hz)
Schlaf	
ϑ-Wellen	4-7 Hz
δ-Wellen	0-4 Hz

Tabelle 1.11.20: Tägliche Schlafdauer in Abhängigkeit vom Alter

Trotz allen Fortschritts blieb die genaue Bedeutung des Schlafes und der verschiedenen Schlafphasen bis heute offen. Klar ist nur, dass der Schlaf überlebenswichtig ist. Totaler Schlafentzug über längere Zeit führt bei Mensch und Tier zum Tode.

Werte aus Schmidt u. Thews 1995

	Alter	Durchschnittliche Schlafdauer	Anteil des REM-Schlaf
Neugeborenes	1-15 Tage	16,0 Stunden	50 %
Kleinkind	3-5 Monate	14,0 Stunden	40 %
	6-23 Monate	13,0 Stunden	30-25 %
Kind	2-3 Jahre	12,0 Stunden	25 %
	3-5 Jahre	11,0 Stunden	20 %
	5-9 Jahre	10,5 Stunden	18,5 %
	10-13 Jahre	10,0 Stunden	18,5 %
Jugendlicher	14-18 Jahre	8,5 Stunden	20 %
Erwachsener	19-30 Jahre	7,7 Stunden	22 %
	33-45 Jahre	7,0 Stunden	18,5 %
Spätes Alter	50 Jahre	6,0 Stunden	20-23 %
	90 Jahre	5,7 Stunden	20-23 %

Tabelle 1.11.21: Die Schlafstadien des Menschen

Die Schlafphasen werden pro Nacht etwa 3-5 mal durchlaufen. Der ca. 20 min dauernde REM-Schlaf (paradoxer Schlaf) ist durch eine lebhafte Augenbewegung bei sonst schlaffer Muskulatur gekennzeichnet. Bei Deutungsversuchen dieser Schlafphase, in der die meisten Träume stattfinden, wird über die Speicherung emotionaler Gedächtnisinhalte diskutiert.

Werte aus Schmidt u. Thews 1995

Schlafzustand	Zeitspanne nach dem Zubettgehen	EEG-Bild
Entspanntes Wachsein		α-Wellen
Schlafstadium 1	nach ca. 20 Minuten	erste ϑ-Wellen
Schlafstadium 2 (Schlaflatenz)	nach ca. 27 Minuten	reine ϑ-Wellen
Schlafstadium 3 (Tiefschlaf)	nach ca. 50 Minuten	δ-Wellen (3 Hz)
Schlafstadium 4 (Tiefschlaf)	nach ca. 63 Minuten	δ-Wellen (1 Hz)
REM-Schlaf (rapid eye movement)	nach ca. 90 Minuten	α-Wellen

1.12 Hormone

Tabelle 1.12.1: Zahlen zum Staunen

Diese Tabelle enthält eine Auswahl interessanter Zahlen aus 1.12 Hormone

Literatur siehe entsprechende Tabellen

Starling prägt den Begriff "Hormon"	1905
Kendal isoliert zum ersten Mal das Schilddrüsenhormon Thyroxin aus der Schilddrüse	1914
Butenandt und Doisy stellen erstmalig Östron in reiner Form dar	1929
Sanger klärt die Struktur des Insulins auf	1954
Strukturaufklärung des Gukagon	1957
Erstmalige Synthese des Insulins	1965
Erstmalige Synthese des Glukagons	1960
Strukturaufklärung von Somatropin	1966
Gentechnisch gewonnenes Insulin wird zum ersten Mal kommerziell verwertet.	1982
Beginn der Entwicklung der Hypophyse	24. Embryonaltag
Gewicht der Hypophyse	
Mann	500-600 mg
Frau	600-800 mg
Gewichtszunahme der Hypophyse in der Schwangerschaft	25 %
Gewicht der Zirbeldrüse	150 mg
Maximale Anzahl der Nebenschilddrüsen	8
Hormonvorrat in den Follikeln der Schilddrüse reicht	ca. 10 Monate
Anteil der Bevölkerung in süddeutschen Jod-Mangelgebieten mit endemischem Kropf	20 %
Insulin-Verbrauch beim Erwachsenen	ca. 2 mg pro Tag
Vorrat an Insulin in den B-Zellen reicht	fast 1 Woche
Anteil der Diabetes-Kranken in der deutschen Bevölkerung	5-6 %
Anteil der Schwangeren, die einen Schwangerschafts-diabetes ausbilden	1-3 %

Tabelle 1.12.2: Ausgewählte Hormone des Hypothalamus

Der Hypothalamus als basaler Anteil des Zwischenhirns, ist das übergeordnete Steuerorgan zahlreicher vegetativer Funktionen und der endokrinen Drüsen. Durch Steuerhormone reguliert er die Hormonausschüttung in der Hypophyse. Dabei verstärken Releasing-Hormone (RH) die Hormonfreisetzung in der Hypophyse, Inhibiting-Hormone (IH) hemmen sie. Adiuretin und Oxytocin werden auch im Hypothalamus gebildet. Für die Sekretion ist aber die Neurohypophyse zuständig.
In der Tabelle werden gängige Hormonnamen fett gedruckt. Synonyme und Abkürzungen sind in Klammer angehängt.
Abkürzungen: AS=Aminosäure; MG=Molekulargewicht

Werte aus Gotthard 1993, Schenck u. Kolb 1990, Thews, Mutschler u. Vaupel 1999, Thomas 1992, Silbernagel, Despopoulos 1991

Steuerhormone (Synonyme)	**Chemische Struktur**	**Halbwertszeit im Blut Erwachsener**
Somatoliberin (Somatotropin-releasing Hormon) (GH-RH) (Growth hormone-releasing Hormon)	Polypeptid AS: 44	60-120 Minuten
Somatostatin (Somatotropin-release inhibiting Hormon)	Polypeptid AS: 14/28	2-4 Minuten
Thyroliberin (TRH) (Thyrotropinreleasing Hormon)	Tripeptid AS: 3	-
Gonadoliberin (GnRH) (Gonadotropin-Releasing-Hormon) (LH-RH) (Luteotropic-releasing Hormon) (Triptorelin)	Oligopeptid AS: 10 MG: 1181	8-10 Minuten
Corticoliberin (CRH) (Corticotropin-Releasing-Hormon)	Polypeptid AS: 41	-
Prolaktostatin (PIH) (Prolactin-release inhibiting Hormon) (Dopamin)	Polypeptid AS: 56	-

Tabelle 1.12.3: Hypophyse (Glandula pituritaria)

Die Hypophyse ist in der knöchernen Schädelbasis (Sella turcica) lokalisiert. Sie ist ein aus verschiedenen Anteilen zusammengesetztes, kirschgroßes, endokrines Organ, das über den Hypophysenstiel (Infundibulum) direkt mit dem Hypothalamus verbunden ist. Der Hypothalamus (siehe Tabelle 1.12.2) kontrolliert durch Steuerhormone die Hormonausschüttung der Hypophyse.

Werte aus Pschyrembel 2000, Thomas 1992, Löffler, Petrides 1997, Junqueira, Carneiro 1996, Silbernagel, Despopoulos 1991

Beginn der **Entwicklung** der Hypophyse	24. Embryonaltag
Beginn der **Tätigkeit** der Hypophyse	unbekannt
Auftreten der ersten Sekretgranula in den Zellen der Hypophyse	Ende der 12. Embryonalwoche
Gewicht der Hypophyse	
Mann	500-600 mg
Frau	600-800 mg
Länge der Hypophyse	10 mm
Breite der Hypophyse	13 mm
Dicke der Hypophyse	4 mm
Gewichtsanteile	
Vorderlappen	73 %
Mittellappen	2 %
Hinterlappen	25 %
Anteile der verschiedenen Zellen	
Chromophobe Zellen(Funktion unbekannt)	50 %
Azidophile Zellen (produzieren: Prolactin, STH, Melanotropin)	40 %
Basophile Zellen (produzieren: ACTH, TSH, FSH, LH)	10 %
Gewichtszunahme der Hypophyse in der Schwangerschaft	25 %
Durchmesser der Sekretgranula	
Somatotrope Zellen (STH)	300-350 nm
Mammotrope Zellen (Prolaktin)	550-600 nm
Gonadotrope Zellen	
- Follitropinbildende Zellen (FSH)	200 nm
- Lutropinbildenden Zellen (LH)	250 nm
Thyrotrope Zellen (TSH)	120-200 nm
Kortikotrope Zellen (ACTH)	100-200 nm
Melanotropinproduzierende Zellen (Melanotropin)	200-300 nm

Tabelle 1.12.4: Hormone der Hypophyse

Der Hinterlappen der Hypophyse (Neurohypophyse) ist nur Sekretionsort für Hormone, die im Hypothalamus gebildet werden.
Abkürzungen: MG=Molekulargewicht; AS=Aminosäure

Werte aus Junqueira, Carneiro 1996, Löffler, Petrides 1997

Hormonnamen (Synonyme)	**Chemische Struktur**	**Halbwertszeit**
	Vorderlappen (Adenohypophyse):	
Somatotropes Hormon (STH, Somatotropin Wachstumshormon, GH)	Peptid; AS: 191; MG: 21.500	20-30 min
Prolactin	Peptid; AS: 198; MG: 22.000	10-15 min
Adrenokortikotropes Hormon (ACTH, Corticotropin)	Polypeptid; AS: 36; MG: 4.500	5-10 min
Tyroideastimulierendes Hormon (TSH, Thyrotropin)	Glykoprotein: Dimer aus α-Untereinheit: 92 AS ß-Untereinheit: 110 AS MG: 30.000	50 min
Follikelstimulierendes Hormon (FSH, Follitropin)	Glykoprotein: Dimer aus α-Untereinheit: 92 AS ß-Untereinheit: 115 AS MG: 30.000	50-130 min
Luteinisierendes Hormon (LH, Lutropin)	Glykoprotein: Dimer aus α-Untereinheit: 92 AS ß-Untereinheit: 118 AS MG: 30.000	100-160 min
	Mittellappen	
Melanozytenstimulierendes Hormonn (MSH, Melanotropin)	Polypeptid; AS: 22; MG: 4.500	-
	Hinterlappen (Neurohypophyse)	
Antidiuretisches Hormon (ADH, Adiuretin, Vasopressin)	Oligopeptid; AS: 9; MG: 1.000	2-3 min
Oxytocin	Oligopeptid; AS: 9; MG: 1.000	2-4 min

Tabelle 1.12.5: Zirbeldrüse und Melatonin

Das Hormon der Zirbeldrüse ist das Melatonin, das an der Regulation des Schlaf-Wach-Rhythmus beteiligt ist. Andere biologische Wirkungen sind derzeit noch nicht vollständig aufgeklärt.

Werte aus Thews, Mutschler, Vaupel 1999, Plenert, Heine 1984, Thomas 1992

Gewicht der Zirbeldrüse	150 mg
Länge der Zirbeldrüse	5-8 mm
Dicke der Zirbeldrüse	3-5 mm
Durchmesser der Granula	100 nm
Plasmakonzentration des Melatonins beim Jugendlichen in Abhängigkeit von der Tageszeit	
- 13 Uhr	9,3 µg/l
- 0-4 Uhr	130,3 µg/l

Tabelle 1.12.6: Zeitlicher Ablauf der Ausschüttung der Schilddrüsenhormone Thyroxin (T4) und Trijodthyronin (T3)

Siehe auch Tabelle 1.12.4.

Abkürzungen: TSH = Tyroideastimulierendes Hormon

Werte aus ..

Ereignis	**Zeitpunkt**
TSH-Ausschüttung der Hypophyse in die Blutbahn	0 s
TSH erreicht die Schilddrüse	nach 10 s
Aufnahme des **Thyroglobins** (Speicherform der Hormone) in die Epithelzellen der Schilddrüse	nach 5-15 Minuten
Erscheinen der **Schilddrüsenhormone** im Blut	nach 20 Minuten
Die Hälfte des abgegebenen **Thyroxins** (T4) ist aus dem Blut verschwunden	nach ca. 7 Tagen
Die Hälfte des abgegebenen **Trijodthyronin** (T3) ist aus dem Blut verschwunden	nach ca. 1-2 Tagen
Ersatz der abgegebenen Hormone in der Schilddrüse durch **Neuproduktion**	innerhalb von 24 h

Tabelle 1.12.7: Schilddrüse (Glandula thyroidea)

Hormone der Schilddrüse siehe Tabelle 1.12.10

Werte aus Gotthard 1993, Thews, Mutschler und Vaupel 1999, Schenck und Kolb 1990 Junqueira, Carneiro 1996, Silbernagel, Despopoulos 1991, Thomas 1992, Löffler, Petrides 1997

Anatomie der Schilddrüse	
Gewicht der Schilddrüse	20-30 g
Anzahl der Seitenlappen	2
Anteil der Menschen mit einem **Pyramidenlappen**	15 %
Länge eines Seitenlappens	5-7 cm
Breite eines Seitenlappens	3 cm
Dicke eines Seitenlappens	2 cm
Follikel der Schilddrüse	
Anzahl der Follikel pro Schilddrüse	ca. 3 Millionen
Durchmesser eines Follikels	0,1-0,5 mm
Hormonvorrat (T3 und T4) in den Follikeln der Schilddrüse	für 10 Monate
Thyroglobulin (Speicherform der Hormone in den Follikeln)	
Molekulargewicht	660.000
Anzahl der Untereinheiten	2
Aminosäuren insgesamt pro Molekül	6.000
Tyrosylreste insgesamt pro Molekül	144
Jod-Atome pro Molekül	20
Jodstoffwechsel	
Jod-Gehalt der gesamten Schilddrüse	5.000-7.000 µg
Täglicher Jodbedarf der Schilddrüse	100-200 µg
Täglicher Jodbedarf bei Schwangeren	>200 µg
Empfohlener Tagesverbrauch von jodiertem Speisesalz	5 g (ca. 1 Teelöffel)
Jodgehalt von 1 kg jodiertem Speisesalz	25-50 mg
Schildrüsenunterfunktion bei einer Aufnahme von	<10 µg/Tag
Plasmakonzentration des anorganischen Jodit	2-10 µg/l
Jod-Ausscheidung	
Stuhl	10 µ/Tag
Urin	150 µg/Tag
Schilddrüsengewicht bei einem **Kropf (Struma)**	>60 g
Anteil der Bevölkerung in süddeutschen Jod-Mangelgebieten mit **endemischem Kropf**	20 %

Tabelle 1.12.8: Hormone der Schilddrüse

Trijodthyronin (T3) und Thyroxin (T4) regen den Stoffwechsel des Menschen an. Die Ausschüttung ins Blut wird von dem Hypophysenhormon Tyroideastimulierendes Hormon (TSH) reguliert. Kalzitonin reguliert mit anderen Hormonen den Kalzium-Stoffwechsel. Die Ausschüttung ins Blut wird vom Plasma-Kalziumspiegel bestimmt.

Werte aus Gotthard 1993, Thews, Mutschler und Vaupel 1999, Schenck und Kolb 1990 Junqueira, Carneiro 1996, Silbernagel, Despopoulos 1991, Thomas 1992, Löffler, Petrides 1997

Trijodthyronin (T3) und Thyroxin (T4)	
Verhältnis der **biologischen Wirksamkeit** von T3 zu T4	10/1
Verbrauch von Schilddrüsenhormonen	140 µg/Tag
Sekretion der Hormone	
Thyroxin (T4)	100 µg/Tag
Trijodthyronin (T3)	40 µg/Tag
Plasmahalbwertszeit	
Thyroxin (T4)	ca. 7 Tage
Trijodthyronin (T3)	1-2 Tage
Plasmakonzentrationen: T3/T4	1/100
Plasmakonzentration T4 (insgesamt)	100 µg/l
Proteingebunden (biologisch nicht wirksam)	99,97 %
Frei (nicht proteingebunden=biologisch wirksam)	0,03 %
- Plasmakonzentration des freien T4	0,8-2 ng/l
Plasmakonzentration T3 (insgesamt)	1 µg/l
Proteingebunden (biologisch nicht wirksam)	99,7 %
Frei (nicht proteingebunden=biologisch wirksam)	0,3 %
- Plasmakonzentration des freien T3	0,25-0,6 ng/l
Bindung von T3 und T4 an Eiweiße im Blut:	
Thyroxin-bindendes Globin (TBG)	60 %
Thyroxin-bindendes Präalbumin (TBPA)	30 %
Albumin	10 %

Kalzitonin	
C-Zellen (bilden Kalzitonin)	
Größe der Sekretgranula	200-300 nm
Mengenverhältnis der C-Zellen zu den Follikelzellen	3-5 zu 1
Kalzitonin	
Anzahl der Aminosäuren	32
Molekulargewicht	3.700

Tabelle 1.12.9: Nebenschilddrüse und Parathormon

Das Hormon der Nebenschilddrüse ist das Parathormon, das den Kalziumhaushalt reguliert.

Werte aus Thews, Mutschler, Vaupel 1999, Junqueira, Carneiro 1996, Schiebler, Schmidt und Zilles 1997, Silbernagel, Despopoulos 1991

Anatomie der Nebenschilddrüse	
Normale Anzahl der Nebenschilddrüsen eines Menschen	4
Maximale Anzahl der Nebenschilddrüsen eines Menschen	8
Anteil der Menschen mit paariger Anordnung der Nebenschilddrüsen	90 %
Länge einer Nebenschilddrüse	5 mm
Breite einer Nebenschilddrüse	3 mm
Dicke einer Nebenschilddrüse	1 mm
Gewicht einer Nebenschilddrüse	
Neugeborenes	5-9 mg
Erwachsener	20-40 mg
Gewicht aller Nebenschilddrüsen beim Erwachsenen	100-140 mg
Zellen der Nebenschilddrüse	
Hauptzellen (bilden Parathormon)	
Durchmesser der Sekretgranula	200-400 nm
Oxyphile Zellen (Funktion unbekannt)	
Erstes Auftreten beim Menschen	mit 7 Jahren
Anteil an der Drüse	<3 %
Anteil der Fettzellen	
beim Kind	0 %
beim Erwachsenen	30-50 %
beim 70-jährigen	70 %
Das Parathormon der Nebenschilddrüse	
Chemischer Aufbau	Polypeptid
Anzahl der Aminosäuren	84
Molekulargewicht	9.500

Tabelle 1.12.10: Nebennieren und ihre Hormone

Die Regulation der Nebenniere erfolgt hauptsächlich über das Adrenokortikotrope Hormon (ACTH).

Junq Thomas Tews

Anatomie der Nebenniere	
Anzahl der Nebennieren	2
Größenverhältnis Nebenniere zu Niere	
Neugeborenes	1/3
Erwachsener	1/30
Länge einer Nebenniere	4-6 cm
Breite einer Nebenniere	1-2 cm
Dicke einer Nebenniere	4-6 cm
Gewicht einer Nebenniere	6 g
Verteilung des Gesamtgewichts der Nebenniere	
Rinde	80 %
Mark	20 %
Hormone der Nebennierenrinde (Cortex)	
Zona glomerulosa: Aldosteron (ein Steroid)	
Halbwertszeit im Blut	30-40 Minuten
Aldosteron-Sekretion	40-140 µg/Tag
Zona fasciculata: Cortisol (ein Steroid)	
Halbwertszeit im Blut	2-3 Stunden
Cortison-Sekretion	5-30 mg/Tag (14-84 µmol/Tag)
Zona reticularis: Dehydroepiandrosteron (ein Androgen)	
Wirksamkeit im Vergleich zum Testosteron	20 %
Sekretion	
Mann	21 mg/Tag
Frau	16 mg/Tag
Hormone des Nebennierenmarks (Medulla)	
Adrenalin	
Halbwertszeit im Blut	20-60 s
Noradrenalin	
Halbwertszeit im Blut	20-60 s
Verteilung der hormonproduzierenden Zellen	
A-Zellen (bilden Adrenalin)	80 %
N-Zellen (bilden Noradrenalin)	20 %
Anzahl der Sekretgranula pro Zelle	30.000

Tabelle 1.12.11: Hormone der Bauchspeicheldrüse

Die Hormone der Bauchspeicheldrüse werden in den Langerhans-Inseln der Bauchspeicheldrüse produziert und ins Blut ausgeschüttet.

Werte aus Thomas 1992, Löffler, Petrides 1997, Junqueira, Carneiro 1996

Langerhans-Inseln	
Gewicht insgesamt	2-5 g
Anteil am Pankreasgewicht	ca. 2 %
Gesamtzahl der Inseln	
Neugeborene	200.000
Erwachsene	1-2 Millionen
Durchmesser einer Insel	100-500 µm
Anzahl der Zellen pro Insel	3000
Zellerneuerung: Mitosen pro 30.000 Inselzellen	1
Glukagon aus den A-Zellen	
Strukturaufklärung	1957
Erstmalige Synthese	1960
Anteil der A-Zellen an den Inselzellen	25 %
Glukagon	
Molekulargewicht	3.485
Anzahl der Aminosäuren	29
Insulin aus den B-Zellen	
Insulin	
Molekulargewicht	5.734
Anzahl der Aminosäuren	51
Strukturaufklärung (F. Sanger, Cambridge)	1955
Erstmalige Synthese	1965
Einsatz von gentechnisch gewonnenem Insulin	seit 1982
Anteil der B-Zellen an den Inselzellen	60 %
Insulin-Verbrauch (beim Erwachsenen)	ca. 2 mg pro Tag
Vorrat an Insulin im gesamten Pankreas	10-12 mg
Vorrat an Insulin in den B-Zellen reicht	fast 1 Woche
Halbwertszeit des Insulins im Blut	20-30 min
Somatostatin aus den D-Zellen	
Anteil der D-Zellen an den Inselzellen	15 %
Halbwertszeit im Plasma	2-3 min
Anzahl der Aminosäuren des Somatostatins	14/28

Tabelle 1.12.12: Zuckerkrankheit (Diabetes mellitus)

Siehe auch Tabelle 1.12.13

Werte aus Gotthard 1993, Thews, Mutschler, Vaupel 1999

Anteil der **Diabetes-Kranken** in der Bevölkerung	5-6 %
Blutzuckergehalt im kapillären Blut	
normal	70-100 mg/dl (3,9-5,5 mmol/l)
Hypoglykämie (Abnahme des Blutzuckerspiegels)	< 45 mg/dl
Hypoglykämischer Schock	< 35 mg/dl
Hyperglykämie (überhöhter Blutzuckerspiegel)	>120 mg/dl
Nierenschwelle der Glukose (Plasmakonzentration, ab der Glukose über die Niere ausgeschieden wird)	180 mg/dl
Anteil der **Schwangeren**, die einen Schwangerschaftsdiabetes ausbilden (Diabetes Typ 4)	1-3 %
Diabetes Typ I (Jugenddiabetes)	
Anteil an allen Diabetikern	10 %
Prozentsatz kranker Kinder von einer Diabetikerin bei gesundem Vater	3-5 %
Prozentsatz kranker Jugendlicher in Deutschland	ca. 1,7 %
Manifestationalter der Krankheit	
Jungen	13 Jahre
Mädchen	10 Jahre
Diabetes Typ II (Altersdiabetes)	
Anteil an allen Diabetikern	90 %
Anteil der Übergewichtigen Typ 2 Diabetiker	80 %
Manifestation der Krankheit	ab 40 Jahre
Maximum der Manifestation	60-70 Jahre

Oraler Glukosetoleranztest

	Glukosekonzentrationen in mg/dl	
	Zeitpunkt 0 (Nüchternblutzucker)	**120 min nach Gabe von 75 g Glukose**
Normal	<100	<140
Gestörte Glukosetoleranz	<120	>140 <200
Diabetes mellitus	>120	>220

Tabelle 1.12.13: Normalwerte der Hormone im Blut

Auf Grund der geringen Konzentration und dem raschen Abbau in der Leber ist der Hormonnachweis im Blut sehr schwierig. Deshalb werden Hormonuntersuchungen häufig im 24-Stunden-Urin durchgeführt.
Follikelphase: Zeit im weiblichen Zyklus vom Zyklusbeginn bis zum Eisprung.
Ovulation: Eisprung
Lutealphase: Zeit vom Eisprung bis zum Zyklusende
Postmenopause: Zeit nach der letzten Regel der Frau (Durchschnitt ab dem 49. Jahr)

Werte aus Kruse-Jarres 1993, Laborwerte 1997, Krapf 1995

Hormon		Konzentration im Blut
Adrenalin		30-90 pg/ml
Adrenocorticotropes Hormon (ACTH)	morgens	10-100 ng/l (2,2-22 pmol/l)
	abends	5-20 ng/l (1,1-4,4 pmol/l)
Aldosteron	stehend	40-310 ng/l
	liegend	10-160 ng/l
Androstendion	Mann	0,57-2,65 ng/ml
	Frau	0,47-2,68 ng/ml
Antidiuretisches Hormon (ADH)		2-8 pg/ml
Kalzitonin		< 30 pg/ml <8,7 pmol/l
Cortisol	morgens	8-25 µg/dl 1,26-3,94 mmol/l
	mittags	5-12 µg/dl 0,79-1,89 mmol/l
	nachts	<5 µg/dl <0,79 mmol/l
Corticosteron		0,4-2,0 µg/dl
C-Peptid		1,1-3,6 ng/ml
Dehydroepiandrosteron	Mann	35-440 µg/dl
	Frau	10-334 µg/dl
	vor der Pubertät	5-263 µg/dl
Dihydrotestosteron	Mann	16-108 µg/dl
	Frau	<20 µg/dl
Dopamin		<30 µg/ml
Erythropoetin		6-25 U/l

Fortsetzung

Fortsetzung 1.12.13: Normalwerte ...

Hormon		Konzentration im Blut
Follikelstimulierendes Hormon (FSH)	Mann	1-10 U/l
	Frau:	
	- Follikelphase	2,5-11 U/l
	- Ovulation	8,3-16 U/l
	- Lutealphase	2,5-11 U/l
	- Postmenopausal	27-82 U/l
Gastrin		28-115 pg/ml
Glukagon		40-180 pg/ml
Insulin		3-15 µU/ml
Luteinisierendes Hormon (LH)	Mann	1,5-9,2 U/l
	Frau:	
	- Follikelphase	1,8-13,4 U/l
	- Ovulation	15,2-78,9 U/l
	- Lutealphase	0,7-19,4 U/l
	- Postmenopause	> 50 U/l
Noradrenalin		185-275 ng/l (1094-1628 pmol/l)
Östradiol	Mann	5-80 pg/ml
	Kind	<25 pg/ml
	Frau:	
	- Follikelphase	30-120 pg/ml
	- Ovulation	90-330 pg/ml
	- Lutealphase	65-180 pg/ml
	- Postmenopause	10-50 pg/ml
Östron	Mann	10-60 pg/ml
	Frau:	
	- Follikelphase	40-120 pg/ml
	- Lutealphase	60-200 pg/ml
	- Postmenopause	<30 pg/ml
Parathormon		15-65 pg/ml (1,5-6,5 pmol/l)
Progesteron	Mann	<2,4 ng/ml
	Kind	0,1-0,6 ng/ml
	Frau:	
	- Follikelphase	<1,82 ng/ml
	- Lutealphase	3,29-30 ng/ml

Fortsetzung

Fortsetzung 1.12.13: Normalwerte ...

Hormon		Konzentration im Blut
Prolaktin	Mann	0,62-12,5 ng/ml (20-400 µU/l)
	Frau:	0,62-15,6 ng/ml (20-500 µU/l)
	- Schwangere	<200 ng/ml (<6.500 µU/l)
	- Postmenopause	<9,7 ng/ml (<310 µU/l)
Renin (direkt)	liegend	10-30 ng/l
	stehend	10-60 ng/l
Serotonin	Mann	80-290 µg/l
	Frau	110-320 µg/l
Somatostatin		< 50 pg/ml
Testosteron (gesamt)	Mann	2,7-10,7 ng/ml
	Frau	0,2-0,9 ng/ml
Testosteron (frei)	Mann	9-47 pg/ml
	Frau	0,7-3,6 pg/ml
Thyreotropin (TSH)		0,3-3,5 mU/l
Thyroxin T4 (gesamt)		4,5-10,5 µg/dl (57,9-135,1 nmol/l)
Thyroxin T4 (frei)		0,8-2 ng/dl (10,3-25,7 pmol/l)
Trijodthyronin T3 (gesamt)		0,8-2 µg/l (2-3 nmol/l)
Trijodthyronin T3 (frei)		3-6 ng/l (4,6-9,2 pmol/l)
Wachstumshormon (STH)		0-7 ng/ml

Tabelle 1.12.14: Normalwerte der Hormone und Hormonabbauprodukte im Urin

Die Hormonuntersuchungen werden im 24-Stunden-Sammelurin durchgeführt. Dazu wird der Urin während eines Tages und einer Nacht gesammelt.

Werte aus Kruse-Jarres 1993 Krapf 1995 Laborwerte

Hormone und Hormonabbauprodukte		Konzentration im Urin
Adrenalin		4-20 µg/24h
		22-109 nmol/24h
Aldosteron	Normalernährung	3-15 µg/24h
	Salzarme Diät	17-44 µg/24h
	Salzreiche Diät	<6 µg/24h
Choriongonadotropin (HCG)		<20 IU/l
Cortisol	Erwachsener	20-130 µg/24h
	Kind (4 Monate - 10 Jahre)	2-30 µg/24h
Dopamin	Erwachsener	<450 µg/24h
		<3 µmol/24h
	Alter bis 12 Monate	<180 µg/24h
		<1,2 µmol/24h
	Alter 1-2 Jahre	<240 µg/24h
		<1,6 µmol/24h
Homovanillinsäure		<15 mg/24h
		<83 mmol/24h
Hydroxy-Indolessigsäure		<8,5 mg/24h
Metanephrin		74-298 µg/24h
Noradrenalin	Erwachsener	23-105 µg/24h
		136-620 nmol/l
	Alter bis 2 Jahre	<35 µg/24h
	Alter 2-8 Jahre	<60 µg/24h
	Alter 9-16 Jahre	<70 µg/24h
Östrogene (gesamt)	Mann	6-25 µg/24h
	Kind	2-14 µg/24h
	Frau:	
	- Follikelphase	7-25 µg/24h
	- Ovulation	25-95 µg/24h
	- Lutealphase	20-70 µg/24h
	- Postmenopause	3-11 µg/24h
Serotonin		40-240 ng/24h
Vanillinmandelsäure		3,3-6,5 mg/24h

Tabelle 1.12.15: Zeittafel der Hormonforschung

Siehe auch Tabelle 3.2.6 und 3.2.7

Nach Gotthard 1993

Kastrierten Hähnen werden Hoden wieder eingepflanzt und die männlichen Geschlechtsmerkmale werden erneut ausgebildet	Berthold	1849
Entdeckung der Inseln der Bauchspeicheldrüse	Langerhans	1869
Zuckerkrankheit wird beim Hund durch Entfernen der Bauchspeicheldrüse hervorgerufen	Mering und Minkowski	1889
Bericht über Selbstversuche mit Tierhodenextrakten in der Pariser Akademie der Wissenschaften	Brown-Sequard	1889
Entdeckung des hohen Jodgehalts der Schilddrüse	Baumann	1895
Herstellung von Adrenalin in kristalliner Form	Takumine und Aldrich	1901
Der Begriff "Hormon" wird geprägt	Starling	1905
Isolierung des Thyroxins aus der Schilddrüse	Kendal	1914
Gewinnung eines insulinreichen Extraktes aus der Bauchspeicheldrüse von Hunden	Banting und Best	1921
Nachweis der Bedeutung der Hypophyse für die Funktion der Keimdrüsen	Aschheim und Zondek	1926
Darstellung von Östron in reiner Form	Butenandt und Doisy	1929
Strukturaufklärung und Synthese von Vasopressin und Oxytocin	Du Vigneaud	1953
Gewinnung von Glukagon	Straub	1953
Strukturaufklärung des Insulins	Sanger	1954
Reinherstellung von Somatropin des Rindes		1955
Strukturaufklärung von Somatropin		1966
Vollsynthese des Glukagons	Wünsch	1967
Entdeckung des Thyroliberin aus dem Hypothalamus von Schafen bzw. Schweinen	Schally und Guillemin	1969
Entdeckung der Endorphine	Hughes	1975
Herstellung monoklonaler Antikörper	Köhler und Milstein	1975
Einschleusung des menschlichen Gens für Insulin in das Bakterium Escherichia coli		1978/79
Beginn der kommerziellen Verwertung von gentechnisch gewonnenem Insulin		1982

1.13 Geschlechtsorgane und Entwicklung

Tabelle 1.13.1: Zahlen zum Staunen

Diese Tabelle enthält eine Auswahl interessanter Zahlen aus 1.13 Geschlechtsorgane und Entwicklung.

Literatur siehe entsprechende Tabellen

Verlagerung des Hodens aus dem Bauchraum in den Hodensack (Descensus)	3.-10. Monat der Schwangerschaft
Temperaturdifferenz zwischen Hodensack und Körperkern	2°C
Bildung von Samenzellen bei einem gesunden, jungen Mann	ca. 1.000 pro Sekunde
Zeitdauer, die ein Spermium nach dem Geschlechtsverkehr befruchtungsfähig bleibt	1-3 Tage
Temperatur, bei der Spermien eingefroren werden, ohne ihre Befruchtungsfähigkeit zu verlieren	-190 °C
Durchschnittliche Anzahl der Samenzellen in der Samenflüssigkeit	60 Millionen/ml
Zeugungsunfähigkeit liegt normalerweise vor bei einer Spermienenzahl von	<5 Millionen/ml
Alle Eizellen werden vor der Geburt gebildet	
5. Fetalmonat	6 Millionen
bei der Geburt	40.000-50.000
beim Erreichen der Geschlechtsreife	20.000
Anzahl der Eizellen, die im Leben einer Frau bis zur Befruchtungsfähigkeit heranwachsen	400-450
Dauer des Befruchtungsvorgangs (Verschmelzen der Samenzelle mit der Eizelle)	24 Stunden
Zeitpunkt, an dem das Herz eines Menschen zu schlagen beginnt	22 Tage nach der Befruchtung
Alle wesentlichen Organe eines Menschen sind angelegt	56 Tage nach der Befruchtung
Anteil an der Gesamtzahl der Geburten	
Zwillingsgeburten	1 %
Drillingsgeburten	0,01 %
Vierlingsgeburten	0,000.1 %
Durchschnittliche Gewichtszunahme der Mutter am Ende der Schwangerschaft	11,2 kg

Tabelle 1.13.2: Anatomie der Hoden (Testis)

Der paarig angelegte Hoden ist ein ellipsoides Organ. Beide Hoden liegen im Hodensack, wobei der linke gewöhnlich etwas tiefer steht als der rechte. In den Hoden werden Spermien (siehe Tabelle 1.13.3) und Hormone produziert.

Werte aus Pschyrembel 2000, Schiebler, Schmidt u. Zilles 1995, Thews, Mutschler u. Vaupel 1999, Junqueira, Carneiro 1996, Leonhardt 1990

Durchschnittliche Größe eines Hoden	
Längsdurchmesser	4-5 cm
Breite	2-3 cm
Dicke	3 cm
Gewicht eines Hoden	20 g
Dicke der Hodenkapsel (Tunica albuginea)	1 mm
Hodenläppchen (Lobuli testes)	
Anzahl der Läppchen in einem Hoden	250
Länge der Läppchen	2-3 cm
In den Samenkanälchen (Tubuli seminiferi contorti) werden die Spermien gebildet	
Anzahl der Samenkanälchen pro Hodenläppchen	1-4
Anzahl der Samenkanälchen in einem Hoden	500-800
Länge eines Samenkanälchens	30-70 cm
Länge aller Samenkanälchen im Hoden	300 m
Durchmesser eines Samenkanälchens	180-280 µm
Höhe des Keimepithels	60-80 µm
Sertolizellen (Ammenzellen für die Spermienproduktion)	
Länge	bis zu 50 µm
Leidig-Zellen (bilden Testosteron)	
Anteil am gesamten Hodenvolumen	12 %
Testosteronproduktion	7 mg/Tag
Reinke Kristalle (Eiweißkristalle die im Zytoplasma der Leidig-Zellen vorkommen)	
Dicke	bis 3 µm
Länge	bis 20 µm
Verlagerung des Hodens in den Hodensack (Descensus)	3.-10. Schwangerschaftsmonat
Temperaturdifferenz zwischen Hodensack und Körperkern	2°C

Tabelle 1.13.3: Bildung und Aufbau der Samenzellen

Für eine optimale Bildung von Samenzellen ist die Temperaturdifferenz von etwa 2°C zwischen Hoden und Körperkern eine Voraussetzung.

Werte aus Pschyrembel 2000, Schiebler, Schmidt u. Zilles 1997, Spiegel Nr. 9/96, Thews, Mutschler u. Vaupel 1999, Junqueira, Carneiro 1996, Leonhardt 1990

Bildung der Samenzellen	
Bildung von **Vorläuferzellen** (Spermatogonien)	400 Millionen/Tag
Bildung von **fertigen Samenzellen** (Spermien)	
pro Tag	100 Millionen
pro Sekunde	ca. 1.000
Dauer der **Entwicklung** eines Spermiums aus einer Vorläuferzelle (Spermatogonie) im Hoden	ca. 70 Tage
Dauer der **Nebenhodenpassage** (Transport durch den Nebenhoden)	7-14 Tage
Gesamtdauer (von der Bildung bis zum Auftauchen im Ejakulat)	80-90 Tage
Wanderungsgeschwindigkeit der Spermien in Flüssigkeit	3-5 mm/min
Temperatur, bei der Spermien eingefroren werden ohne ihre Befruchtungsfähigkeit zu verlieren	-190 °C

Aufbau der ausgereiften Samenzelle	
Länge (insgesamt)	60 µm
Kopf (mit haploidem Zellkern)	
Dicke	2-3 µm
Länge	4-5 µm
Anzahl der Membranen des Akrosoms	2
Hals	
Dicke	0,8 µm
Länge	0,3 µm
Anzahl der Außenfibrillen	9
Mittelstück	
Dicke	1 µm
Länge	6 µm
Anzahl der Außenfibrillen	9
Hauptstück	
Dicke	0,5 µm
Länge	45 µm
Anzahl der längs verlaufenden Seitenleisten	2
Endstück	
Länge	5-7 µm

Tabelle 1.13.4: Die Samenwege

Zu den Samenwegen zählt man die anatomischen Strukturen, die von einer Samenzelle durchwandert werden müssen, um von ihrem Entstehungsort, dem Hoden, als Ejakulat an die Außenwelt zu gelangen. Der Nebenhodengang wird beim Verlassen des Nebenhodens zum Samenleiter. Dieser wird bei der Einmündung des Ausführungsganges der Samenblase zum Spritzkanälchen. Das Spritzkanälchen mündet in die pars prostatica der Harnröhre.

Werte aus Schiebler, Schmidt und Zilles 1997, Thews, Mutschler, Vaupel 1999, Leonhardt 1990, Junqueira, Carneiro 1996

Nebenhoden (Epididymis)	
Länge	5 cm
Gewicht	4 g
Ductuli efferentes (verbinden den Hoden mit dem Nebenhoden)	
Anzahl	8-12
Länge	10-12 cm
Nebenhodengang (Ductus epididymidis)	
Gesamtlänge im gestreckten Zustand	4-6 m
Innendurchmesser	
- am Anfang	150 µm
- am Ende	400 µm
Samenleiter (Ductus deferens)	
Länge	50-60 cm
Dicke	3-4 mm
Innendurchmesser	0,5-1 mm
Zahl der **Kontraktionen** beim Orgasmus	3-4
Spritzkanälchen (Ductus ejaculatorius)	
Länge	ca. 2 cm
Trichterförmige **Verengung** auf einen Innendurchmesser von	200 µm
Männliche Harnröhre	
Länge insgesamt (Durchschnitt)	20 cm
Pars prostatica	3,5 cm
Pars membranacea	1,5 cm
Pars spongiosa	15 cm

Tabelle 1.13.5: Penis und Geschlechtsdrüsen

Die Sekrete der Geschlechtsdrüsen bilden 90 % der Samenflüssigkeit (siehe Tabelle 1.13.6). Die Samenzellen machen 10 % der Samenflüssigkeit aus und werden im Hoden produziert (siehe Tabelle1.13.3).

Werte aus Schiebler, Schmidt und Zilles 1997, Thews, Mutschler, Vaupel 1999, Leonhardt 1990, Junqueira, Carneiro 1996

Samenblase (Vesicula seminalis)	
Länge der Samenblase insgesamt	15-20 cm
Länge der einzelnen **Bläschendrüsen**	4-5 cm
pH-Wert des Sekrets der Samenblase	7,2-7,5
Anteil des Sekrets am Sperma	50-60 %
Vorsteherdrüse (Prostata)	
Größe	kastaniengroß
Gewicht	20 g
Anzahl der tubulo-alveolären Drüsen	30-50
Anzahl der Ausführungsgänge	15-30
Prostatasekret	
Anteil am Ejakulat	15-30 %
pH-Wert	6,4
Vergrößerung der Prostata	
Anteil bei Männern über 65 Jahren	75-100 %
Anteil der Betroffenen mit Beschwerden	30-40 %
Durchmesser, den ein Prostatastein erreichen kann	2 mm
Penis	
Anzahl der **Schwellkörper**	3
Erschlaffter Zustand	
Länge	9,4 cm
Breite	3,2 cm
Erregierter Zustand	
Länge	13
Breite	4,1
Durchmesser der **Kavernen** im erregierten, mit Blut gefüllten Zustand	1-3 mm

Tabelle 1.13.6: Zusammensetzung der Samenflüssigkeit

Das frische Ejakulat ist milchig trüb. Bei wiederholtem Koitus nimmt das Volumen ab. Nach längerer Abstinenz kann es 13 ml erreichen.

Werte aus Documenta Geigy 1975, Schiebler, Schmidt und Zilles 1997, Thews, Mutschler, Vaupel 1999, Leonhardt 1990, Junqueira, Carneiro 1996

Samenflüssigkeit (Sperma, Ejakulat)	
Durchschnittliche Menge pro Samenerguss	2-3 ml
Anzahl der Samenzellen (Spermien)	
Durchschnitt	60 Millionen/ml
Normalwerte	20-120 Millionen/ml
Normaler Anteil unreifer Samenzellen	20 %
Zeugungsunfähigkeit nomalerweise bei einer Spermienzahl von	<5 Millionen/ml
Normaler Anteil beweglicher Samenzellen	>50 %
Beweglichkeitsverlust nach 2 Stunden	15 %
Verflüssigung des Koagulats nach	5-15 Minuten
Anteil am Gesamtvolumen der Samenflüssigkeit	
Spermien	10 %
Sekret der Samenblasen	50-60 %
Sekret der Vorsteherdrüse (Prostata)	15-30 %
Sekret der Cowper-Drüsen	1-3 %
Zusammensetzung und Eigenschaften der Samenflüssigkeit	
Wasser	91,8 %
Trockensubstanz	7,2 %
Eiweiß	45 g/l
Harnsäure	60 mg/l
Vitamine	
- Tocopherol	9,8 mg/kg
- Vitamin B12	0,45 µg/l
- Ascorbinsäure (Vitamin C)	43 mg/l
Fruktose	2,24 g/l
Sorbit	0,1 g/l
Zitronensäure	3,76 g/l
Milchsäure	0,37 g/l
Lipide	1,88 g/l
DNA pro Spermium	2,5 pg
Dichte	1,027-1,045 g/cm^3
Osmolalität	296 mosmol/kg H_2O
pH-Wert	7,2-7,8

Tabelle 1.13.7: Anzahl der Samenzellen im Ländervergleich und im Zeitraster

Werte aus Pschyrembel 1994, Fertility and Sterility 5/1996, Schiebler, Schmidt u. Zilles 1995, Spiegel Nr. 9/96, Thews, Mutschler u. Vaupel 1989

Ländervergleich		
Land		**Anzahl der Samenzellen im Ejakulat**
Finnland		114 Millionen/ml
Pakistan		79 Millionen/ml
Deutschland		78 Millionen/ml
Nigeria		64 Millionen/ml
Hongkong		62 Millionen/ml
Europäische Studien		
Dänische Studie von Niels Skakkebæk (1992)		
Untersuchung von:	- 1940	113 Millionen/ml
	- 1990	60 Millionen/ml
Pariser Studie von Pierre Jouannet		
Untersuchung von:	- 1973	89 Millionen/ml
	- 1992	60 Millionen/ml
Schottische Studie an 577 Männern		
Jährlicher Rückgang der Anzahl der Samenzellen in der Zeit von 1984-1995		2 % pro Jahr
Genter Studie von Frank Comhaire		
Anteil steriler Samenspender:	- 1980	1,6 %
	- 1993	9,0 %
Anteil von Samenspendern mit geringer Qualität der Samenzellen:	- 1980	5,4 %
	- 1993	45,8 %
Amerikanische Studien		
Amerikanische Studien von Fisch u. Paulsen 1996		
Untersuchungen von 1970-1994 in New York, Minnesota und Los Angeles		geringfügiger Anstieg
Untersuchungen von 1972-1993 in Seattle		Anstieg um 10 %

Tabelle 1.13.8: Eierstock (Ovar)

In den paarig Eierstöcken reifen die Eizellen der Frau (Follikelreifung). Die hormonelle Steuerung übernehmen die Hypophysenhormone FSH und LH (siehe Tabelle 1.12.4). Beim Follikelsprung (Ovulation) wird das Ei aus dem Tertiärfollikel in den Eileiter geschwemmt. In der Ampulle des Eileiters findet die Befruchtung statt.

Werte aus Schiebler, Schmidt u. Zilles 1995 Junqueira, Carneiro 1996, Leonhardt 1990, Thews, Mutschler, Vaupel 1999

Eierstöcke und Eizellen	
Länge eines Eierstocks (Ovar)	3 cm
Breite	1,5 cm
Dicke	1 cm
Gewicht	7-14 g
Einwanderung der Urgeschlechtszellen in das Ovar	5-6 Embryonalwoche
Anzahl der Eizellen (werden vor der Geburt gebildet)	
5. Fetalmonat	6 Millionen
bei der Geburt	40.000-50.000
beim Erreichen der Geschlechtsreife	20.000
Anteil der befruchtungsfähigen Eizellen	400-450
Verhältnis der befruchtungsfähigen Eizellen zu den bei der Geburt vorhanden Eizellen	1/1000
Zeugungsfähige Jahre der Frau in der Regel bis zu	40 Jahre
Anzahl der Follikel (Eizellen), die normalerweise pro Zyklus (28 Tage) zur Ausreifung kommen	1
Follikel und Eisprung	
Primordialfollikel	
Durchmesser der Eizelle	40 µm
Primärfollikel	
Durchmesser insgesamt	50 µm
Sekundärfollikel	
Durchmesser insgesamt	200 µm
Durchmesser der Eizelle	80 µm
Tertiärfollikel	
Durchmesser insgesamt	5.000-10.000 µm
Durchmesser der Eizelle	110-140 µm
Graaf-Follikel (kurz vor dem Eisprung)	
Durchmesser insgesamt	24.000-28.000 µm
Durchmesser der Eizelle	110-140 µm
Eisprung (Ovulation)	14. Tag des Zyklus
Dauer des Eisprungs	3-5 Minuten
Zeit nach dem Eisprung, in der die Eizelle befruchtungsfähig bleibt	24 Stunden

Tabelle 1.13.9: Eileiter (Tuba uterina)

In den paarig angelegten Eileitern findet die Befruchtung der Eizelle statt. Die befruchtete Eizelle (Zygote) wird im Eileiter zur Gebärmutter transportiert.

Werte aus Junqueira, Carneiro 1996, Leonhardt 1990, Thews, Mutschler, Vaupel 1999

Länge eines Eileiters	10-18 cm
Abschnitte des Eileiters (Tube)	
Trichterförmige Erweiterung	
Länge der Fransen der Tubenöffnung (Fimbrien)	1-2 cm
Ampulle (Ampulla tubae uterinae)	
Länge	7 cm
Dicke	4-10 mm
Engste Stelle (Isthmus tubae uterinae)	
Länge	3 cm
Dicke	1-3 mm
Tubenwanderung der Eizelle	4-5 Tage
Sekretion der Schleimhaut	
1. Zyklushälfte	0,5 ml/Tag
Zyklusmitte	1,5 ml/Tag

Tabelle 1.13.10: Gebärmutter (Uterus)

In der Gebärmutter wächst der Keim bis zur Geburt heran.

Werte aus Junqueira, Carneiro 1996, Leonhardt 1990, Thews, Mutschler, Vaupel 1999

Länge	
Gesamtlänge	7-8 cm
Corpus uteri	5 cm
Gebärmutterhals (Cervix uteri)	3 cm
Breite	3-4 cm
Dicke	2-3 cm
Gewicht	
normal	50-80 g
Schwangerschaftsende	1.000-1.200 g
Dicke der Muskelwand (Myometrium)	bis zu 2 cm
Länge der glatten Muskelzellen des Myometriums	
Normal	50 µm
Schwangerschaftsende	500 µm
Winkel	
Corpus-Cervix (Anteflexio)	70-90°
Cervix-Vagina (Anteversio)	90°
Lumenweite des Hohlraums der Gebährmutter	3-5 mm

Tabelle 1.13.11: Scheide, Kitzler und weibliche Harnröhre

Die Scheide (Vagina) ist die Verbindung der Gebährmutter zur Außenwelt. Sie dient dem Kind als Geburtskanal.

Werte aus Junqueira, Carneiro 1996, Leonhardt 1990

Scheide (Vagina)	
Länge der Scheide	8-12 cm
Breite der Scheide	2-3 cm
Dicke der Scheidenwand	3 mm
Dicke des Epithels	150-200 µm
pH-Wert in der Scheide	4-5
Kitzler (Clitoris)	
Länge	3-4 cm
Anzahl der Schwellkörper	2
Weibliche Harnröhre (Urethra feminina)	
Länge	3-5 cm
Weitester Durchmesser	7-8 mm

Tabelle 1.13.12: Mutterkuchen (Plazenta)

Die Plazenta gewährleistet die Versorgung des Fetus mit Nährstoffen und Gasen. Gleichzeitig werden Stoffwechselendprodukte aus dem fetalen Blut abtransportiert.

Werte aus Schiebler, Schmidt u. Zilles 1995 Junqueira, Carneiro 1996, Leonhardt 1990

Dicke der Plazenta	ca. 3 cm
Durchmesser der Plazenta	ca. 20 cm
Gewicht der ausgewachsenen Plazenta	ca. 500 g
Blutgehalt des intervillösen Raumes	200-250 ml
Durchblutungsrate	150 ml/min/kg Fetus
Zeit, in der das Blut im intervillösen Raum ausgetauscht wird	30 Sekunden
Blutdruck im intervillösen Raum	60-70 mmHg
Anzahl der **Arterien** der Mutter, die den intervillösen Raum mit Blut versorgen	200

Tabelle 1.13.13: Zottenbäume der Plazenta

Zottenbäume werden vom Mutterkuchen (Plazenta) für den Stoffaustausch zwischen Mutter und Kind gebildet. Der Synzytiotrophoblast bildet einen zusammenhängenden Zytoplasmaschlauch ohne Zellgrenzen und bedeckt den gesamten Zottenbaum. Der Zytotrophoblast besteht aus einzelnen Zellen und kommt teilweise zwischen dem Synzytiotrophoblast und den Zotten vor.

Werte aus Schiebler, Schmidt u. Zilles 1995

Entwicklung der Zotten	
Primärzotten (bestehen aus Zytotrophoblast und Synzytiotrophoblast)	13.-14. Tag
Sekundärzotten (Bindegewebe wächst ein)	15.-18. Tag
Tertiärzotten (Blutgefäße kommen hinzu)	
Bildung	ab dem 19. Tag
Durchmesser bis zur 4. Woche	100-150 µm
Gliederung eines Zottenbaums einer reifen Plazenta	
Anzahl der Zottenbäume	ca. 200
Davon voll entwickelt	60-70
Durchmesser der verschiedenen Abschnitte des Zottenbaums	
Stammzotten	
- Trunki chorii	1-2 mm
- Rami chorii	0,5-1 mm
- Ramuli chorii	60-500 µm
Endverzweigungen	
- Intermediärzotten	50-200 µm
- Endzotten	50 µm
Zahl der gabeligen **Aufteilungschritte** des voll entwickelten Zottenbaums	11
Oberfläche für den Stoffaustausch zwischen Mutter und Kind	12-14 m^2

Tabelle 1.13.14: Der Menstruationszyklus

Die zyklischen Veränderungen der Gebärmutterschleimhaut während der geschlechtsreifen Zeit der Frau unterliegen der direkten hormonellen Steuerung durch das Ovar. Zu der Regelblutung kommt es durch die Abstoßung eines Teils der Gebärmutterschleimhaut in der Desquamationsphase.

Werte aus Schiebler, Schmidt u. Zilles 1995 Junqueira, Carneiro 1996, Leonhardt 1990, Thews, Mutschler, Vaupel 1999

Dauer des **Menstruationszyklus** insgesamt	28 Tage
Erster Zyklus der Frau (Menarch)	mit 12-15 Jahren
Letzter Zyklus der Frau (Menopause)	mit 45-50 Jahren
Die verschiedenen Phasen des Menstruationszyklus	
Desquamationsphase (Regelblutung)	
Zeitdauer im Zyklus	1.-4. Tag
Dauer insgesamt	4 Tage
Durchschnittlicher Blutverlust pro Regelblutung	35-50 ml
Proliferationsphase (östrogene Phase)	
Zeitdauer im Zyklus	5.-14. Tag
Dauer insgesamt	10 Tage
Dicke der Uterusschleimhaut	
Am Anfang	1 mm
Am Ende	5 mm
Ovulation (Eisprung)	
Zeitpunkt im Zyklus	14. Tag
Dauer insgesamt	3-5 min
Sekretionsphase (gestagene Phase)	
Zeitdauer im Zyklus	15.-28. Tag
Dauer insgesamt	14 Tage
Dicke der Uterusschleimhaut	5-8 mm
Beginn der Rückbildung des Gelbkörpers	22. Tag
Ischämische Phase	
Zeitpunkt im Zyklus	28. Tag
Dauer	einige Stunden
Dicke der Uterusschleimhaut	3-4 mm

Tabelle 1.13.15: Entwicklung des Keimes bis zur Einnistung (Implantation) in die Gebärmutterschleimhaut

Die angegebenen Zahlen stellen Durchschnittswerte dar.

Werte aus Schiebler, Schmidt u. Zilles 1995, Thews, Mutschler, Vaupel 1999

Spermienwanderung und Befruchtung	
Anzahl der Spermien, die mit dem Ejakulat zum äußeren Muttermund der Gebärmutter gebracht werden	200-400 Mio
Anzahl der Spermien, die den **Aufstieg bis in den Eileiter** (Ort der Befruchtung) schaffen	200-400
in Prozent	0,00001 %
Wanderungsgeschwindigkeit der Spermien beim Aufstieg	2-3 mm/min
Durchschnittliche Zeitdauer des Aufstieges	40-60 min
Zeitdauer, die ein Spermium im weiblichen Genital **befruchtungsfähig** bleibt	1-3 Tage
Dauer des Befruchtungsvorgangs (Spermium verschmilzt mit der Eizelle	24 Stunden
Anzahl der Chromosomen	
Eizelle	23
Spermium	23
Befruchtete Eizelle (Zygote)	46
Zellteilungen (Furchungen) der Zygote	
Durchmesser der Eizelle beim Eisprung	130-150 µm
Erreichen des **2-Zellen-Stadiums** (erste Zellteilung)	nach 30 Stunden
Durchmesser	150 µm
Erreichen des **4-Zellen-Stadiums**	nach 40-50 Stunden
Durchmesser	150 µm
Erreichen des **16-Zellen-Stadium** (Morula)	nach 3 Tagen
Durchmesser	150 µm
Erreichen des **50-60-Zellen-Stadium** (Blastozyste)	nach 4 Tagen
Durchmesser	2-3 mm
Wanderung und Einnistung der Zygote	
Aufenthaltszeit der Zygote im Eileiter	3-4 Tage
Erreichen der Gebärmutter	nach 4 Tagen
Einnistung in die Gebärmutterschleimhaut (Implantation)	nach 6 Tagen
Vollständiges Eindringen des Keims in die Uterusschleimhaut	11. Tag

Tabelle 1.13.16: Organentwicklung und Größenzunahme des Embryos in Abhängigkeit vom Alter

Die Tabelle gibt einen Überblick über die wichtigsten Entwicklungsschritte des Fetus in der Embryonal- und Fetalperiode.
Altersangaben: in der Embryologie und in der Geburtshilfe werden in Lunarmonaten gerechnet: 1 Lunarmonat = 28 Tage (Abkürzung: L-Monat).
Längenangaben: Im ersten Lunarmonat hat sich der Embryo noch nicht gekrümmt, so dass man die Gesamtlänge messen kann. Im zweiten Lunarmonat wird die Scheitel-Steiß-Länge gemessen: Körperlänge von der Scheitelbeuge bis zur Schanzkrümmung. Ab dem dritten Lunarmonat wird die Scheitel-Fersen-Länge gemessen. Da sich der Fetus gestreckt hat, kann die ganze Strecke von der Scheitelbeuge bis zur Ferse gemessen werden.

Nach Flügel, Greil u. Sommer 1986, Schiebler, Schmidt u. Zilles 1995

Alter	Anlage und Bildung von	Gesamtlänge
6 Tage	Implantation (Einnistung in die Uterusschleimhaut)	
14 Tage	Entwicklung der Blutgefäße beginnt	-
18 Tage	Neuralplatte entwickelt sich, Herzanlage entsteht	1,5 mm
20 Tage	Entwicklung des Neuralrohres und der Schilddrüse beginnt	
22 Tage	Herz beginnt zu schlagen	-
24 Tage	Hypophyse entsteht	-
25 Tage	Ohrgrube entwickelt sich	2,5 mm
27 Tag	Armknospen treten auf	
		Scheitel-Steiß-Länge
28 Tage	Armknospen sind flossenähnlich, Beinknospen treten auf, Ohrbläschen vorhanden	4mm
30 Tage	Augenbecher, Linsenbläschen und Nasengrube bilden sich aus	-
32 Tage	Handplatte, Linsengrube und Augenbecher sind ausgebildet	-
33 Tage	Nasengruben sind zu sehen	7 mm
35 Tage	Beinknospen sind ausgebildet	8 mm
36 Tage	Mund und Nasenhöhle verbinden sich	-
37 Tage	Fußplatte ist ausgebildet	9mm
39 Tage	Oberlippe ist ausgebildet, Pigment der Retina ist zu erkennen, Ohrwülste treten auf	10 mm
42 Tage	Fingerstrahlen bilden sich, Hirnbläschen treten deutlich hervor	13 mm
43 Tage	Augenlider entstehen	16 mm

Fortsetzung 1.13.16 : Organentwicklung ....

Alter	Anlage und Bildung von	Scheitel-Steiß-Länge
45 Tage	Nasenspitze und Brustwarzen wird sichtbar, Zehenstrahlen treten auf, erste Knochenkerne werden gebildet, Furchen zwischen den Fingerstrahlen	17 mm
49 Tage	Finger sind erkennbar, Furchen zwischen den Zehenstrahlen	18 mm
51 Tage	Weibliche bzw. männliche Gonade differenziert, äußeren Genitale noch nicht geschlechtsspezifisch differenziert	-
52 Tage	Finger sind getrennt, Zehen sind zu erkennen	-
56 Tage	Alle wesentlichen Organe sind angelegt, Schwanz ist verschwunden	30 mm

Tabelle 1.13.17: Organentwicklung und Größenzunahme des Fetus in Abhängigkeit vom Alter

Lebensfähigkeit von Frühgeborenen: Die Erfahrung zeigt, dass ein Frühgeborenes mit einem Gewicht unter 500 g oder einem Befruchtungsalter von weniger als 22 Wochen gewöhnlich nicht lebensfähig sind.
Weitere Erläuterungen zu den Angaben siehe Tabelle 1.13.16

Nach Flügel, Greil u. Sommer 1986, Schiebler, Schmidt u. Zilles 1995

Alter	Anlage und Bildung von	Scheitel-Fersen-Länge	Gewicht in Gramm
3. L-Monat 56.-83. Tag	Gesicht bekommt menschliche Züge, erste Haare bilden sich, Finger und Zehennägel werden angelegt, erste Bewegungen des Föten, Augenlider verkleben, äußere Genitale differenzieren sich, Dünndarm verlagert sich aus dem Nabelstrang in den Bauchraum	7-9 cm	8-45
4. L-Monat 84.-111. Tag	Wollhaarkleid bedeckt Keimling, Kopf richtet sich auf, Muskelreflexe sind auslösbar, Ohren stehen vom Kopf ab	16 cm	110-320

Fortsetzung

Fortsetzung 1.13.17 : Organentwicklung ....

Alter	Anlage und Bildung von	Scheitel-Fersen-Länge	Gewicht in Gramm
5. L-Monat 112.-139.Tag	Mutter empfindet Kindsbewegungen, Herztöne können abgehört werden	25 cm	320-630
6. L-Monat 140.-167. Tag	Haut runzlig und rot, Augenbrauen und Wimpern werden ausgebildet	30 cm	630-1000
7. L-Monat 168.-195. Tag	Ausbildung der Gehirnwindungen, Lunge atmungsfähig, verklebte Augenlider werden gelöst	35 cm	1.000-1.700
8. L-Monat 196.-223. Tag	Zehennägel ausgebildet, Körper wird fülliger, Fingernägel reichen bis zu den Kuppen, Haut rosig und glatt	40 cm	1.700-2.100
9. L-Monat 224.-251. Tag	Wollhaare (Lanugo) fallen aus	45 cm	2.100-2.900
10. L-Monat 252.-280. Tag	Zehennägel reichen bis zu den Kuppen, Fingernägel reichen über die Kuppen hinaus, Hoden im Leistenkanal oder im Hodensack	50 cm	2.900-3.400

Tabelle 1.13.18: Zunahme der Masse von Mutter und Kind während der Schwangerschaft

Die durchschnittliche Zunahme der Masse von Mutter und Kind am Ende der Schwangerschaft beträgt 11,2 kg.

Werte aus Flügel, Greil u. Sommer 1986

Kind	Masse in kg	**Mutter**	Masse in kg
Körpermasse	3	Uterus	+1
Plazenta, Eihäute, Nabelschnur	0,6	Brüste	+0,6
Fruchtwasser	1	Blut	+1
		Gewebswasser	+4
Summe	**4,6**		**+6,6**

Tabelle 1.13.19: Schwangerschaft und Geburtsvorgang

Werte aus Thews, Mutschler, Vaupel 1999

Allgemeines zur Schwangerschaft	
Dauer der Schwangerschaft	
vom Tag der Befruchtung (Durchschnitt)	266 Tage
vom ersten Tag der letzten Menstruationsblutung	280 Tage
Anteil der Geburten, die vom 256. bis zum 294. Tag erfolgen	75 %
Anteil verschiedener Lagen des Kindes	
Schädellage (Kopf tritt zuerst aus)	96 %
Beckenlage	3 %
Querlage	1 %
Durchschnittlicher Kopfdurchmesser	11-12 cm
Engste Stelle im Geburtskanal	11 cm
Der Geburtsvorgang	
Eröffnungsperiode	
Dauer bei Erstgebärenden	10-14 Stunden
Dauer bei Mehrgebärenden	6-8 Stunden
Austreibungsphase	
Dauer bei Erstgebärenden	45-60 Minuten
Dauer bei Mehrgebärenden	20-30 Minuten
Abstand der Wehen	3-5 Minuten
Nachgeburtsperiode	
Dauer	30 Minuten
Gebährmutterhals (Cervix) schließt sich	innerhalb von 10 Tagen
Die **Uterusrückbildung** erfolgt	nach 6-8 Wochen
Störungen der Schwangerschaftsdauer	
Als eine **Fehlgeburt** (Abort) wird ein Abbruch der Schangerschaft bezeichnet	bis zur 28. Woche
Geburtstermin, der laut Definition als **Frühgeburt** anzusehen ist	28.-38. Schwangerschaftswoche
Anteil der **Frühgeborenen** an den während der Geburt verstorbenen Neugeborenen	50-75 %
Geschätztes **Verhältnis** von normalen Geburten zu Fehlgeburten	2-4 zu 1

Tabelle 1.13.20: Mehrlingsgeburten und Häufigkeit von Missbildungen

Werte aus Schiebler, Schmidt u. Zilles 1995

Mehrlingsgeburten	
Anteil an der Gesamtzahl der Geburten	
Zwillingsgeburten	1 %
Drillingsgeburten	0,01 %
Vierlingsgeburten	0,000.1 %
Anteil an allen Zwillingsgeburten	
Zweieiige Zwillinge	75 %
Eineiige Zwillinge	25 %
Häufigkeit von Missbildungen	
Anteil von Missbildungen an der Gesamtzahl der Lebendgeborenen	2-3 %
Ursachen von Missbildungen (die erklärt werden können)	20 %
Genschäden	10 %
Umweltfaktoren	10 %

Tabelle 1.13.21: Häufigkeit verschiedener Erbgänge

Die Zahlen beziehen sich nur auf monogene Merkmale.

Werte aus Knußmann 1996

Erbgang	Gesicherte Merkmale	Nicht endgültig gesicherte Merkmale
Autosomal-dominant	2.470	1.241
Autosomal-rezessiv	647	984
X-chromosomal	190	178
Gesamtzahl der bekannten Erbgänge	3.307	2.403

Tabelle 1.13.22: Vererbte Gendefekte und ihre Häufigkeit

Aufgeführt sind nur Gendefekte, bei denen eine Vererbung einwandfrei festgestellt werden konnte. Gendefekte, die auch von Umweltfaktoren abhängig sind, wurden nicht in die Tabelle aufgenommen.
Die Häufigkeitsangaben sind Zirkaangaben und beziehen sich, wenn nicht anders angegeben, auf Lebendgeborene in Europa

Werte aus Knußmann 1996

Fehlbildungen (Körperanomalien)	
Achondroplasie (Störung der Knorpelbildung)	1:10.000 bis 1:30.000
Arachnodaktylie (Marfan-Syndrom)	1:50.000
Polydaktylie (verschiedene Formen, gesamt)	1:2.500
Nagel-Patella-Syndrom	1:50.000
Mikrocephalie	1:2.000 bis 1:10.000
Zystenniere	1:1.000
Infantile Form der Zystenniere	1:30.000
Gelbblaublindheit	1:12.000
Netzhauterkrankung (Retinitis pigmentosa)	1:4.000
Bösartige Geschwulst der Netzhaut (Retinoblastom)	1:20.000
Taubstummheit	1:2.000
Gehörlosigkeit (Waardenburg-Klein-Syndrom)	1:45.000
Muskelerkrankungen (Muskeldystrophie)	1:6.000
Erblicher Veitstanz (Chorea Huntington)	1:20.000
Alzheimersche Krankheit	1:2.000
Hüftgelenkluxation	1:250
Spaltbildung im Mundbereich	1:700
Spalt in den Wirbelbögen (Spina bifida)	1:1.500
Wasserkopfbildung (Hydrocephalus)	1:1.000
Rotgrünblindheit: - männlich	8 %
- weiblich	0,5 %
Anämien und Blutgerinnung	
Kegelzellenanämie (Sphärozytose)	1:10.000
Elliptozytose (durch ovale Verformung der Erythrozyten gekennzeichnet)	1:3.000
Fanconi-Anämie (kombiniert mit multiplen Fehlbildungen, z.B. Skelettanomalien der Hände)	1:40.000
Bluterkrankheit, Faktor VIII (Hämophilie A) im männlichen Geschlecht	1:50.000 bis 1:10.000

Fortsetzung

Fortsetzung 1.13.22: Vererbte Gendefekte ....

Stoffwechselanomalien	
Bluterkrankheit, Faktor IX (Hämophilie B) im männlichen Geschlecht	1:50.000 bis 1:10.000
Phenylketonurie (Anreicherung von Phenylketon im Urin	1:10.000
Alkaptonurie (Anreicherung von Alkapton im Urin)	1:500.000
Ahornsirupkrankheit (Leuzinose)	1:200.000
Histidinämie (Enzymdefekt, der zur Anreicherung von Histidin im Körper und im Harn führt)	1:20.000
Cystinose (Anreicherung von Cystin in Körperorganen)	1:40.000
Cystinurie (Anreicherung von Cystin im Urin)	1:1.000
Galaktosämie (Enzymdefekt, mit Anreicherung von Galaktose im Körper und im Harn)	
- Typ II	1:40.000
- Typ I	1:50.000
Glykogenosen (unterschiedliche Formen mit Anreicherung von Glykogen in Körperorganen)	≤1:200.000
Hyperlipoproteinämie Typ II	1:100 bis 1:500
Kupfertransportstörung (Wilson-Syndrom)	1:35.000
Mukoviszidose (erbliche Stoffwechselstörung mit einem genetischen Defekt am Chromosom 7)	1:2.000
Morbus Bechterew	1:2.000
Albinismus	1:10.000
Schuppenflechte	2-3 %
Gicht der männlichen Bevölkerung	2-3 %
Zuckerkrankheit (Diabetes)	2-3 %
Immundefekte (Antikörpermangelsyndrome)	
Agammaglobulinanämie (weitgehendes Fehlen der Gammaglobuline)	1:500.000
IgA-Mangel	1:500

Tabelle 1.13.23: Häufigkeit von Mutanten in Keimzellen bei monogenen Erbleiden

Die Häufigkeitsangaben stellen angenäherte Werte für 100.000 Keimzellen dar.

Werte aus Knußmann 1980

Monogene Erbleiden	Mutanten auf 100.000 Keimzellen
Autosomal-dominant	
Kugelzellenanämie (Sphärozytose)	$2 \cdot 10^{-5}$
Störung der Knorpelbildung (Chondrodystrophie)	$1 \cdot 10^{-5}$
Gelenkkontrakturen (Arachnodaktylie)	$0{,}1 \cdot 10^{-5}$
Wachstumsstörung mit spitzem Kopf und verwachsenen Fingern (Akrozephalosyndaktylie)	$0{,}3 \cdot 10^{-5}$
Glasknochenkrankheit (Osteogenesis imperfecta)	$0{,}7 \cdot 10^{-5}$
Netzhauttumor (Retinoblastom)	$0{,}7 \cdot 10^{-5}$
Veitstanz mit Hypotonie der Muskulatur (Huntingtonsche Chorea)	$0{,}5 \cdot 10^{-5}$
Tumor in der Haut, der von Nervenzellen ausgeht (Neurofibromatose)	$10 \cdot 10^{-5}$
Hauttumore (Tuberöse Sklerose)	$0{,}8 - 1 \cdot 10^{-5}$
Pigmentfleckenpolyposis	$2 \cdot 10^{-5}$
Autosomal-rezessiv	
Totaler Albinismus	$2{,}8 \cdot 10^{-5}$
Phenylketonurie	$2{,}5 \cdot 10^{-5}$
Achromatopsie	$0{,}8 \cdot 10^{-5}$
X-chromosomal-rezessiv	
Hämophilie A	$5 \cdot 10^{-5}$
Hämophilie B	$0{,}3 \cdot 10^{-5}$
Muskeldystrophie	$4\text{-}9 \cdot 10^{-5}$

Tabelle 1.13.24: Häufigkeit von Chromosomenanomalien

Angegeben werden Anomalien der Autosomen und der Gonosomen. Die Häufigkeitsangaben sind ungefähre Angaben und beziehen sich auf Lebendgeborene in Europa.

Werte aus Knußmann 1980, Knußmann 1996

Autosomale Anomalien:

1. Numerische Aberrationen	
Trisomie 21	1:600 bis 1:700
Trisomie 18	1:5.000
Trisomie 13	1:8.000
2. Strukturelle Aberrationen	
Katzenschreisyndrom (Le-Jeune-Syndrom)	1:50.000

Gonosomale Anomalien:

Weiblich		Männlich	
Karyotyp	Häufigkeit	Karyotyp	Häufigkeit
X0 (Turner)	1:2.500	XY (normal)	1:1
XX (normal)	1:1	XYY (Y-Syndrom)	1:800
XXX	1:800	XXY (Klinefelter)	1:800
XXXX	<1:15.000	XXYY	1:25.000
XXXXX	<1:20.000	XXXY	<1:15.000
		XXXXY	<1:10.000

Tabelle 1.13.25: Erbbedingtheit von Körpermaßen

Die angegebenen Zahlen für die prozentualen Erbanteile an der Variabilität in der Bevölkerung stellen Durchschnittswerte dar. Diese stammen aus varianzstatistischen Untersuchungen von gemeinsam aufgewachsenen eineiigen Zwillingen (EZ) gegenüber zweieiigen Zwillingen (ZZ), sowie gegenüber einer Kontrollgruppe (K) von getrennt aufgewachsenen Nichtverwandten.

Werte aus Knußmann 1996

Körpermaße	**Erbanteil in Prozent (%)**	
	nach EZ/ZZ	nach EZ/K
Körperhöhe	86	97
Stammhöhe	79	93
Beinlänge	84	95
Armlänge	84	94

Fortsetzung

Fortsetzung: 1.13.25: Erbbedingtheit ....

Oberschenkellänge	71	90
Unterarmlänge	74	88
Fußlänge	83	94
Handlänge	82	-
Körpergewicht	70	89
Schulterbreite	52	84
Brustumfang	59	92
Taillenumfang	43	86
Beckenbreite	59	87
Größter Unterschenkelumfang	68	90
Größter Unterarmumfang	67	86
Radioulnarbreite	80	86
Bimalleolarbreite	81	87
Kopflänge	67	89
Kopfbreite	73	87
Morphologische Gesichtshöhe	72	89
Kleinste Stirnbreite	60	87
Jochbogenbreite	66	85
Unterkieferwinkelbreite	72	90
Nasenhöhe	76	91
Nasenbreite	60	82
Fettschichtdicke an mehreren Körperstellen	41	77

Tabelle 1.13.26: Körperhöhen nach der Höhenlage des Wohnorts über dem Meeresspiegel

Die Angaben beziehen sich auf Untersuchungen von Kärntner Schulanfängern.

Werte aus Knußmann 1980

Höhenlage	kleinwüchsig <115 cm	mittelwüchsig 116-120 cm	hochwüchsig >120 cm
<600 m	27,2 %	37,3 %	35,5 %
600-900 m	34,3 %	38,0 %	27,6 %
900-1.200 m	39,0 %	36,8 %	24,2 %
>1.200 m	43,3 %	34,0 %	22,7 %

Tabelle 1.13.27: Säkulare Körperhöhensteigerung (Akzeleration) bei Rekruten verschiedener europäischer Länder

Unter säkularer Akzeleration (dem Zeitalter zugehörende Beschleunigung) versteht man die durchschnittliche Entwicklungsbeschleunigung der Individuen einer bestimmten Epoche. In Europa ist eine säkulare Akzeleration seit dem letzten Jahrhundert zu beobachten und scheint erst jetzt allmählich abzunehmen.

Werte aus Knußmann 1980

Land	Zeitspanne	Körperhöhenspanne	Jahressteigerung	
	in Jahren	in cm	in mm	in %
Norwegen	1880-1960	169,0-177,0	1,0	0,6
Schweden	1880-1961	168,5-177,0	1,0	0,6
Dänemark	1884-1960	167,5-175,5	1,0	0,6
Niederlande	1880-1960	165,0-176,0	1,3	0,8
Belgien	1881-1953	165,5-171,5	0,9	0,5
Süddeutschland	1875-1958	164,5-171,0	0,8	0,5
Schweiz	1885-1957	163,5-172,0	1,2	0,7
Frankreich	1880-1960	165,5-170,0	0,6	0,4
Italien	1880-1952	163,0-167,5	0,6	0,4
Spanien	1905-1955	163,0-166,0	0,6	0,4

1.14 Zusammensetzung des Körpers

Tabelle 1.14.1: Zahlen zum Staunen

Diese Tabelle enthält eine Auswahl interessanter Zahlen aus 1.14 Zusammensetzung des Körpers

Literaturhinweise siehe entsprechende Tabellen

Anteil am Körpergewicht	
Anteil der festen Substanzen	
Mann	40 %
Frau	50 %
Säugling	25 %
Anteil des Gesamtkörperwassers	
Mann	60 %
Frau	50 %
Säugling	75 %
Anteil verschiedener Elemente	
Sauerstoff	63 %
Kohlenstoff	20 %
Wasserstoff	10 %
Stickstoff	63 %
Anteil verschiedener Organe	
Muskulatur (quergestreift)	31,56 %
Skelett	14,84 %
Fettgewebe	13,36 %
Haut	7,18 %
Lunge	4,15 %
Gehirn und Rückenmark	3,52 %
Zusammensetzung	
Körpergesamtbestand an Eisen	4-5 kg
davon: - Hämoglobin	2.500 mg (67 %)
- Myoglobin	130 mg (3,5 %)
- Eisenhaltige Enzyme	8 mg (0,2 %)
- Transferrin (Serumeisen)	80 mg (2,2 %)
- Gewebespeicher (Ferritin und Hämosiderin)	1.000 mg (27 %)
Höchster Wassergehalt	
Der Glaskörper des Auges	99 %
Niedrigster Wassergehalt	
Zahnschmelz	0,2 %

Tabelle 1.14.2: Zusammensetzung des Körpers in Prozent der Körpermasse

Die Werte sind angenähert und beziehen sich bei Erwachsenen auf ein Körpergewicht von etwa 70 kg.

Werte aus Documenta Geigy 1975

	Männer	Frauen	Säuglinge
Feste Substanzen	**40 %**	**50 %**	**25 %**
Organische Bestandteile	35 %	45 %	-
Mineralische Bestandteile	5 %	5 %	-
Gesamtkörperwasser	**60 %**	**50 %**	**75 %**
in den Zellen (intrazellulär)	40 %	30 %	40 %
außerhalb der Zellen (extrazellulär)	20 %	20 %	35 %
- in den Gefäßen (intravasal)	4 %	4 %	5 %
- zwischen den Zellen (interstitiell)	16 %	16 %	30 %

Tabelle 1.14.3: Zusammensetzung des Körpers nach ausgewählten Elementen

Die Werte beziehen sich auf einen Erwachsenen mit einem Körpergewicht von 70 kg.

Aus Flindt 1995 nach Heidermanns 1957, Kleiber 1967

Element	Masse	Anteil am Körpergewicht in %
Sauerstoff (O)	44 kg	63
Kohlenstoff (C)	14 kg	20
Wasserstoff (H)	7 kg	10
Stickstoff (N)	2,1 kg	3
Kalzium (Ca)	1 kg	1,5
Phosphor (P)	700 g	1
Kalium (K)	170 g	0,25
Schwefel (S)	140 g	0,2
Chlor (Cl)	70 g	0,1
Natrium (Na)	70 g	0,1
Magnesium (Mg)	30 g	0,04
Eisen (Fe)	3 g	0,004
Kupfer (Cu)	300 mg	0,0005
Mangan (Mn)	100 mg	0,0002
Jod (J)	30 mg	0,00004

Tabelle 1.14.4: Prozentuale Zusammensetzung des Körpers aus Geweben und Organen nach dem Anteil ausgewählter Stoffe

Werte aus Flindt 1995 nach Mitchell 1945

	in % des Körpergewichts	Wasser in %	Fett in %	Eiweiß in %	Asche in %
Haut	7,81	64,68	13,00	22,10	0,68
Skelett	14,84	31,81	17,18	18,93	28,91
Zähne	0,06	5,00	0,00	23,00	70,90
Muskulatur (querg.)	31,56	79,52	3,35	16,50	0,93
Gehirn, Rückenmark	2,52	73,33	12,68	12,06	1,37
Leber	3,41	71,46	10,35	16,19	0,88
Herz	0,69	73,69	9,26	15,88	0,80
Lunge	4,15	83,74	1,54	13,38	0,95
Milz	0,19	78,69	1,19	17,81	1,13
Nieren	0,51	79,47	4,01	14,69	0,96
Bauchspeicheldrüse	0,16	73,08	13,08	12,69	0,93
Darm	2,07	79,07	6,24	13,19	0,86
Fettgewebe	13,63	50,09	42,44	7,06	0,51
Übrige Gewebe	13,63	70,40	12,39	16,06	1,01
Blut, Lymphe	3,79	93,33	0,17	5,68	0,94
Gesamt	**100,00**	**67,85**	**12,51**	**14,39**	**4,84**

Tabelle 1.14.5: Cholesteringehalt von Geweben

Werte aus Schenck u. Kolb 1990

Gewebe	Gesamtgehalt in g	in g/100 g Frischmasse
Gehirn	30	2,3
Skelettmuskel	30	0,12
Haut	15	0,3
Blut	9	0,25
Leber	5	0,3
Nebennieren	0,5	5,0
Sonstige Gewebe	40-60	-

Tabelle 1.14.6: Spurenelemente in Organen und Geweben

Werte aus Schenck u. Kolb 1990

	Leber	Niere	Lunge	Gehirn	Bauchspeicheldrüse	Skelettmuskel
Fluor (µg)	40-100	20-200	90-170	60-70	140-200	20-120
Jod (µg)	5-7	5-7	5-7	2-3	3-5	3-5
Cobalt (µg)	2,5-5	2,5-10	2-3	2-4	20-35	0,5-1
Kupfer (µg)	300-900	100-400	50-250	200-400	100-400	50-150
Mangan (µg)	100-400	100-200	40-100	30-50	100-250	20-50
Zink (mg)	4-8	3-5	1-2	0,5-1,5	2-3	2-4
Eisen (mg)	10-40	8-20	2-20	2-4	2-5	10-20

Tabelle 1.14.7: Wassergehalt verschiedener Organe und Gewebe

Durchschnittswerte, die sich auf einen erwachsenen Menschen beziehen.

Werte aus Altmann u. Dittmer 1973, Schenck u. Kolb 1990

Organ/Gewebe	%	Organ/Gewebe	%
Glaskörper des Auges	**99**	Knorpel	**75**
Lymphe	**96**	Herz	**74**
Blutplasma	**90**	Haut	**72**
Hoden	**85**	Leber	**72**
Gehirn, graue Substanz	**84**	Rückenmark	**71**
Lunge	**84**	Gehirn, weiße Substanz	**70**
Blut	**80**	Linse des Auges	**68**
Milz	**79**	Peripherer Nerv	**66**
Niere	**79**	Erythrozyten	**65**
Bauchspeicheldrüse	**77**	Fettgewebe	**25**
Darmmukosa	**77**	Knochen	**13**
Thymus	**76**	Zahnbein	**10**
Hornhaut des Auges	**75-80**	Haare	**4**
Skelettmuskel	**75**	Zahnschmelz	**0,2**

Tabelle 1.14.8: Mittelwerte ausgewählter organischer Bestandteile und des Wassers in Organen

Die angegebenen Werte für Proteine und DNS der Plazenta gelten bis zur 36. Schwangerschaftswoche. Im weiteren Verlauf nimmt parallel zum Plazentawachstum nur der Proteingehalt, nicht aber der DNS-Gehalt zu.

Werte aus Documenta Geigy 1977

Organ	g/kg Frischgewicht			
	Wasser	Gesamt-stickstoff	Protein	DNS
Leber				
Feten (20-22 Wochen)	812	22,1	123	9,47
Neugeborene	786	22,6	120	4,22
Säuglinge (4-7 Monate)	764	24,4	-	-
Erwachsene	711	28,2	146	2,62
Nieren				
Feten (20-22 Wochen)	884	14,2	62	3,78
Neugeborene	841	19,2	118	4,14
Erwachsene	810	24,5	107	2,41
Milz				
Erwachsene	790	30,1	-	-
Lunge				
Feten (20-22 Wochen)	888	10,3	-	4,0
Neugeborene	858	17,0	-	2,4
Erwachsene	787	27,2	-	-
Gehirn				
Feten (20-22 Wochen)	922	8,4	-	-
Neugeborene	897	9,3	-	-
Erwachsene	774	17,1	100	-
Plazenta (20-40 Wochen)	866	18,5	60	3,0

Tabelle 1.14.9: Mittelwerte ausgewählter organischer Bestandteile und des Wassers in der Muskulatur

Werte aus Documenta Geigy 1977

Organ	g/kg Frischgewicht			
	Wasser	Gesamt-N	Protein	DNS
Skelettmuskulatur				
Feten (20-22 Wochen)	887	15,4	86,0	3,47
Neugeborene	804	20,9	150,0	1,39
Säuglinge (4-7 Monate)	785	29,6	-	-
Erwachsene	792	31,4	160,0	0,74
Herzmuskulatur				
Feten (20-22 Wochen)	860	14,0	75,9	2,72
Neugeborene	841	19,6	112,0	2,28
Säuglinge (4-7 Monate)	830	21,0	-	-
Erwachsene	827	22,9	-	-

Tabelle 1.14.10: Mittelwerte ausgewählter anorganischer Bestandteile in der Muskulatur

Werte aus Documenta Geigy 1977

Organ	mmol / kg Frischgewicht					
	Na	K	Cl	Mg	Ca	P
Skelettmuskulatur						
Feten (20-22 Wochen)	90,6	57,6	65,6	5,2	3,6	40,0
Neugeborene	60,1	57,7	42,6	7,4	2,1	47,0
Säuglinge (4-7 Monat)	50,1	89,5	35,5	10,0	1,5	64,9
Erwachsene	63,3	92,2	22,1	8,3	1,4	58,8
Herzmuskulatur						
Feten (20-22 Wochen)	46,1	81,1	41,0	-	-	49,7
Neugeborene	64,2	54,3	45,2	5,4	3,7	47,0
Säuglinge (4-7 Monate)	59,8	49,3	49,3	5,5	4,1	49,5
Erwachsene	57,8	66,5	45,6	6,6	1,3	49,0

Tabelle 1.14.11: Zusammensetzung von Gehirn und Nerven nach ausgewählten anorganischen Bestandteilen

Die Angaben beziehen sich auf 1 kg Frischgewicht

Werte aus Documenta Geigy 1975

Organ oder Gewebe	Alter	H_2O in g	N mval	Na mval	K mval	Cl mval	Mg mval	Ca mval
Gesamtes Gehirn	Fötus,14.Woche	914	9,6	97,5	49,6	72,1	-	-
	Fötus,20.Woche	922	8,4	91,7	52,0	72,6	8,4	4,9
	Neugeborene	897	9,3	80,9	58,2	66,1	7,9	4,8
	Erwachsene	774	17,1	55,2	84,6	40,5	11,4	4,0
Graue Substanz	Erwachsene	843	17,2	83,9	58,4	48,6	16,3	5,2
Weiße Substanz	Erwachsene	706	17,5	68,6	59,4	41,2	21,6	7,1
Rückenmark	Erwachsene	644	16,0	87,4	92,2	42,8	31,6	9,0

Tabelle 1.14.12: Zusammensetzung von Gehirn und Nerven nach ausgewählten organischen Bestandteilen

Die Angaben beziehen sich auf 1 kg Frischgewicht.

Werte aus Documenta Geigy 1975

Organ oder Gewebe	Gesamt-lipoid-P in g/kg	Cerebro-side in g/kg	Gesamt-lipide in g/kg	Gesamt-protein in g/kg
Gesamtes Gehirn	250	-	104,0	100-110
Graue Substanz	30,8	6,3±2,9	57,9	73-82
Weiße Substanz	78,2	49,0	179,0	77-92
Rückenmark	51-105	12,9-19,6	-	90

Tabelle 1.14.13: Zusammensetzung des Oberschenkelknochens in Abhängigkeit vom Alter

Die Werte beziehen sich auf ein kg Knochengewebe.

Werte aus Documenta Geigy 1977

Alter	H_2O in g	N in g	Ca in g	P in g
Feten, 14 Wochen	560	56,9	158	71
Feten, 20-24 Wochen	546	59,5	191	82
Neugeborene	488	59,4	236	99
Kinder, 2-4 Monate	492	67,8	199	97
Kinder, 5-9 Monate	437	68,9	190	86
Kinder, 12-24 Monate	397	56,7	183	85
Kinder, 12 Jahre	307	52,1	272	124
Erwachsene, 18-35 Jahre	227	52,0	251	107

Tabelle 1.14.14 : Vorkommen von Eisen im Körper

Das Eisen ist ein Spurenelement. Es kommt im Körper in 2- und 3-wertiger Form vor, wobei nur die 2-wertige Form im Darm resorbiert werden kann. Ein Eisenmangel kann zu einer Eisenmangelanämie (Blutarmut) führen.

Werte aus Tews 1999, Psyrembel 2000

Körpergesamtbestand an Eisen	4-5g
Der Körperbestand teilt sich auf	
- Hämoglobin	2.500 mg (67 %)
- Myoglobin	130 mg (3,5 %)
- Eisenhaltige Enzyme	8 mg (0,2 %)
- Transferrin (Serumeisen)	80 mg (2,2 %)
- Gewebespeicher (Ferritin und Hämosiderin)	1.000 mg (27 %)
Relative Atommasse des Eisens	55,85
Biologische Halbwertszeit im Körper	800 Tage
Resorption im Duodenum (je nach Bedarf)	10-40 % des Nahrungseisen
Eisenausscheidung	
Im Stuhl	0,5-1 mg/Tag
Durch Menstruationsblut	20 mg/Monat
Eisentransfer während der gesamten Schwangerschaft von der Mutter zum Fetus	300 mg

Tabelle 1.14.15: Verteilung wichtiger Elektrolyte in der extrazellulären und der intrazellulären Flüssigkeit

Siehe Erläuterungen in Tabelle 1.14.16

Werte aus Schmidt u. Thews 1995

	Verteilung der austauschbaren Gesamtmenge		Tägliche Zufuhr, die der Ausscheidung entspricht
	extrazellulär	intrazellulär	(Mittelwerte in Klammern)
Natrium	98 %	2 %	50-250 (100) mmol/d
Kalium	2 %	98 %	50-150 (100) mmol/d
Kalzium	1 %	< 1 %	10- 80 (40) mmol/d
Magnesium	35 %	65 %	10- 30 (20) mmol/d
Chlorid	98 %	2 %	50-250 (100) mmol/d
Bikarbonat	75 %	25 %	-
Phosphor	1 %	99 %	(800) mg /d

Tabelle 1.14.16: Frei austauschbarer Anteil wichtiger Elektrolyte

Unter den frei austauschbaren Elektrolyten versteht man die Elektrolyte, die frei zwischen den verschiedenen Flüssigkeitsräumen diffundieren können. Nicht frei austauschbare Elektrolyte sind fest, zum Beispiel im Knochen, gebunden und können in kurzer Zeit nicht mobilisiert werden

Werte aus Schmidt u. Thews 1995

	Gesamtkörpermenge		Frei austauschbarer Anteil	
	mmol	mmol/kg	mmol/kg	in % der Gesamtmenge
Natrium	4.200	60	42	70
Kalium	3.800	54	48	70
Kalzium	37.000	530	5	1
Magnesium	1.000	15	7,5	50
Chlorid	2.100	40	32	80
Bikarbonat	700	10	700	100

Tabelle 1.14.17: Ionenkonzentration in den Flüssigkeitskompartimenten des Körpers

Osmolalität: molare Menge der gelösten, osmotisch wirksamen Teilchen pro Kilogramm Lösungsmittel.
Val (Grammäquivalent): die Menge eines einheitlichen Stoffs in Gramm, die einem Grammatom (1,0078 g) Wasserstoff in Bezug auf die chemische Reaktionsmöglichkeit äquivalent ist. Wird durch die mengenbezogene SI-Einheit Mol ersetzt.

Werte aus Thews, Mutschler, Vaupel 1999, Pschyrembel 2000

	Blutplasma		**Interstitielle Flüssigkeit**		**Intrazellulare Flüssigkeit**	
	mmol/l	mval/l	mmol/l	mval/l	mmol/l	mval/l
Kationen						
Natrium	142	142	144	144	12	12
Kalium	4	4	4	4	150	150
Kalzium	2,5	5	1,3	2,6	1	2
Magnesium	1	2	0,7	1,4	13	26
Summe	**149,5**	**153**	**150**	**152**	**176**	**190**
Anionen						
Chlorid	104	104	115	115	4	4
Bikarbonat	24	24	27	27	12	12
Phosphat	1,5	2,5	1,5	2,5	30	50
Proteinate	1,5	16	0	0,5	6	54
Sonstige	6	6,5	6,5	7	65	70
Summe	**137**	**153**	**150**	**152**	**117**	**190**
Osmolalität	**290 mosmol/kg**		**290 mosmol/kg**		**290 mosmol/kg**	

Tabelle 1.14.18: pH-Werte von Körperflüssigkeiten

Die pH-Werte unterliegen einem Tag-Nacht-Rhythmus. So ist der Harn um Mitternacht stärker sauer als tagsüber.

Werte aus Documenta Geigy 1975, 1977

Körperflüsssigkeit	**pH-Wert**
Gehirn-Rückenmarks-Flüssigkeit	7,31
Kniegelenksflüssigkeit	7,43
Blut	
- arteriell	7,39
- venös	7,39

Fortsetzung

Fortsetzung 1.14.18: pH-Werte ....

Körperflüsssigkeit	pH-Wert
Lymphe	7,40
Speichel	6,40
Magensaft	
Männer	1,92
Frauen	2,59
Fruchtwasser	7,10-7,32
Galle	
Lebergalle	7,15
Blasengalle	7,00
Harn	
Neugeborenes	5,50-7,30
Kinder 2-11 Monate	5,10-6,80
Kinder 1-16 Jahre	5,30-7,20
Erwachsene	4,50-8,20
Tränen	7,30-7,50
Kammerwasser des Auges	7,32
Bauchspeichel	7,70
Fäzes	7,15
Schweiß	4,00-6,80
Sperma	7,19

Tabelle 1.14.19: Mittelwerte anorganischer Bestandteile für den Gesamtkörper nach Alter und Geschlecht

Werte aus Documenta Geigy 1977

Alter	Körpergewicht in kg	Natrium in g	Chlor in g	Kalium in g	Kalzium in g	Phosphor in g
Feten:						
13 Wochen	0,03	0,075	0,084	0,045	0,063	0,063
17 Wochen	0,2	0,46	0,54	0,32	0,7	0,5
26 Wochen	1,0	2,16	2,4	1,6	6,3	3,9
33 Wochen	2,0	4,0	4,4	3,6	15,6	9,6
40 Wochen	3,5	6,65	7,0	7,35	33,6	19,6

Fortsetzung 1.14.19: Mittelwerte anorganischer ....

Alter	Körpergewicht in kg	Natrium in g	Chlor in g	Kalium in g	Kalzium in g	Phosphor in g
Männer						
30-39 Jahre	78,0	83,4	76,5	141,2	1.110	510
40-49 J.	86,0	85,3	75,2	142,2	1.077	473
50-59 J.	75,6	78,2	72,7	121,3	0.996	420
60-69 J.	76,1	82,4	72,7	128,3	1.055	435
70-79 J.	70,0	77,6	74,8	105,4	1.075	479
80-89 J.	70,8	81,2	75,7	93,7	1.006	439
Frauen						
30-39 J.	55,6	59,1	62,1	76,6	785	402
40-49 J.	63,2	63,4	61,3	88,1	849	396
50-59 J.	69,0	60,8	62,6	81,3	804	360
60-69 J.	63,1	58,6	60,2	75,3	701	346
70-79 J.	57,5	56,8	57,6	67,8	634	326

Tabelle 1.14.20.: Zusammensetzung des Körpers nach Alter und Geschlecht

Die angegebenen Prozentwerte beziehen sich immer auf die Körpermasse.

Werte aus Flügel, Greil u. Sommer 1986

Alter in Jahren	Körperhöhe in cm	Körpermasse in kg	Fettfreie Körpermasse in kg	Körperfett in kg	Zellmasse in kg	Mineralien in kg
Männer						
17-28	173	**64,3**	53,9	10,4	35,6	3,8
30-39	173	**69,5**	57,7	11,6	39,4	4,1
40-49	171	**68,5**	56,4	12,1	38,9	3,9
50-59	171	**69,9**	54,1	15,9	36,7	3,8
60-72	172	**65,7**	48,8	16,9	31,2	3,4
Frauen						
16-27	163	**58,6**	42,8	15,8	28,1	3,0
30-40	160	**61,5**	43,7	17,8	28,3	3,1
45-60	158	**58,3**	40,5	17,8	25,9	2,8
61-77	155	**61,0**	39,5	21,5	24,5	2,8

2 Gesundheit

2.1 Ernährung und Nahrungsmittel

Tabelle 2.1.1: Anschauliche Werte zum Nahrungsmittelverbrauch des Menschen und zu Essgewohnheiten

Die geschätzten Werte beziehen sich auf die Lebenszeit von Durchschnittspersonen unter Berücksichtigung entsprechender Ernährungsgewohnheiten.

Werte aus McCutcheon 1991, Schenck u. Kolb 1990

Lebenszeit eines Durchschnitteuropäers			
Rinder	3	Butter	ca. 6.000 Stück
Schweine	10	Margarine	ca. 750 kg
Kälber	2	Speiseöl	einige 100 Liter
Schafe	2	Torten und Kuchen	ca. 100 Stück
Hühner	einige 100		
Fische	ca. 2.000		
Eier	ca. 10.000	Kohlenhydrate	14.000 kg
Käse	ca. 1.000 kg	Fettstoffe	2.500 kg
Kartoffeln	ca. 100 Säcke	Eiweißstoffe	2.800 kg
Mehl u. Zucker	ca. 80 Säcke	Anzahl an Mahlzeiten	ca. 100.000
Brote	ca. 5.000	Gesamtenergie	ca. 90 Mill. Kcal = ca.377 Mill.kJ
Lebenszeit eines Nordamerikaners (nach McCutcheon)			
Rindfleisch	4 t	Käse	0,5 t
Tomaten	4 t	Scheiben Brot	10.800
Frisches Gemüse	4 t	Sodawasser	101.000 Liter
Frisches Obst	3 t	Milch	7.600 Liter
Hühner	2 t	Bier	6.800 Liter
Fisch	0,5 t	Tee	3.300 Liter
Eier	2.000 Stück	Wein	1.100 Liter
Zucker	3,5 t	Kaffee	80.000 Tassen
Essgewohnheiten			
Messer + Gabel benutzen		45% aller Menschen	
Hand + Gabel benutzen		11% aller Menschen	
Stäbchen benutzen		36% aller Menschen	
Hände benutzen		8% aller Menschen	

Tabelle 2.1.2: Extremes Gewicht

Werte aus Guinness Buch der Rekorde 1999

Der **schwerste Mann** war Jon Brower Minoch (1941-1983):	
Gewicht im März 1978	635 kg
Gewicht im Juli 1979	216 kg
Die **schwerste Frau** war Rosalie Bradford, geb.1944:	
Gewicht 1987	544 kg
Gewicht 1992	142 kg
Der **schwerste lebende Mensch** ist Albert Jackson (USA):	
Brustumfang	305 cm
Taillenweite	294 cm
Oberschenkelumfang	178 cm
Umfang des Nackens	75 cm
Gewicht	408 kg
Der **leichteste Mensch** war Lucia Xarate (1863-89) aus Mexiko:	
Gewicht bei der Geburt	1,1 kg
Gewicht mit 17 Jahren	2,1 kg
Gewicht mit 20 Jahren	5,9 kg

Tabelle 2.1.3: Fettsucht und Krankheiten

Bei **Übergewicht** liegt eine Gewichtszunahme um 10%, bei **Fettsucht** von mehr als 20% über das wünschenswerte Normalgewicht hinaus vor.

Exogene Fettsucht beruht auf übermäßiger Nahrungszufuhr. **Endogene Fettsucht** ist durch Drüsenfehlfunktionen begründet.

Werte aus Holtmeier 1986

Zahl der Schlaganfälle auf je 100.000 Personen	
Magere Menschen	112
Normalgewichtige	212
Fettleibige	397
Zahl der Zuckerkranken auf 1.000 Personen:	
10% Untergewicht	selten
Normalgewicht	6,2
10-19 % Übergewicht	9,3
20-29 % Übergewicht	20,0
30-39 % Übergewicht	16,2
40-49 % Übergewicht	40,0
Über 50 % Übergewicht	43,1

Tabelle 2.1.4: Energiegewinnung bei unterschiedlichen Anteilen von Kohlenhydraten und Fetten in der Nahrung

Das Verhältnis des bei der Verbrennung gebildeten CO_2 zum dabei verbrauchten O_2 wird als Respiratorischer Quotient (RQ) bezeichnet.

Beispiel: Bei der Verbrennung von 1 mol Glukose werden 6 mol CO_2 gebildet und 6 mol O_2 verbraucht. Der RQ ist demnach 1.

Werte aus Schenck u. Kolb 1990

Anteile in der Nahrung		**Energiegewinnung durch Verbrennung**		
Kohlenhydrate in %	**Fette in %**	kcal je l O_2	kJ je l O_2	RQ
0	**100**	4,69	19,64	0,70
15,6	**84,4**	4,74	19,85	0,75
33,4	**66,6**	4,80	20,10	0,80
50,7	**49,3**	4,86	20,35	0,85
57,5	**42,5**	4,89	20,47	0,87
67,5	**32,5**	4,92	20,60	0,90
84,0	**16,0**	4,99	20,89	0,95
100	**0**	5,05	21,14	1,00

Tabelle 2.1.5: Täglicher Energiebedarf des Menschen

Werte aus Schenck u. Kolb 1990

Alter / Geschlecht	**Mittlere Körpermasse**	**Energiebedarf pro Tag**			
	in kg	kcal/kg	kJ/kg	kcal	kJ
1-2 **Monate**	**5,3**	115	480	609	2.544
3-6 Monate	**6,8**	110	460	748	3.128
6-9 Monate	**8,4**	100	420	840	3.528
9-12 Monate	**9,8**	97	405	950	3.969
3 **Jahre**	**15,3**	95	395	1.453	6.043
5 Jahre	**18,1**	90	375	1.629	6.787
10 Jahre	**31,3**	74	310	2.316	9.703
15 Jahre	**55,4**	53	222	2.936	12.298
18 Jahre	**65,5**	49	205	3.209	13.427
Mann	**60**	42	175	2.310	9.700
	70	42	175	2.940	12.300
Frau	**60**	36	150	2.160	9.000
	70	36	150	2.520	10.500

Tabelle 2.1.6: Körpermassenindex (BMI) nach Geschlecht und Alter in Deutschland 1998

Der Körpermassenindex (Body Mass Index = BMI) hat sich international zur Beurteilung des relativen Körpergewichts bei Erwachsenen durchgesetzt. Er korreliert relativ eng mit dem Körperfettgehalt und ist definiert als:

BMI = Körpergewicht [kg]/Quadrat der Körperlänge [m²].

Die Angaben beruhen auf Stichproben für das Jahr 1998 in Deutschland.

Werte aus Daten des Gesundheitswesens 1999

		Häufigkeit des Auftretens in %		
Alter und Geschlecht	Zahl der Stichproben	**BMI kleiner 25 kg/qm**	**BMI von-bis 25-29 kg/qm**	**BMI größer 30 kg/qm**
		Gesamt		
Insgesamt	7.059	40,3	39,4	20,3
Männer	3.444	33,3	48,0	18,7
Frauen	3.615	47,0	31,3	21,7
		Männer		
18-19 Jahre	99	80,1	12,4	7,5
20-29 Jahre	558	58,1	34,2	7,7
30-39 Jahre	791	38,2	46,5	15,3
40-49 Jahre	648	26,2	52,0	21,8
50-59 Jahre	594	20,8	54,3	24,9
60-69 Jahre	501	18,3	54,2	27,5
70-79 Jahre	253	22,1	59,2	18,7
		Frauen		
18-19 Jahre	94	83,3	11,8	4,9
20-29 Jahre	530	73,6	17,4	9,0
30-39 Jahre	754	62,8	23,7	13,5
40-49 Jahre	632	48,6	29,7	21,7
50-59 Jahre	605	30,7	38,1	26,2
60-69 Jahre	555	22,5	42,0	35,5
70-79 Jahre	445	24,2	44,7	31,1

Tabelle 2.1.7: Bewertung des Körpermassenindex (BMI) nach der höchsten Lebenserwartung ohne Berücksichtigung des Alters

Definition des Körpermassenindex (Body Mass Index = BMI): siehe Tabelle 2.1.6.

Werte aus Bender u. Brookes 1987

Klassifikation	Körpermassenindex (BMI)	
	männlich	weiblich
Untergewicht	< 20	< 19
Normalgewicht	20-25	19-24
Übergewicht	25-30	24-30
Fettsucht (Adipositas)	30-40	30-40
Massive Fettsucht	> 40	> 40

Tabelle 2.1.8: Bewertung des Körpermassenindex (BMI) nach der höchsten Lebenserwartung unter Berücksichtigung des Alters

Der Körpermassenindex (siehe Tabelle 2.1.6), der mit der niedrigsten Mortalität verbunden ist, steigt nach der Auswertung von Daten amerikanischer Lebensversicherungsgesellschaften mit dem Alter an.

Werte aus National Research Council 1989

Altersgruppe nach Jahren	Wünschenswerter Körpermassenindex (BMI)
19-24	19-24
25-34	20-25
35-44	21-26
45-54	22-27
55-64	23-28
> 64	24-29

Tabelle 2.1.9: Optimalgewicht und Bereich des Normalgewichts nach Körperhöhe und Körperstruktur bei Männern und Frauen

Als **Optimalgewicht** wird dasjenige Körpergewicht bezeichnet, dem die größte Lebenserwartung zugeschrieben wird. Als **Normalgewicht** gilt der ±10%-Bereich des Optimalgewichts (siehe auch Tabelle 2.1.6).
Überschreitungen bzw. Unterschreitungen des Normalgewichts werden als **Über-** bzw. **Untergewicht** bezeichnet. Von **Fettsucht** (Adipositas) spricht man bei einer Überschreitung des Optimalgewichts um 20%.

Werte aus Flügel, Greil u. Sommer 1986

Körperhöhe	**Männer**, wenig aktive Masse, mäßig schlankwüchsig			**Männer** mittlere Körperstruktur		
	Minimum in kg	**Optimum in kg**	Maximum in kg	Minimum in kg	**Optimum in kg**	Maximum in kg
150	44	**48,4**	53	45	**50,4**	55
152	45	**49,9**	55	47	**52,0**	57
154	46	**51,5**	57	48	**53,6**	59
156	48	**53,0**	58	50	**55,2**	61
158	49	**54,5**	60	51	**56,8**	62
160	50	**56,1**	62	53	**58,4**	64
162	52	**57,6**	63	54	**60,0**	66
164	53	**59,1**	65	55	**61,6**	68
166	55	**60,7**	67	57	**63,2**	70
168	56	**62,2**	68	58	**64,8**	71
170	57	**63,7**	70	60	**66,4**	73
172	59	**65,3**	72	61	**68,0**	75
174	60	**66,8**	73	63	**69,6**	77
176	62	**68,4**	75	64	**71,2**	78
178	63	**69,9**	77	66	**72,8**	80
180	64	**71,4**	79	67	**74,4**	82
182	66	**73,0**	80	68	**76,0**	84
184	67	**74,5**	82	70	**77,6**	85
186	68	**76,0**	84	71	**79,2**	87
188	70	**77,6**	85	73	**80,8**	89
190	71	**79,1**	87	74	**82,4**	91
192	73	**80,6**	89	76	**84,0**	92
194	74	**82,2**	90	77	**85,6**	94
196	75	**83,7**	92	78	**87,2**	96
198	77	**85,2**	94	80	**88,8**	98
200	78	**86,8**	95	81	**90,4**	99

Fortsetzung

Fortsetzung 2.1.9: Optimalgewicht und ....

Werte aus Flügel, Greil u. Sommer 1986

Körper-höhe	**Frauen,** wenig aktive Masse, mäßig schlankwüchsig			**Frauen** mittlere Körperstruktur		
	Minimum in kg	**Optimum in kg**	Maximum in kg	Minimum in kg	**Optimum in kg**	Maximum in kg
146	42	**46,5**	51	44	**48,4**	53
148	43	**47,6**	52	45	**49,6**	55
150	44	**48,8**	54	46	**50,8**	56
152	45	**49,9**	55	47	**52,0**	57
154	46	**51,1**	56	48	**53,2**	59
156	47	**52,2**	57	49	**54,4**	60
158	48	**53,4**	59	50	**55,6**	61
160	49	**54,5**	60	51	**56,8**	62
162	50	**55,7**	61	52	**58,0**	64
164	51	**56,8**	62	53	**59,2**	65
166	52	**58,0**	64	54	**60,4**	66
168	53	**59,1**	65	55	**61,6**	68
170	54	**60,3**	66	57	**62,8**	69
172	55	**61,4**	68	58	**64,0**	70
174	56	**62,6**	69	59	**65,2**	72
176	57	**63,7**	70	60	**66,4**	73
178	58	**64,9**	71	61	**67,6**	74
180	59	**66,0**	73	62	**68,8**	76
182	60	**67,2**	74	63	**70,0**	77
184	62	**68,4**	75	64	**71,2**	78
186	63	**69,5**	76	65	**72,4**	80
188	64	**70,7**	78	66	**73,6**	81
190	65	**71,8**	79	67	**74,8**	82
192	66	**73,0**	80	68	**76,0**	84
194	67	**74,1**	82	69	**77,2**	85

Tabelle 2.1.10: Empfehlungen zur täglichen Aufnahme von Eiweiß, Fetten und Kohlenhydraten nach Alter und Geschlecht

Zentralinstituts für Ernährung der Akademie der Wissenschaften der ehem. DDR

Werte nach Schenck u. Kolb 1990

	Alter in Jahren	Eiweiße in g	Fette in g	Kohlenhydrate in g
		Kinder		
Kleinkinder	**1-3**	38	43	160
Vorschulkinder	**3-6**	50	55	220
Jungen und Mädchen	**6-9**	60	65	250
Jungen	**9-12**	75	80	300
	12-15	90	100	370
	15-18	100	110	410
Mädchen	**9-12**	70	75	280
	12-15	80	90	330
	15-18	80	90	330
		Erwachsene, leichte Arbeit		
Männer	**18-35**	80	95	360
	35-50	75	90	340
	50-65	70	80	310
	über 65	65	65	280
Frauen	**18-35**	70	80	290
	35-50	70	75	280
	50-65	65	65	250
	über 65	60	55	230
Schwangere (6-9.Monat)	-	85	80	340
Stillende	-	110	95	400
		Erwachsene, schwere Arbeit		
Männer	**18-35**	105	135	470
	35-50	100	125	440
	50-65	90	115	400
Frauen	**18-35**	80	100	380
	35-50	75	90	350
	50-65	75	85	320
		Erwachsene, Schwerstarbeit		
Männer	**18-35**	125	160	540
	35-50	115	150	520
	50-65	105	135	470

Tabelle 2.1.11: Empfehlungen zur Aufnahme ausgewählter Nährstoffe

Die Angaben sind den Empfehlungen der deutschen Gesellschaft für Ernährung und dem Food and Nutrition Board, USA entnommen.

Werte aus Holtmeier 1986

Alter und Geschlecht		Protein in g	Essetielle Fettsäuren in g	Kalzium in mg	Phosphor in mg	Magnesium in mg	Eisen in mg	Jod in µg
Säuglinge								
0-2 Monate		2,3	2	-	-	50	0	50
3-5 Monate		2,1	3	-	-	70	6	70
6-11 Monate		2,0	3	500	500	120	8	80
Kinder								
1-3 Jahre		22	4	600	600	140	8	100
4-6 Jahre		32	5	700	700	200	8	120
7-9 Jahre		40	6	800	800	220	10	140
10-12 J.:	- männl.	45	7	1.000	1.000	280	12	180
	- weibl.	45	7	900	900	250	18	180
13-14 J.:	- männl.	60	9	1.000	1.000	330	12	200
	- weibl.	55	9	900	900	300	18	200
Jugendliche und Erwachsene								
15-18 J.:	- männl.	60	10	900	900	400	12	200
	- weibl.	50		800	800	350	18	200
19-35 J.:	- männl.	55	10	800	800	350	12	200
	- weibl.	45				300	18	200
36-50 J.:	- männl.	55	10	800	800	350	12	180
	- weibl.	45				300	18	180
51-65 J.:	- männl.	55	10	800	800	350	12	180
	- weibl.	45				300	12	180
über 65 J.:	- männl.	55	10	800	800	350	12	180
	- weibl.					300	12	180
Schwangere		+30	+1	+400	+200	+110	+7	+10
Stillende		+20	+3	+400	+200	+150	+4	+10

Tabelle 2.1.12: Empfehlungen zur Deckung des täglichen Bedarfs an ausgewählten Vitaminen

Empfehlungen der Deutschen Gesellschaft für Ernährung.
Abkürzungen:
Thia = Thiamin, **Ribo** = Roboflavin, **Fol** = Folsäure, **Pant** = Pantothensäure.

Werte nach Documenta Geigy 1977

	Vitamin:									
	A	B_6	B_{12}	C	D	E	Thia	Ribo	Fol	Pant
Alter	mg	mg	µg	mg	µg	mg	mg	mg	µg	mg
0-6 Monate	0,6	0,3	0,5	35	10,0	6	0,4	0,5	100	4
7-12 Monate	0,7	0,5	1,0	60	10,0	6	0,5	0,6	100	4
1-3 Jahre	0,7	0,7	2,5	70	10,0	6	0,7	0,8	200	5
4-6 Jahre	0,7	1,1	2,5	70	5,0	7	1,0	1,1	300	5
7-9 Jahre	0,8	1,4	5,0	70	2,5	8	1,2	1,6	300	6
10-12 Jahre:										
männl.	0,8	1,6	5,0	75	2,5	10	1,4	1,9	400	6
weibl	0,8	1,6	5,0	75	2,5	10	1,2	2,0	400	6
13-14 Jahre:										
männl.	0,9	2,1	5,0	75	2,5	11	1,4	1,9	400	8
weibl.	0,9	2,1	5,0	75	2,5	11	1,2	2,0	400	8
15-18 Jahre:										
männl.	0,9	2,1	5,0	75	2,5	12	1,6	2,3	400	8
weibl.	0,9	1,7	5,0	75	2,5	12	1,4	1,9	400	8
Erwachsene:										
männl.	0,9	1,8	5,0	75	2,5	12	1,6	2,0	400	8
weibl.	0,9	1,6	5,0	75	2,5	12	1,4	1,8	400	8
Schwangere 6. Monat	1,2	3,6	7,5	100	10,0	12	1,6	2,3	800	10
Stillende	2,0	2,0	7,5	110	10,0	20	1,8	2,5	1000	10

Tabelle 2.1.13: Vitamingehalt von Früchten, Fruchtsäften, Gemüse und Salaten

Werte aus Documenta Geigy 1975 und 1977

100 g essbare Substanz enthalten	A	B_6	C	E	Panthothensre.	Folsäure
	I.E.	mg	mg	mg	mg	µg
Früchte, Fruchtsäfte:						
Äpfel, süß	90	0,03	5	0,3	0,1	3
Banane	190	0,32	10	0,2	0,2	12
Birnen	20	0,02	4	-	0,05	4
Brombeeren	200	0,05	21	-	0,25	12
Erdbeeren	60	0,04	60	-	0,26	5
Grapefruitsaft	10	0,014	45	-	0,16	1
Holunderbeeren	600	0,25	18	-	0,18	17
Johannisbeeren, rot	120	0,05	41	-	0,06	-
Johannisbeeren, schw.	220	0,08	136	-	-	-
Kirschen	1.000	0,05	10	-	0,08	6
Orangen	200	0,03	50	0,23	0,2	5
Pfirsiche, frisch	880	0,02	7	-	0,12	2
Pfirsiche in Dosen	430	0,02	4	-	0,05	11
Pflaumen	250	0,05	6	-	0,13	0,1
Preiselbeeren	30	0,012	12	-	0,1	-
Trauben	100	0,1	4	-	0,08	4
Wassermelonen	590	0,033	7	-	0,3	2
Zitronen	20	0,06	45	-	0,2	7
Gemüse, Salate:						
Blumenkohl	60	0,2	78	-	1,0	32
Bohnen	600	0,14	19	-	0,2	39
Erbsen, grün	640	0,18	27	-	0,82	-
Gartenkresse	9.300	-	69	-	-	-
Gurken	300	0,04	8		0,3	10
Karotten	11.000	0,12	2-10	0,45	0,27	8
Kartoffeln	5	0,2	20	0,06	0,3	6
Kopfsalat	970	0,07	8	0,6	0,1	20
Kürbis	1.600	-	9	-	-	8
Linsen	60	0,49	-	-	1,5	-
Mais	400	0,22	12	-	0,89	27
Petersilie	8.500	0,2	172	-	0,03	40
Spargel	900	0,14	33	2,5	0,62	110
Spinat	8.100	0,2	51	2,5	0,3	75
Tomaten	900	0,1	23	0,27	0,31	8
Weißkohl	70	0,11	46	0,7	0,26	80
Zwiebeln	40	0,1	10	0,26	0,17	10

Tabelle 2.1.14: Kalorische Werte einiger Nahrungsmittel

Die Angaben sind jeweils auf das Frischgewicht in Gramm bezogen.
Die Werte für kcal und kJ sind Zirkawerte, die zu Gunsten der Gruppenbildung nicht einer exakten Umrechnung entsprechen.

Werte aus Wieser 1986

Nahrungsmittel	Kalorischer Wert in $kJ \cdot g^{-1}$	Nahrungsmittel	Kalorischer Wert in $kJ \cdot g^{-1}$
Früchte, Nüsse		**Zucker, Süßigkeiten**	
Äpfel	2,09	Kristallzucker	16,72
Orangen	1,67	Schokolade	17,18
Avocado	10,24	Bienenhonig	12,29
Datteln, getrocknet	11,87		
Erdnüsse	25,08	**Eier, Milchprodukte**	
Walnüsse	27,33	Vollei	6,27
		Dotter, roh	14,84
Gemüse		Kuhmilch	2,97
Tomaten, frisch	0,84	Schlagsahne	12,62
Rüben, gekocht	1,46	Emmentaler Käse	16,89
Kohl, gekocht	0,33		
Bohnen, frisch	1,46	**Fleisch**	
Bohnen, getrocknet	14,63	Speck, gebraten	24,03
Kartoffel		Rindfleisch	18,18
frisch	3,55	Frankfurter	10,78
gebraten	4,89	Kalbsleber	5,89
getrocknet	15,17	Leberwurst	11,00
Champignon	1,09	Dorsch, gebraten	7,27
		Thunfisch in Büchsen	9,07
Getreide, Getreideprodukte		Froschschenkel	2,84
Mais	3,84	Austern	2,17
Popcorn	16,13	Hummer	3,59
Reis, gekocht	4,60	Kaviar	12,03
Vollreis	15,26	Aal, geräuchert	13,58
Haferflocken	16,10		
Haferstroh	18,52	**Getränke**	
Weizenmehl	13,80	Bier	1,80
Roggenbrot	11,60	Coca-Cola	1,38
		Wein	2,21
Fette, Öle		Whisky	11,83
Olivenöl	38,83	Rum	13,04
Butter	29,92		

Tabelle 2.1.15: Die Menge ausgewählter Nahrungsmittel, die bei gleichem Kaloriengehalt austauschbar ist

Um die vorgegebenen Werte in kcal (kJ) zu erreichen, müssen von verschiedenen Nahrungsmitteln unterschiedliche Mengen aufgenommen werden.

Werte aus Holtmeier 1986

Energie	Nahrungsmittelgruppen und Sorten	Menge in g	Eiweiß in g	Fett in g	Vitamin C in mg
25-35	**Gemüse**			-	
kcal	Gurke	**250**	3,3	-	3
(105-145	Tomaten	**200**	6,6	-	48
kJ)	Kopfsalat	**200**	4,0	-	26
	Spargel	**150**	4,4	-	32
30-40	**Sahne und Kondensmilch**				
kcal	Sahne, 10% Fett	**30**	0,9	3,2	-
(125-165	Kondensmilch, 4% Fett	**30**	2,4	1,2	-
kJ)	Kondensmilch, 7,5% Fett	**25**	1,6	1,9	-
	Sahne, 30% Fett	**10**	0,2	3,2	-
30-50	**Gemüse**				
kcal	Spinat	**200**	6,9	-	104
(125-210	Kohlrabi	**150**	6,7	-	80
kJ)	Blumenkohl	**150**	5,9	-	105
	Rotkohl	**150**	11,9	-	100
35-50 kcal	**Partyhappen**				**Kohlenhydrate in g**
(145-210	Salzgurken	**250**	2	-	7
kJ)	Mixed Pickles	**100**	-	-	8
	Oliven	**30**	-	4	1
	Erdnüsse, geröstet	**6**	2	3	1
40-50	**Pilze**				
kcal	Champignons	**200**	6,0	-	10
(165-210	Pfifferlinge	**200**	6,0	-	12
kJ)	Steinpilze	**150**	7,3	-	5
50-70 kcal	**Alkoholische Getränke**		**Alkohol in g**		
(210-290	Whisky (schottisch)	**20**	7,0	-	-
kJ)	Cognac (Durchschnitt)	**20**	7,0	-	-
	Liköre (Durchschnitt)	**20**	5,0	-	6,0
	Obstwässer (Durchschnitt)	**20**	10,0	-	-
50-70	**Alkoholfreie Getränke**				
kcal	Tomatensaft	**300**	-	-	11,7
(210-290	Apfelsaft	**150**	-	-	17,4
kJ)	Cola (Koffein: 17,7 mg)	**150**	-	-	16,5

Fortsetzung

Fortsetzung 2.1.15: Die Menge ausgewählter ....

Erläuterungen siehe Beginn der Tabelle.

Energie	Nahrungsmittelgruppen und Sorten	Menge in g	Kolen-hydr. in g	Fett in g	Eiweiß in g	Vitamin C in mg
50-70	**Süßigkeiten, Schokolade**					
kcal	Eiscreme	**30**	6,1	3,5	-	-
(210-290	Konfitüre (Durchschnitt)	**20**	14,0	-	-	-
kJ)	Bonbons (Durchschnitt)	**15**	14,1	-	-	-
	Vollmilchschokolade	**10**	5,5	3,3	-	-
	Pralinen (mit Alkohol)	**8**	2,0	2,0	-	-
50-75	**Gemüse**					
kcal	Möhren (Karotten)	**200**	14,5	-	-	11
(210-315	Broccoli	**200**	8,8	-	-	228
kJ)	Grüne Bohnen	**200**	10,0	-	-	39
	Artischocke	**100**	12,2	-	-	8
	Erbsen, grün	**75**	9,5	-	-	19
50-75	**Meerestiere**					
kcal	Miesmuscheln	**100**	-	3,9	9,8	-
(210-315	Weinbergschnecken	**100**	-	0,8	15,0	-
kJ)	Froschschenkel	**100**	-	0,3	16,5	-
	Austern	**75**	-	0,9	6,8	-
	Hummer	**75**	-	-	11,9	-
60-80	**Exotische Früchte**					
kcal	Mango	**125**	18,8	-	-	81
(250-330	Kiwi	**125**	13,8	-	-	375
kJ)	Litchi	**100**	16,0	-	-	30
	Feige	**100**	18,0	-	-	5
	Avocado	**30**	-	6,0	-	6
80-100	**Frisches Obst**					
kcal	Erdbeeren	**250**	18,7	-	-	160
(330-420	Orange	**175**	21,0	-	-	88
kJ)	Apfel	**150**	18,9	-	-	18
	Weintrauben	**125**	21,0	-	-	5
	Banane	**100**	23,3	-	-	12
80-100	**Käsesorten**					
kcal	Magerquark	**120**	-	0,3	16,2	-
(335-420	Speisequark, 40% F.i.Tr.	**55**	-	6,7	6 6	-
kJ)	Camembert, 30% F.i.Tr.	**40**	-	5,3	8,8	-
	Schmelzkäse, 45% F.i.Tr.	**30**	-	7,1	4,3	-
	Emmentaler, 45% F.i.Tr.	**20**	-	6,1	5,5	-
	Roquefort	**20**	-	7,0	4,6	-

Fortsetzung

Fortsetzung 2.1.15: Die Menge ausgewählter ....

Erläuterungen siehe Beginn der Tabelle.

Energie	Nahrungsmittelgruppen und Sorten	**Menge in g**	**Fette in g**	**Essentielle Fettsäuren in g**	**Cholesterin in mg**
70-90	**Fette**				
kcal	Mayonnaise, 50% F.	**15**	8	4,6	12
(290-375	Butter	**10**	8	0,2	28
kJ)	Schweineschmalz	**8**	8	0,8	8
	Mayonnaise, 80% F.	**10**	8	4,9	14
	Sonnenblumenöl	**8**	8	5,1	-
	Olivenöl	**8**	8	0,6	-
80-100 kcal	**Trockenobst**		**Kohlenhydrate in g**		
(330-420	Äpfel	**30**	19,4		
kJ)	Aprikosen	**30**	21,1		
	Feigen	**30**	18,5		
	Pflaumen	**30**	20,8		
	Rosinen	**30**	19,3		
80-100	**Alkoholische Getränke**		**-**	**Alkohol in g**	
kcal	Apfelwein	**200**	-	10,0	
(335-420	Bier (Durchschnitt)	**200**	-	5,2	
kJ)	Weißwein (Durchschnitt)	**125**	-	10,5	
	Rotwein (Durchschnitt)	**125**	-	9,8	
	Sekt (Durchschnitt)	**100**	-	8,9	
	Erdbeerbowle	**80**		4,0	
120-140 kcal	**Brot und Backwaren**	**Menge in g**	**Eiweiß in g**	**Kohlenhydrate in g**	**Vitamin B_1 in mg**
(500-585	Käsekuchen, einfach	**70**	7,1	16,3	0,04
kJ)	Obstkuchen, einfach	**60**	3,1	24,9	0,04
	Roggenvollkornbrot	**50**	3,7	23,2	0,09
	Brötchen	**50**	3,4	28,8	0,04
	Weißbrot	**50**	4,1	25,0	0,04
	Hefegebäck	**40**	3,2	21,0	0,04
	Knäckebrot	**35**	3,5	27,0	0,07
	Zwieback	**30**	3,0	22,7	0,03
	Kekse, trocken	**30**	4,4	21,0	-
	Biskuitplätzchen	**30**	2,6	24,5	-

Tabelle 2.1.16: Nahrungsmittelverbrauch in Deutschland: Pflanzliche Erzeugnisse und Tiefkühlkost 1990-1998

Die Werte für 1997/98 und bei der Tiefkühlkost für 1997 sind vorläufig.

Werte aus Statistisches Jahrbuch 1999

	Verbrauch in kg je Einwohner und Jahr					
Pflanzliche Erzeugnisse:	**1990/91**	**1993/94**	**1994/95**	**1995/96**	**1996/97**	**1997/98**
Getreide (in Mehlwert)	72,9	71,2	72,3	74,6	74,9	75,2
Weizenmehl	53,8	53,8	55,1	56,6	57,2	57,8
Roggenmehl	12,5	11,4	10,9	10,8	10,8	10,7
Erzeugnissen aus sonstigem Getreide	6,6	6,0	6,3	7,2	6,9	6,7
Reis (geschält)	2,4	2,2	2,6	2,5	3,2	3,0
Hülsenfrüchte	1,1	0,7	0,6	0,9	1,0	1,0
Kartoffeln (Frischgewicht)	75,0	73,3	72,8	72,8	73,3	72,3
Kartoffelstärke	0,9	0,8	0,6	0,6	1,0	0,9
Zucker (Weißzuckerwert)	34,5	33,5	33,1	32,6	33,5	32,8
Honig	1,2	1,2	1,1	1,4	1,0	1,1
Kakaomasse	2,4	2,2	1,9	1,7	2,0	2,1
Gemüse (Frischgewicht)	81,0	80,0	81,6	86,7	89,9	86,7
Frischobst (Frischgewicht)	88,7	91,8	92,9	87,8	96,4	89,3
Marktobstbau	60,8	66,5	64,1	64,7	69,6	70,6
Übriger Anbau	27,9	25,3	28,8	23,1	26,8	18,7
Zitrusfrüchte (Frischgew.)	35,6	31,1	28,0	29,8	29,3	30,4
Schalenfrüchte	3,8	3,6	3,7	3,5	3,8	3,5
Trockenobst	1,2	1,4	1,4	1,5	1,4	1,4
	Verbrauch insgesamt in 1.000 Tonnen					
Tiefkühlkost:	**1990**	**1993**	**1994**	**1995**	**1996**	**1997**
Gemüse	207,2	225,7	229,2	227,4	237,4	246,1
Obst- und Fruchtsäfte	22,2	24,2	25,8	26,8	27,5	28,7
Kartoffelerzeugnisse	332,4	335,0	343,5	332,5	327,4	328,3
Fleisch einschl. Wild	84,6	108,0	109,5	129,1	154,6	155,4
Geflügel	434,0	446,0	401,0	365,0	376,0	350,0
Fische und Fischerzeugnisse	107,3	155,3	159,7	142,4	151,7	155,8
Milcherzeugnisse	2,3	3,0	3,4	3,8	4,2	4,2
Fertiggerichte	324,3	438,3	498,6	523,4	570,4	612,2
Backwaren	93,3	162,2	175,3	190,7	210,1	230,6
Eiskrem (in Mio. Liter)	438,6	515,9	568,7	546,9	518,0	536,5

Tabelle 2.1.17: Nahrungsmittelverbrauch in Deutschland: Tierische Erzeugnisse 1991-1997

Die Werte für 1997 sind vorläufig.

Werte aus Statistisches Jahrbuch 1999

	Verbrauch in kg je Einwohner und Jahr					
Tierische Erzeugnisse	**1991**	**1993**	**1994**	**1995**	**1996**	**1997**
Fleisch und Fischerzeugnisse	95,3	95,2	93,0	92,0	91,4	89,9
Rindfleisch, Kalbfleisch	20,6	19,7	17,5	16,6	15,2	14,5
Schweinefleisch	54,8	56,1	55,5	54,9	54,7	53,8
Schaf- und Ziegenkäse	0,9	1,0	1,0	1,1	1,1	1,1
Pferdefleisch	0,1	0,1	0,1	0,1	0,1	0,1
Innereien	5,3	4,6	4,5	4,5	4,6	4,3
Geflügelfleisch	12,2	12,4	12,8	13,4	14,1	14,7
Sonstiges Fleisch (Wild, Kaninchen)	1,5	1,4	1,4	1,4	1,4	1,4
Fische und Fischerzeugnisse (Fanggewicht)	14,3	14,7	14,1	14,1	15,1	-
Frischmilcherzeugnisse	90,7	90,1	89,2	91,0	89,9	87,7
Mager- und Buttermilch	3,7	3,4	3,6	3,4	3,2	3,3
Sahne	6,8	7,0	7,3	7,5	7,7	7,8
Kondensmilch	5,2	5,0	5,2	5,4	5,1	5,0
Vollmilchpulver	2,3	1,3	1,5	1,3	1,3	1,7
Magermilchpulver	0,4	0,4	0,4	0,4	0,3	0,3
Ziegenmilch	0,1	0,1	0,1	0,1	0,1	0,1
Käse einschl. Schmelzkäse	17,5	18,5	19,2	19,8	20,1	20,3
Frischkäse, Speisequark	7,8	8,0	8,5	8,9	8,6	8,7
Öle und Fette	27,6	27,1	27,3	28,4	30,3	30,2
Tierische Fette (Reinfett)	11,1	11,1	11,0	11,2	11,3	11,1
darunter Butter	6,9	6,8	6,9	7,1	7,3	7,0
Pflanzliche Fette (Reinfett)	16,5	16,1	16,3	17,2	18,8	19,1
darunter:						
Margarine	8,2	7,7	7,2	7,1	7,3	7,1
Speisefette	1,1	1,0	1,0	0,8	0,9	0,8
Speiseöle	8,9	9,0	9,5	10,7	12,1	12,4
Eier und Eiererzeugnisse						
Schaleneiwert (kg)	14,8	13,2	13,3	13,7	13,6	13,9
Stück	244,0	215,0	219,0	224,0	225,0	227,0

Tabelle 2.1.18: Nahrungsmittelverbrauch in Deutschland: Gemüse 1990/91-1996/97

Ab 1992/93 werden zusammengefasst: Weißkohl und Rotkohl; Wirsingkohl, Kohlrabi und Chinakohl; Blumen- und Grünkohl.

Werte aus Daten des Gesundheitswesens 1999

Gemüse	Verbrauch in kg je Einwohner und Jahr					
	1990/91	1992/93	1993/94	1994/95	1995/96	1996/97
Weißkohl	4,3	6,1	6,4	5,5	6,1	6,9
Rotkohl	1,5	-	-	-	-	-
Wirsingkohl	0,5	2,0	2,3	2,5	2,7	2,8
Grünkohl	0,2	3,0	2,8	2,7	2,8	2,9
Blumenkohl	2,9	-	-	-	-	-
Rosenkohl	0,7	0,7	0,5	0,4	0,4	0,4
Chinakohl	0,4	-	-	-	-	-
Kohlrabi	1,0	-	-	-	-	-
Möhren, Karotten	5,5	4,6	4,8	5,0	5,6	5,7
Sellerie	0,7	0,6	0,6	0,6	0,6	0,7
Porree	0,9	1,0	1,0	1,1	1,1	1,1
Spinat	0,6	0,6	0,7	0,8	0,8	1,1
Spargel	1,3	1,2	1,3	1,3	1,3	1,3
Erbsen	1,1	1,1	1,0	1,1	1,2	1,2
Bohnen	1,9	2,1	2,2	2,3	2,3	2,2
Dicke Bohnen	0,0	0,1	0,0	-	-	-
Kopfsalat	2,5	2,4	2,1	2,5	2,8	2,5
Eissalat	-	0,2	0,3	0,4	-	-
Chicorée	0,2	0,2	0,2	0,2	-	-
Speisezwiebeln	6,0	5,8	5,7	6,0	6,3	6,5
Rettich	0,2	0,2	0,2	0,3	-	-
Radies	-	0,3	0,4	0,4	-	-
Tomaten	15,4	16,0	14,3	15,2	17,0	16,9
Gurken	5,7	6,3	5,2	6,4	6,7	6,3
Champignons	2,5	2,5	2,5	2,2	2,1	2,4
Sonstige Gemüse zusammen	**14,2**	**15,4**	**16,1**	**15,8**	**17,5**	**18,6**
Gemüse über den Markt	**70,2**	**72,4**	**70,6**	**72,7**	**77,3**	**79,5**
Gemüse Selbstversorger	**10,8**	**9,9**	**9,4**	**8,9**	**9,4**	**10,1**
Gemüse insgesamt	**81,0**	**82,3**	**80,0**	**81,6**	**86,7**	**89,6**

Tabelle 2.1.19: Aufwendungen für Nahrungsmittel, Getränke und Tabakwaren je Haushalt und Monat in Deutschland 1998

Die Angaben „West“ beziehen sich auf das frühere Bundesgebiet, die Angaben „Ost“ auf die Neuen Länder und Berlin-Ost.

Werte aus Statistisches Jahrbuch 1999

	Aufwendungen in DM je Haushalt mit..			
	2 Personen, Einkommen gering		**4 Personen, Einkommen mittel**	
	West	Ost	**West**	Ost
Nahrungsmittel, Getränke, Tabakwaren insgesamt	**572,04**	583,21	**935,58**	859,68
Nahrungsmittel	**376,63**	381,68	**605,54**	542,13
Nahrungsmittel tierischen Ursprungs	**172,58**	176,19	**250,29**	239,35
Fleisch, frisch, gefroren	**40,23**	40,47	**54,36**	53,58
Fische u. Fischfilets (frisch, tiefgefroren und lebend)	**6,39**	4,19	**4,00**	2,46
Milch	**27,10**	26,63	**49,71**	44,19
Käse	**20,00**	20,34	**34,73**	28,03
Eier	**7,63**	5,44	**8,03**	5,04
Butter (einschließlich Milchhalbfett und Butterschmalz)	**8,39**	9,55	**8,41**	10,23
Speisefette, Öle tierischen Ursprungs	**0,18**	0,50	**0,11**	0,22
Nahrungsmittel pflanzlichen Ursprungs	**204,05**	205,50	**355,25**	302,78
Speisefette und Öle pflanzlichen Ursprungs	**5,88**	6,61	**6,68**	9,01
Obst und -erzeugnisse (ohne Getränke und Marmelade)	**34,74**	36,33	**43,44**	39,94
Frischobst	**30,35**	30,65	**36,40**	33,72
Schalen-, Trocken-, Tiefkühlobst und Obstkonserven	**4,39**	4,68	**7,04**	6,22
Kartoffeln, Gemüse, Kartoffel- und Gemüseerzeugnisse	**46,73**	48,41	**60,76**	52,62
Frischgemüse	**28,72**	29,77	**34,32**	30,05
Tiefgefrorene Gemüse, Gemüsekonserven und ähnliche Waren	**7,58**	8,18	**11,65**	10,45
Brot und andere Backwaren	**56,04**	52,79	**90,17**	79,93
Zucker, Süßwaren, Marmelade	**28,40**	32,55	**66,26**	53,06
Getreideerzeugnisse, Nährmittel, Gewürze	**19,74**	15,43	**42,13**	30,31
Sonstige Nahrungsmittel	**12,51**	13,36	**45,82**	37,91

Fortsetzung

Fortsetzung 2.1.19: Aufwendungen ....

	Aufwendungen in DM je Haushalt mit..			
	2 Personen, Einkommen gering		**4 Personen, Einkommen mittel**	
	West	Ost	**West**	Ost
Getränke	**86,15**	102,84	**150,79**	159,35
Alkoholfreie Getränke	**46,94**	53,02	**96,21**	89,65
Alkoholische Getränke	**39,22**	49,83	**54,58**	69,70
Tabakwaren	**13,72**	10,61	**31,73**	28,47
Verzehr von Speisen u. Getränken in Kantinen und Gaststätten	**95,53**	88,07	**147,51**	129,72

2.2 Kreislauferkrankungen und Sport

Tabelle: 2.2.1: Daten im Überblick

Erläuterungen siehe Tabellen 2.2.2 und 2.2.7

Werte aus Daten des Gesundheitswesens 1999, Focus 38/1995

Kreislauferkrankungen	
Häufigste Ursache für einen Krankenhausaufenthalt waren 1996 Kreislauferkrankungen (je 10.000 Versicherte)	4.219
Anteil von Kreislauferkrankungen als Ursache für medizinische Rehabilitationsmaßnahmen in Deutschland 1995	15,02 %
Davon Hypertonie und Hochdruckkrankheiten	40.750
Davon Herzkrankheiten	120.668
Davon Sonstige Krankheiten des Kreislaufsystems	56.556
Anteil von Herz-, Kreislauferkrankungen bei der Musterung 1978 in Deutschland	18,06 %
Anzahl von Herz-, Kreislauferkrankungen bei der Musterung 1978 in der Bundesrepublik Deutschland	28.084
Mit akutem Krankheitsbild	597 (2,1 %)
Mit schweren Gesundheitsschäden	853 (3,04 %)
Sterbefälle auf Grund von Kreislauferkrankungen 1997 in Deutschland	415.892
Männer	171.471
Frauen	244.421
davon mit der häufigsten Diagnose ischämische Herzkrankheiten	178.650
Männer	84.591
Frauen	94.059
Sportarten	
Beurteilung von Sportarten nach der **Gesundheit**	
Am höchsten bewertet wurde Rudern	Note 3,2
Am niedrigsten bewertet wurden Bungee-jumping und Segelfliegen	Note 0,2
Beurteilung von Sportarten nach der **Fitness**	
Am höchsten bewertet wurde der Leichtathletik 5-Kampf und Squash	Note 3,8
Am niedrigsten bewertet wurde Bungee-jumping	Note 0,7
Beurteilung von Sportarten nach der **Schnelligkeit**	
Am höchsten bewertet wurde Karate/Teakwondo	Note 5,0

Tabelle 2.2.2: Ausgewählte Krankheiten des Kreislaufsystems, Sterbefälle je 100.000 Einwohner in Deutschland, neue Länder und Berlin-Ost von 1990-1997

Bei Krankheiten der Arterien sind auch Krankheiten der Arteriolen und der Kapillaren eingeschlossen. Unter Krankheiten des Hirnblutsystems sind solche des zerebrovaskulären Systems gemeint.

Werte aus Daten des Gesundheitswesens 1999

Jahr	Insgesamt	Bluthochdruck	Herzkrankheiten	Akuter Herzinfarkt	Lungen-Embolie	Krankheiten d.Hirnblutsyst.	Krankheiten der Arterien	Arterienverkalkung
Deutschland (Sterbefälle je 100.000 Einwohner)								
1990								
männl.	**503,8**	17,7	221,9	127,6	6,0	98,9	47,3	34,7
weibl.	**657,5**	34,2	209,7	89,5	8,7	165,1	72,6	62,4
zusa.	**583,4**	26,2	215,6	107,9	7,4	133,1	60,4	49,0
1995								
männl.	**449,3**	10,7	221,2	123,1	6,1	91,2	26,5	14,2
weibl.	**598,4**	22,2	227,7	92,6	9,0	154,6	38,7	28,3
zusa.	**525,8**	16,6	224,6	107,4	7,6	123,7	32,8	21,5
1997								
männl.	**428,8**	11,5	211,4	114,1	5,9	83,9	24,6	12,8
weibl.	**581,1**	24,9	223,6	88,6	8,5	142,9	36,5	26,3
zusa.	**506,9**	18,4	217,7	101,0	7,2	114,1	30,7	19,7
Neue Länder, Berlin-Ost (Sterbefälle je 100.000 Einwohner)								
1990								
männl.	**610,6**	54,1	**226,6**	91,1	7,5	96,0	113,8	106,9
weibl.	**821,1**	94,2	**216,8**	53,0	9,4	166,8	187,4	181,9
zusa.	**720,7**	75,1	**221,5**	71,2	8,5	133,0	152,3	146,0
1995								
männl.	**509,3**	14,4	**139,3**	151,5	4,8	108,8	28,3	20,3
weibl.	**698,0**	29,5	**168,2**	104,8	6,9	194,8	45,9	39,7
zusa.	**606,8**	22,2	**307,5**	127,5	5,9	153,1	37,4	30,3
1997								
männl.	**466,6**	13,2	**124,9**	135,0	5,8	99,6	25,9	18,6
weibl.	**661,1**	28,4	**155,9**	100,2	7,9	184,0	43,9	38,3
zusa.	**566,3**	21,0	**280,8**	117,2	6,9	142,8	35,1	28,7

Tabelle 2.2.3: Ausgewählte Krankheiten des Kreislaufsystems, Sterbefälle je 100.000 Einwohner im früheren Bundesgebiet von 1965-1997

Bei Krankheiten der Arterien sind auch Krankheiten der Arteriolen und der Kapillaren eingeschlossen. Unter Krankheiten des Hirnblutsystems sind solche des zerebrovaskulären Systems gemeint.

Werte aus Daten des Gesundheitswesens 1999

Jahr	Insgesamt	Bluthochdruck	Herzkrankheiten	Akuter Herzinfarkt	Lungen-Embolie	Krankheiten d.Hirnblut-syst.	Krankheiten der Arterien	Arterienverkalkung
Früheres Bundesgebiet (Sterbefälle je 100.000 Einwohner)								
1965								
männl.	**504,3**	15,4	168,0	-	2,3	165,3	33,2	26,4
weibl.	**476,2**	26,0	81,2	-	2,6	198,1	34,7	29,1
zusa.	**489,6**	21,0	122,5	-	2,5	182,5	34,0	27,8
1970								
männl.	**531,6**	14,5	214,7	148,6	3,1	155,5	28,6	15,8
weibl.	**536,9**	26,2	137,1	71,8	3,9	194,6	30,3	20,0
zusa.	**534,4**	20,6	174,0	108,3	3,5	176,0	29,5	18,0
1980								
männl.	**556,4**	15,5	246,1	174,9	4,3	136,9	29,1	18,0
weibl.	**609,1**	30,3	177,6	101,7	5,4	193,0	33,4	25,9
zusa.	**583,9**	23,3	210,4	136,7	4,9	166,2	31,3	22,1
1990								
männl.	**476,9**	8,7	223,8	136,8	5,6	99,6	30,6	16,3
weibl.	**615,3**	19,1	210,2	98,9	8,5	164,6	43,0	31,3
zusa.	**548,4**	14,1	216,8	117,2	7,1	133,2	37,0	24,0
1993								
männl.	**445,7**	9,9	211,4	121,3	5,3	89,3	28,8	15,6
weibl.	**593,5**	21,5	206,8	90,4	7,7	152,2	42,2	31,1
zusa.	**521,4**	15,8	209,0	105,5	6,5	121,5	35,7	23,5
1995								
männl.	**419,7**	11,1	200,3	109,3	5,9	80,2	24,3	11,5
weibl.	**562,1**	24,1	203,9	85,9	8,7	133,4	34,8	23,5
zusa.	**492,7**	17,7	202,2	97,3	7,3	107,5	29,7	17,7
1997								
männl.	**420,0**	11,1	200,3	109,3	5,9	80,2	24,3	11,5
weibl.	**562,6**	24,1	203,9	85,9	8,7	133,4	34,8	23,5
zusa.	**493,1**	17,8	202,2	97,3	7,3	107,5	29,7	17,7

Tabelle 2.2.4: Ausgewählte Krankheiten des Kreislaufsystems im internationalen Vergleich zu Deutschland

Nach der internationale Klassifikation der Krankheiten (ICD), Revision –1986, sowie ICD 10. Revision – 1992

Abkürzungen:
Krankh.des Kreisl. = Krankheiten der Kreislaufsystems
Ischäm. Herz-Kh. = Ischämische Herzkrankheiten (Ischämie = Blutleere)
Hypertonische Krankh. = Hypertonie und Hochdruckkrankheiten
Akut.Myok.Infarkt = akuter Myokardinfarkt
Krankh.des z.v.Syst. = Krankheiten des zerebrovaskulären Systems

Werte aus Daten des Gesundheitswesens 1999

Land	Bezugs-jahr	Krankh. des Kreisl.	Ischäm. Herz-Krankh.	Hyper-tonische Krankh.	Akut. Myok. Infarkt	Krankh. des z.v.Syst.
		Sterbefälle je 100.000 Einwohner				
Deutschland	**1997**	**506,9**	**217,7**	**18,4**	**101,0**	**114,1**
Belgien	**1992**	384,3	110,8	5,6	77,6	98,9
Dänemark	**1995**	477,2	242,7	6,6	117,1	106,1
Finnland	**1995**	459,8	267,7	7,0	166,4	121,3
Frankreich	**1994**	289,6	80,2	10,2	49,3	75,0
Griechenland	**1995**	491,5	121,4	10,0	88,1	182,0
Großbritannien u. Nordirland	**1995**	477,7	263,3	5,7	148,7	119,5
Irland	**1993**	412,4	227,1	5,0	168,1	88,0
Italien	**1993**	422,9	129,2	**28,6**	68,2	130,1
Luxemburg	**1994**	377,9	115,5	12,3	44,7	118,4
Niederlande	**1994**	336,5	133,9	5,0	101,3	80,2
Österreich	**1995**	**540,0**	211,6	15,8	105,7	122,5
Portugal	**1994**	443,4	92,6	7,7	68,4	**238,8**
Schweden	**1995**	527,9	**273,0**	7,7	**165,6**	113,2
Spanien	**1992**	330,6	91,1	9,6	62,8	104,0

Tabelle 2.2.5: Das Risiko, durch einen erhöhten Blutdruck an Herzkranzkrankheiten zu erkranken: Häufigkeit der Blutdruckklassen in der Bevölkerung

Repräsentative Stichproben des „Nationalen Gesundheits-Survey" die im Jahr 1998 für Deutschland durchgeführt wurden.

Risikoklassen (Empfehlungen der Welt-Gesundheits-Organisation (WHO):

Normal:	Systole <140 mmHg und/oder Diastole <90 mmHg
Grenzwertig:	Systole <140-159 mmHg und/oder Diastole <90-94 mmHg
Bluthochdruck:	Systole >160 mmHg und/oder Diastole >
Kontrolliert:	Systole <160 mmHg und Diastole < 95 mmHg sowie Einnahme von Antihypertonika (Arzneimittel zur Senkung eines patholo-erhöhten Blutdrucks)

Werte aus Daten des Gesundheitswesens 1999

		Häufigkeit in % der Stichprobe 1998			
	Stichprobe	**Normaler Blutdruck**	**Grenzwertiger Blutdruck**	**Bluthochdruck**	**Kontrollierter Bluthochdruck**
Gesamt:					
Insgesamt	**7.100**	53,9	15,9	22,9	7,3
Männer	**3.455**	49,7	19,5	24,5	6,3
Frauen	**3.645**	57,9	12,5	21,5	8,1
Männer:					
18-19 Jahre	**98**	84,5	14,9	0,0	0,6
20-29 Jahre	**558**	76,5	18,5	4,4	0,6
30-39 Jahre	**792**	64,8	18,4	15,2	1,6
40-49 Jahre	**649**	52,5	19,5	26,3	1,7
50-59 Jahre	**596**	32,5	2,5	36,1	8,8
60-69 Jahre	**505**	22,9	21,1	40,1	15,9
70-79 Jahre	**257**	16,9	16,2	43,9	23,0
Frauen:					
18-19 Jahre	**94**	96,2	2,8	0,5	0,5
20-29 Jahre	**536**	93,1	4,1	2,3	0,5
30-39 Jahre	**763**	83,8	7,8	7,1	1,3
40-49 Jahre	**632**	66,6	12,9	15,7	4,8
50-59 Jahre	**607**	42,3	19,1	29,7	8,9
60-69 Jahre	**560**	22,4	20,1	41,4	16,1
70-79 Jahre	**453**	17,7	13,2	45,1	24,0

Tabelle 2.2.6: Das Risiko durch erhöhte Cholesterinwerte an Kreislauferkrankungen zu erkranken: Gesamtserumcholesterinspiegel und HDL-Cholesterin, Häufigkeit der Risikoklassen in der Bevölkerung

Die Fraktionen HDL-, LDL-Cholesterin und VLDL des Serumcholesterins korrelieren unterschiedlich mit dem Risiko für Herzkranzkrankheiten. Es gilt als gesichert, dass hohe HDL-Cholesterinwerte ein vermindertes Risiko anzeigen.
Repräsentative Stichproben des „Nationalen Gesundheits-Survey" für 1998:
Gesamt: 6.737, Männer: 3.283, Frauen: 3.454.

Risikoklassen (Empfehlungen der European Atherosclerosis Society, EAS)

Normal:	Gesamt-Chol.:<200 mg/dl	HDL-Chol.:<35 mg/dl
Risikoverdächtig:	Gesamt-Chol.: 200 bis 250 mg/dl	HDL-Chol.:>=35mg/dl
Erhöhtes Risiko:	Gesamt-Chol.: >= 250 mg/dl	
Stark erhöhtes Risiko:	Gesamt-Chol.: >=300 mg/dl	

Werte aus Daten des Gesundheitswesens 1999

	Häufigkeit in % der Bevölkerung 1998					
	Gesamtcholesterin				**HDL-Cholesterin**	
	Normal	Risikoverdächtig	Erhöhtes Risiko	Stark erh. Risiko	**Normal**	Risikoverdächtig
Gesamt:						
Insges.	**26,2**	40,2	24,8	8,8	**90,4**	9,6
Männer	**27,4**	40,4	23,9	8,3	**84,1**	15,9
Frauen	**25,1**	40,0	25,7	9,2	**96,4**	3,6
Männer:						
18-19 Jahre	**84,0**	15,2	0,8	0,0	**81,5**	18,5
20-29 Jahre	**58,5**	32,2	7,6	1,7	**84,6**	15,4
30-39 Jahre	**29,9**	45,0	19,9	5,2	**84,6**	15,4
40-49 Jahre	**16,3**	42,7	29,5	11,5	**82,7**	17,3
50-59 Jahre	**14,3**	42,7	33,2	9,8	**84,9**	15,1
60-69 Jahre	**13,1**	42,6	31,5	12,8	**86,2**	13,8
70-79 Jahre	**19,2**	36,3	29,8	14,7	**79,3**	20,7
Frauen:						
18-19 Jahre	**73,6**	21,0	5,4	0,0	**91,3**	8,7
20-29 Jahre	**46,6**	41,4	11,3	0,7	**98,1**	1,9
30-39 Jahre	**38,5**	46,3	11,8	3,4	**94,9**	5,1
40-49 Jahre	**26,0**	47,9	21,6	4,5	**97,4**	2,6
50-59 Jahre	**10,1**	39,0	37,6	13,3	**97,7**	2,3
60-69 Jahre	**5,8**	29,4	43,4	21,4	**97,5**	2,5
70-79 Jahre	**9,1**	34,4	38,9	17,6	**93,7**	6,3

Tabelle 2.2.7: Gesamtbeurteilung ausgewählter Sportarten

Die Angaben beruhen auf Analysen entsprechender Fachliteratur und ergänzenden Untersuchungen am Institut für Sportwissenschaften der Universität in Wien unter der Leitung von Prof. R. Sobotka.
Die Sportarten werden in den einzelnen Kategorien mit den Noten 0=schlecht bis 5=gut bewertet.
Bei der Note Fitness werden die in der Tabelle 2.2.8 zusammengefassten sportmedizinischen Kriterien berücksichtigt, wobei Ausdauer und Koordination höher gewertet werden als Gelenkigkeit und Schnelligkeit.
Die Note Sicherheit setzt sich aus dem Verletzungsrisiko und der Schwere der auftretenden Verletzungen zusammen.
Die Note Gesundheit wird aus der Noten für Fitness und Sicherheit mit unterschiedlicher Gewichtung berechnet.
In der Note Umwelt sind die Kriterien aus der Tabelle 2.2.9 zusammengefasst.

Aus Focus 38/1995

		1 Fitness	2 Sicherheit	**3 (1+2) Gesundheit**	4 Umwelt	**5 (3+4) Gesamt**
1	Triathlon	3,6	3,3	**2,9**	4,2	**7,1**
2	Rudern	3,7	4,0	**3,2**	3,7	**6,9**
3	Leichtathletik (Fünfkampf)	3,8	3,0	**2,9**	3,7	**6,6**
4	Gelände-, Orientierungslauf	3,6	2,7	**2,6**	3,9	**6,5**
5	Radfahren	3,0	3,3	**2,4**	3,9	**6,3**
6	Tischtennis	2,3	4,3	**2,1**	4,2	**6,3**
7	Skilanglauf	2,9	4,0	**2,5**	3,7	**6,2**
8	Turnen (Boden-Gymnastik)	3,2	2,7	**2,3**	3,9	**6,2**
9	Jogging	2,4	3,7	**2,0**	4,2	**6,2**
10	Skateboard	2,4	2,7	**1,7**	4,4	**6,1**
11	Schwimmen	3,1	4,3	**2,8**	3,2	**6,0**
12	Aikido	2,7	3,3	**2,1**	3,9	**6,0**
13	Badminton	2,4	3,3	**1,9**	4,1	**6,0**
14	Inline-Skating/Rollschuhe	2,2	2,7	**1,6**	4,4	**6,0**
15	Basketball	3,1	2,7	**1,9**	3,9	**5,8**
16	Volleyball	2,7	2,7	**1,9**	3,9	**5,8**
17	Eisstockschießen	1,8	4,3	**1,7**	4,1	**5,8**
18	Tennis	3,0	2,7	**2,1**	3,6	**5,7**
19	Squash	3,8	2,3	**1,8**	3,9	**5,7**
20	Fitness/Aerobic	2,9	4,0	**2,5**	3,1	**5,6**
21	Handball	3,4	2,3	**1,6**	3,9	**5,5**
22	Tanzen	1,9	3,7	**1,6**	3,9	**5,5**
23	Judo/Jiu-Jitsu	3,3	2,3	**1,5**	3,9	**5,4**
24	Karate/Teakwondo	3,1	2,3	**1,4**	3,9	**5,3**
25	Kegeln/Bowling	1,4	4,3	**1,3**	3,8	**5,1**

Fortsetzung

Fortsetzung 2.2.7: Gesamtbeurteilung....

Erläuterungen siehe vorherige Seite.

		1 Fitness	2 Sicherheit	**3 (1+2) Gesundheit**	4 Umwelt	**5 (3+4) Gesamt**
26	Wandern	2,7	2,7	**1,9**	3,1	**5,0**
27	Wasserski	2,1	3,3	**1,7**	3,2	**4,9**
28	Mountainbiking	3,0	2,3	**1,4**	3,5	**4,9**
29	Fußball	3,2	1,3	**0,9**	4,0	**4,9**
30	Eislaufen	1,9	3,3	**1,5**	3,2	**4,7**
31	Boxen	3,5	1,0	**0,7**	3,9	**4,6**
32	Golf	2,3	4,3	**2,1**	2,4	**4,5**
33	Krafttraining/Bodybuilding	2,0	2,7	**1,4**	3,1	**4,5**
34	Reiten	2,2	3,3	**1,7**	2,6	**4,3**
35	Windsurfen	2,3	2,7	**1,6**	2,7	**4,3**
36	Bungee-Jumping	0,7	1,7	**0,2**	4,0	**4,2**
37	Eishockey	3,5	1,3	**1,1**	3,0	**4,1**
38	Skitouren	3,6	2,0	**1,4**	2,5	**3,9**
39	Klettern	3,6	1,3	**1,0**	2,9	**3,9**
40	Kanusport/Wildwasser	3,5	1,7	**1,2**	2,5	**3,7**
41	Segeln	1,9	2,7	**1,3**	2,1	**3,4**
42	Skilaufen	2,4	3,3	**1,9**	1,4	**3,3**
43	Rafting	1,7	2,0	**0,7**	2,5	**3,2**
44	Paragliding	1,5	0,7	**0,2**	2,9	**3,1**
45	Tauchen	1,5	1,7	**0,5**	2,4	**2,9**
46	Drachenfliegen	2,1	0,7	**0,3**	2,4	**2,7**
47	Skifahren abseits der Piste	2,7	2,3	**1,3**	1,2	**2,5**
48	Snowboard	2,4	2,0	**1,0**	1,4	**2,4**
49	Fallschirmspringen	1,3	1,3	**0,3**	1,5	**1,8**
50	Segelfliegen	0,9	1,3	**0,2**	1,2	**1,4**

Tabelle 2.2.8: Beurteilung ausgewählter Sportarten nach sportmedizinischen Gesichtspunkten

Die Sportarten werden in den einzelnen Kategorien mit den Noten 0=schlecht bis 5=gut bewertet.
Weitere Erläuterungen siehe Tabelle 2.2.7

Aus Focus 38/1995

		1 Ausdauer	2 Kraft	3 Kraftausdauer	4 Koordination	5 Gelenkigkeit	6 Schnelligkeit	**7 (1-6) Fitness**
1	Triathlon	5	3	5	3	2	2	**3,6**
2	Rudern	5	4	5	3	2	1	**3,7**
3	Leichtathletik (Fünfkampf)	3	4	4	5	3	4	**3,8**
4	Gelände-, Orientierungslauf	5	3	4	3	3	2	**3,6**
5	Radfahren	5	3	4	2	3	1	**3,0**
6	Tischtennis	2	1	1	4	2	4	**2,3**
7	Skilanglauf	5	2	3	2	2	1	**2,9**
8	Turnen (Boden/ Gymnastik)	1	4	3	5	5	3	**3,2**
9	Jogging	5	1	2	1	2	1	**2,4**
10	Skateboard	2	1	2	5	3	1	**2,4**
11	Schwimmen	5	2	3	2	3	2	**3,1**
12	Aikido	1	2	2	5	4	4	**2,7**
13	Badminton	2	1	1	4	4	3	**2,4**
14	Inline-Skating/ Rollschuhe	3	1	2	3	1	2	**2,2**
15	Basketball	3	2	3	4	2	5	**3,1**
16	Volleyball	1	3	3	4	2	5	**2,7**
17	Eisstockschießen	1	3	2	3	1	0	**1,8**
18	Tennis	2	3	2	5	3	3	**3,0**
19	Squash	4	3	3	4	4	5	**3,8**
20	Fitness/Aerobic	5	2	3	2	2	1	**2,9**
21	Handball	3	3	4	4	2	5	**3,4**
22	Tanzen	2	1	1	4	1	1	**1,9**
23	Judo/JiuJitsu	2	3	2	5	5	4	**3,3**
24	Karate/Teakwondo	1	3	2	5	5	5	**3,1**
25	Kegeln/Bowling	0	2	1	4	1	0	**1,4**
26	Wandern	4	2	3	3	2	0	**2,7**
27	Wasserski	1	3	1	4	3	0	**2,1**
28	Mountainbiking	4	3	5	3	0	1	**3,0**
29	Fußball	4	3	3	3	4	2	**3,2**

Fortsetzung

Fortsetzung 2.2.8: Beurteilung ausgewählter.... (sportmedizinische Gesichtspunkte)

Erläuterungen siehe vorherige Seite.

		1 Aus-dauer	2 Kraft	3 Kraft-aus-dauer	4 Koor-dina-tion	5 Gelen-kig-keit	6 Schnel-ligkeit	**7 (1-6) Fit-ness**
30	Eislaufen	2	3	1	2	1	2	**1,9**
31	Boxen	5	3	4	3	3	4	**3,5**
32	Golf	2	2	2	1	4	2	**2,3**
33	Krafttraining/ Bodybuilding	2	1	5	2	1	1	**2,0**
34	Reiten	2	2	2	2	3	2	**2,2**
35	Windsurfen	1	1	3	4	4	1	**2,3**
36	Bungee-Jumping	0	0	1	0	2	0	**0,7**
37	Eishockey	5	5	3	4	4	2	**3,5**
38	Skitouren	1	5	3	4	4	2	**3,6**
39	Klettern	1	3	5	4	5	4	**3,6**
40	Kanusport/Wild-wasser	3	3	4	4	4	3	**3,5**
41	Segeln	1	1	3	2	3	1	**1,9**
42	Skilaufen	1	2	2	3	4	2	**2,4**
43	Rafting	1	1	2	2	3	1	**1,7**
44	Paragliding	2	1	2	1	3	0	**1,5**
45	Tauchen	0	2	1	3	1	2	**1,5**
46	Drachenfliegen	2	1	2	2	5	0	**2,1**
47	Skifahren abseits der Piste	1	2	3	4	4	2	**2,7**
48	Snowboard	1	2	2	3	4	2	**2,4**
49	Fallschirmspringen	1	0	1	0	4	2	**1,3**
50	Segelfliegen	0	0	1	1	3	0	**0,9**

Tabelle 2.2.9: Beurteilung ausgewählter Sportarten nach der Umweltverträglichkeit

Erläuterungen siehe Tabelle 2.2.7. Bewertung nach Noten: 0=schlecht, 5=gut. Unter Abfall werden auch Emissionen und Abwässer einbezogen. Die Gefährdung bezieht sich auf eine Gefährdung von Mensch und Natur.

Aus Focus 38/1995

		1 Energieverbrauch	2 Ressourcenverbrauch	3 Landschaftsverbrauch	4 Abfall	5 Gefährdung	**6 (1-5) Umwelt**
1	Triathlon	1	1	0	1	0	**4,2**
2	Rudern	1	2	1	1	1	**3,7**
3	Leichtathletik (Fünfkampf)	2	1	2	1	0	**3,7**
4	Gelände-, Orientierungslauf	2	1	0	1	1	**3,9**
5	Radfahren	1	2	0	1	1	**3,9**
6	Tischtennis	1	1	0	1	0	**4,2**
7	Skilanglauf	2	1	1	1	1	**3,7**
8	Turnen (Boden/ Gymnastik)	2	1	1	1	0	**3,9**
9	Jogging	1	1	0	1	0	**4,2**
10	Skateboard	1	1	0	1	0	**4,4**
11	Schwimmen	2	2	1	2	1	**3,2**
12	Aikido	2	1	1	1	0	**3,9**
13	Badminton	1	1	1	1	0	**4,1**
14	Inline-Skating/ Rollschuhe	1	1	0	1	0	**4,4**
15	Basketball	2	1	1	1	0	**3,9**
16	Volleyball	2	1	1	1	0	**3,9**
17	Eisstockschießen	1	1	1	1	0	**4,1**
18	Tennis	2	1	1	2	0	**3,6**
19	Squash	2	1	1	1	0	**3,9**
20	Fitness/Aerobic	3	2	1	2	0	**3,1**
21	Handball	2	1	1	1	0	**3,9**
22	Tanzen	2	1	1	1	0	**3,9**
23	Judo/Jiu-Jitsu	2	1	1	1	0	**3,9**
24	Karate/ Teakwondo	2	1	1	1	0	**3,9**
25	Kegeln/Bowling	2	2	1	1	0	**3,8**
26	Wandern	3	1	1	2	2	**3,1**
27	Wasserski	3	2	1	1	1	**3,2**
28	Mountainbiking	1	2	1	1	3	**3,5**

Fortsetzung

Fortsetzung 2.2.9: Beurteilung ausgewählter.... (Umweltverträglichkeit)

Erläuterungen siehe vorherige Seite.

		1 Energieverbrauch	2 Ressourcenverbrauch	3 Landschaftsverbrauch	4 Abfall	5 Gefährdung	**6 (1-5) Umwelt**
29	Fußball	1	1	2	1	0	**4,0**
30	Eislaufen	2	2	2	2	0	**3,2**
31	Boxen	2	1	1	1	0	**3,9**
32	Golf	3	2	4	3	1	**2,4**
33	Krafttraining/ Body-building	3	2	1	2	0	**3,1**
34	Reiten	2	3	1	3	2	**2,6**
35	Windsurfen	3	3	1	2	1	**2,7**
36	Bungee-Jumping	1	1	0	1	0	**4,0**
37	Eishockey	2	3	2	2	0	**3,0**
38	Skitouren	3	2	2	2	4	**2,5**
39	Klettern	3	2	1	2	2	**2,9**
40	Kanusport/Wildwasser	4	2	1	2	3	**2,5**
41	Segeln	3	4	1	3	2	**2,1**
42	Skilaufen	5	3	4	3	3	**1,4**
43	Rafting	4	2	1	2	3	**2,5**
44	Paragliding	3	2	1	2	2	**2,9**
45	Tauchen	3	3	1	3	2	**2,4**
46	Drachenfliegen	4	3	1	2	2	**2,4**
47	Skifahren abseits der Piste	5	3	4	3	4	**1,2**
48	Snowboard	5	3	4	3	3	**1,4**
49	Fallschirmspringen	5	3	3	4	1	**1,5**
50	Segelfliegen	5	4	3	4	1	**1,2**

Tabelle 2.2.10: Messgrößen und subjektive Belastungsempfindung vor und nach 2000-m- bzw. 3000-m-Läufen nach Alter und Geschlecht

Die Selbsteinschätzung einer Anstrengung wird mit Hilfe der Borg-Schautafel nach dem Lauf durch Vorzeigen erfragt.
Borg-Skala:
7=sehr, sehr leicht; 9=sehr leicht; 11=recht leicht; 13=etwas anstrengend; 15=anstrengend; 17=sehr anstrengend; 19=sehr, sehr anstrengend.
Abkürzungen:
A=Alter; B=Borg-Skala; J=Jahre; Z=Laufzeit; V=Geschwindigkeit

Werte aus Klimt 1992

	A	B	Z	V		Minuten nach dem Lauf				
	J		min	m/s	**Ruhe**	**0**	**1**	**3**	**10**	**30**
2000 m, männl.										
Testgruppe 1:	8	13	8:48,7	3,79						
Herzfrequenz					**92**	192	120	104	104	100
Laktat					**2,04**	7,09	-	7,97	6,30	2,94
Testgruppe 2:	9	12	8:37,7	3,87						
Herzfrequenz					**80**	192	128	120	112	104
Laktat					**1,61**	10,22	-	11,49	8,82	4,30
Testgruppe 3:	9	13	8:37,7	3,87						
Herzfrequenz					**76**	200	140	120	112	100
Laktat					**2,18**	9,21	-	11,08	8,96	3,31
2000 m, weibl.										
Testgruppe 1:	11	17	8:22,6	3,98						
Herzfrequenz					**100**	184	152	128	120	108
Laktat					**2,28**	11,71	-	12,98	6,32	2,84
Testgruppe 2:	11	15	8:37,4	3,87						
Herzfrequenz					**92**	180	136	132	116	104
Laktat					**2,26**	11,59	-	10,48	8,38	3,31
Testgruppe 3:	11	15	8:04,9	4,13						
Herzfrequenz					**80**	208	148	136	120	100
Laktat					**2,92**	14,40	-	13,69	12,50	4,58
Testgruppe 4:	12	13	9:00,5	3,70						
Herzfrequenz					**92**	160	124	104	96	96
Laktat					**1,87**	7,47	-	8,52	6,62	2,58

Fortsetzung

Fortsetzung 2.2.10: Messgrößen und subjektive ....

Die Selbsteinschätzung einer Anstrengung wird mit Hilfe der Borg-Schautafel nach dem Lauf durch Vorzeigen erfragt.
Borg-Skala:
7=sehr, sehr leicht; 9=sehr leicht; 11=recht leicht; 13=etwas anstrengend; 15=anstrengend; 17=sehr anstrengend; 19=sehr, sehr anstrengend.
Abkürzungen:
A=Alter; B=Borg-Skala; J=Jahre; Z=Laufzeit; V=Geschwindigkeit

	A	B	Z	V		Minuten nach dem Lauf				
	J		min	m/s	Ruhe	0	1	3	10	30
3000 m, männl.										
Testgruppe 1:	11	14	13:12,8	3,78						
Herzfrequenz					**72**	188	144	96	104	96
Laktat					**2,36**	10,10	-	12,07	10,62	5,17
3000 m, männl.										
Testgruppe 2:	11	13	12:57,2	3,86						
Herzfrequenz					**76**	168	136	116	112	104
Laktat					**2,18**	7,71	-	8,24	6,84	3,05
Testgruppe 3:	11	12	11:45,1	4,26						
Herzfrequenz					**76**	168	160	128	112	100
Laktat					**2,20**	10,36	-	11,04	9,81	5,02
Testgruppe 4:	11	16	13:08,6	3,80						
Herzfrequenz					**88**	196	148	112	96	92
Laktat					**2,72**	9,33	-	8,30	7,23	3,63
Testgruppe 5:	11	15	11:45,1	4,26						
Herzfrequenz					**72**	176	120	112	104	100
Laktat					**2,16**	9,93	-	9,33	8,44	4,90
Testgruppe 6:	12	16	11:51,6	4,21						
Herzfrequenz					**80**	192	168	136	120	112
Laktat					**3,19**	12,34	-	10,78	8,56	4,08
Testgruppe 7:	13	14	12:43,2	3,93						
Herzfrequenz					**80**	184	132	112	108	88
Laktat					**2,56**	9,69	-	8,84	6,76	4,74

Tabelle 2.2.11: Veränderung biochemischer Parameter im Blut vor und nach einem 800-m-Lauf

Die Angaben stellen Mittelwerte am Beispiel einer aus 25 untrainierten Mädchen bestehenden Altersgruppe von 8-9 Jahren dar.
Die Abnahme der BE-Werte (base-excess) oder Basenüberschusswerte, sowie die der standardisierten Bikarbonatwerte, spiegelt die Milchsäure (Laktat) und Brenztraubensäureabgabe ins Blut wieder.
Abkürzungen:
BE = Basenüberschusswerte (base-excess); Hb = Hämoglobinwerte

Werte aus Klimt 1992

			Nach einer Erholungsphase von			
	Ruhe	**nach Lauf-Ende**	**3 min**	**10 min**	**20 min**	**30 min**
pH	7,42	**7,21**	7,22	7,28	7,34	7,38
Kohlendioxid-partialdruck pCO_2 [Torr]	35,17	**31,29**	30,41	29,46	30,52	32,27
BE voll oxidiert [mVal/l]	-1,29	**-14,92**	-14,83	-11,97	-7,79	-4,79
HCO_3^- [mVal/l] standardisiert	23,35	**13,53**	13,52	15,44	18,30	20,56
Hb [g/100ml]	13,53	**14,05**	13,96	13,74	13,65	13,53
Sauerstoffpartial-druck pO_2 [Torr]	89,03	**94,20**	97,88	90,79	86,04	84,13
Sauerstoffsätti-gungswert S_{O2} [%]	96,85	**95,63**	96,37	96,06	96,17	96,27
Laktat [mmol/l]	1,24	**11,45**	11,05	9,16	6,50	4,56
Glukose [mmol/l]	5,64	**6,65**	7,13	6,50	5,56	5,16

Tabelle 2.2.12: Trainingsmöglichkeiten sportlicher Konditionselemente nach Altersstufen und Geschlecht

Bei „vorsichtigem Trainingsbeginn“ wird von 1-2, bei „gesteigertem Training“ von 2-5maligem wöchentlichen Training ausgegangen.

Angaben aus Klimt 1992 nach Grosser 1986

	Altersstufen in Jahren			
Konditions-elemente	**Vorsichtiger Beginn**	**Gesteigertes Training**	**Hochleistungstraining**	**Fortlaufendes Training**
Maximalkraft:				
- männlich	14-16	16-18	18-20	ab 20
- weiblich	12-14	14-16	16-18	ab 18
Schnellkraft:				
- männlich	12-14	14-16	16-18	ab 18
- weiblich	10-12	12-14	14-16	ab 16
Kraftausdauer:				
- männlich	14-16	16-18	18-20	ab 20
- weiblich	12-14	14-16	16-18	ab 18
Aerobe Ausdauer:				
- männlich	8-12	12-16	16-18	ab 18
- weiblich	8-12	12-16	16-18	ab 18
Anaerobe Ausdauer:				
- männlich	14-16	16-18	18-20	ab 20
- weiblich	12-14	14-16	16-18	ab 18
Reaktionsschnelligkeit:				
- männlich	8-12	12-16	16-18	ab 18
- weiblich	8-12	12-16	16-18	ab 18
Azykl. Schnelligkeit:				
- männlich	12-14	14-16	16-18	ab 18
- weiblich	10-12	12-16	16-18	ab 18
Zykl. Schnelligkeit:				
- männlich	12-14	14-16	16-18	ab 18
- weiblich	10-12	12-16	16-18	ab 18
Gelenkigkeit:				
- männlich	-	5-12	12-14	ab 14
- weiblich	-	5-12	12-14	ab 14

Tabelle 2.2.13: Sportliche Leistungen bei Frauen und Männern im Vergleich

GR = Geschlechterrelation (bei Zeitangaben reziproke Werte)
GR 93,7 bedeutet: Frauen erbringen 93,7 % der Leistung der Männer.
Als Vergleichsdaten wurden die Weltrekordleistungen von 1990 herangezogen.

Werte aus Knußmann 1996

Disziplin	**Frauen**	Männer	**GR**
100 m-Lauf	**10,49 s**	9,83 s	**93,7**
200 m-Lauf	**21,34 s**	19,72 s	**92,4**
400 m-Lauf	**47,60 s**	43,29 s	**90,9**
800 m-Lauf	**1:53,28 min**	1:41,73 min	**89,8**
1.500 m-Lauf	**3:52,50 min**	3:29,46 min	**90,1**
10.000 m-Lauf	**30:13,7 min**	27:08,2 min	**89,8**
Marathon-Lauf	**2:21:06 h**	2:06:56 h	**90,0**
400 m-Hürden	**52,96 s**	47,02 s	**88,8**
Hochsprung	**2,09 m**	2,43 m	**86,0**
Weitsprung	**7,52 m**	8,90 m	**84,5**
100 m-Freistilschwimmen	**54,73 s**	48,42 s	**88,5**
200 m-Freistilschwimmen	**1:57,55 min**	1:46,49 min	**90,8**
400 m-Freistilschwimmen	**4:03,85 min**	3:46,95 min	**93,1**

2.3 Alkohol, Drogen, Medikamente und Rauchen

Tabelle: 2.3.1: Alkohol - Konsum und Trends

Werte aus „Jahrbuch Sucht 2000“ 1999

Konsum von Alkohol 1998		
Riskanter Konsum von Alkohol:	Frauen Männer	ab 30 g/Tag (reiner Alkohol) ab 20 g/Tag (reiner Alkohol)
Medizinisch unbedenkliche tägliche Menge an Alkohol:	Männer	weniger als 30 g/Tag = 2 Glas Wein oder 2 Flaschen Bier
	Frauen	weniger als 20 g/Tag = 1 Glas Wein oder 1 Flasche Bier
Anteil der Bevölkerung mit riskantem Konsumverhalten:	insgesamt	9,3 Mio. (16 %)
(Altersgruppe 18-69 Jahre)	davon missbräuchlich:	2,7 Mio. (5 %)
	davon abhängig:	1,7 Mio. (3 %)
Geschätzte Gesamtzahl behandlungsbedürftiger Alkoholabhängiger:	Deutschland Jugendliche Frauen	2.500.000 10% ein Drittel
Trends beim Alkoholkonsum		
Mindest einmal pro Woche Bier getrunken: (Jugendliche unter18 Jahre)	1993 1997	40 % 27 %
Keinen Alkohol trinken:	14-15 Jährig. 16-17 Jährig.	60 % 22 %
Verbrauch von Alkoholgetränken: (pro Kopf-Verbrauch)	1997 1998	160,3 Liter 156,2 Liter

Tabelle 2.3.2: Häufigkeit von Fehlbildungen bei Kindern, die durch mütterliche Alkoholkrankheit bedingt sind

Unter Alkoholembryopathie (Fetales Alkoholsyndrom) werden Fehlbildungsmuster mit unterschiedlich schwerer Ausprägung und körperlichen, geistigen und seelischen Folgeschäden zusammengefasst.

Werte aus „Jahrbuch Sucht 96" 1995

Körperliche Veränderungen und Kennzeichen	**Häufigkeit des Vorkommens**
Minderwuchs und Untergewicht (vor- und nachgeburtlich)	88 %
Kleinköpfigkeit (Mikrozephalie)	84 %
Geistige und statomotorische Entwicklungsverzögerung und zentralnervöse Störungen:	89 %
Sprachstörungen	80 %
Hörstörungen	ca. 20 %
Ess- und Schluckstörungen (bei Säuglingen)	ca. 30 %
Muskelhypotonie (herabgesetzter Ruhetonus)	58 %
Hyperaktivität/Verhaltensstörungen	72 %
Feinmotorische Dysfunktion/Koordinationsstörung	ca. 80 %
Emotionale Instabilität	ca. 30 %
Krampfanfälle	6 %
Gesichtsveränderungen:	95 %
Herzfehler (meist Scheidewanddefekte)	29 %
Genitalfehlbildungen	46 %
Nierenfehlbildungen	ca. 10 %
Augenfehlbildungen	> 50 %
Extremitäten- und Skelettfehlbildungen:	
Verkürzung und Beugung des Kleinfingers	51 %
Verwachsungen von Elle und Speiche (Supinationshemmung)	14 %
Hüftluxation	11 %
Kleine Zähne	31 %
Trichterbrust	12 %
Kielbrust	6 %
Gaumenspalte	7 %
Skoliose/Wirbelsäulenfehlbildung	5 %
Weitere Fehlbildungen:	
Steißbeingrübchen	44 %
Leistenbruch	12 %
Hämangiome (Blutschwämme)	10 %

Tabelle: 2.3.3: Geschätzte Zahl der Alkoholabhängigen in den Bundesländern

Werte aus „Jahrbuch Sucht 96" 1995

Bundesländer	Alkoholabhängige 1995
Baden-Württemberg	235.000
Bayern	250.000
Berlin	200.000
Brandenburg	70.000
Bremen	16.000
Hamburg	60.000
Hessen	200.000
Mecklenburg-Vorpommern	60.000
Niedersachsen	200.000
Nordrhein-Westfalen	600.000
Rheinland-Pfalz	110.000
Saarland	27.000
Sachsen	150.000
Sachsen-Anhalt	150.000
Schleswig-Holstein	60.000
Thüringen	100.000

Tabelle 2.3.4: Promillegrenzen in Europa

Die angegebenen Werte geben den Stand Juni 1999 wieder.

Werte aus ADAC-Reise Tipps 2000

Land	Promillegrenze
Bulgarien, Estland, Litauen, Rumänien, Slowakei, Tschechien, Ungarn	**0,0 Promille**
Polen, Schweden	**0,2 Promille**
Belgien, Dänemark, **Deutschland**, Finnland, Frankreich, Griechenland, Jugoslawien, Kroatien, Lettland, Mazedonien, Niederlande, Norwegen, Österreich, Portugal, Slowenien, Spanien, Türkei	**0,5 Promille**
Großbritannien, Irland, Italien, Luxemburg, Schweiz	**0,8 Promille**

Tabelle 2.3.5: Unfälle unter Alkoholeinfluss in Deutschland

Werte aus „Jahrbuch Sucht 2000“ 1999

Unfallursache Alkoholeinfluss je 1.000 beteiligte Pkw-Fahrer an Unfällen mit Personenschäden 1998

	Je 1.000 PKW-Fahrer			Je 1.000 PKW-Fahrer	
Alter	Männer	Frauen	**Alter**	Männer	Frauen
18-20	57,1	9,4	**45-54**	40,4	13,3
21-24	66,9	11,8	**55-64**	26,4	7,9
25-34	61,3	13,9	**65-74**	14,0	3,7
35-44	58,0	16,1	**75 +**	5,8	0,5

An Unfällen mit Personenschäden beteiligte Pkw-Fahrer unter Alkoholeinfluss 1998

Promille	Männer	Frauen	**Promille**	Männer	Frauen
< 0,5	1.138	129	**1,7 bis <2,0**	2.563	292
0,5 bis <0,8	1.642	185	**2,0 bis <2,5**	2.677	343
0,8 bis <1,1	1.896	234	**2,5 bis <3,0**	980	158
1,1 bis <1,4	2.358	266	**>3,0**	351	60
1,4 bis <1,7	2.532	339			

An Unfällen mit Personenschäden beteiligte männliche Pkw-Fahrer unter Alkoholeinfluss nach zwei Altersgruppen 1998

Promille	18-20 Jahre	40-44 Jahre	**Promille**	18-20 Jahre	40-44 Jahre
< 0,5	242	86	**1,7 bis <2,0**	290	207
0,5 bis <0,8	365	103	**2,0 bis <2,5**	145	315
0,8 bis <1,1	405	117	**2,5 bis <3,0**	27	173
1,1 bis <1,4	458	158	**>3,0**	1	75
1,4 bis <1,7	399	184			

Prozentuale Verteilung von Alkoholunfällen mit Personenschäden

Montag	9,7 %	**Donnerstag**	12,5 %	**Sonntag**	20,5 %
Dienstag	9,4 %	**Freitag**	15,8 %		
Mittwoch	9,8 %	**Samstag**	22,2 %		

Fortsetzung

Fortsetzung 2.3.5: Unfälle unter Alkoholeinfluss....

Prozentuale Verteilung von Alkoholunfällen mit Personenschäden auf die Tageszeit

0-2 Uhr	12,8 %	**8-10 Uhr**	2,1 %	**16-18 Uhr**	9,7 %
2-4 Uhr	10,3 %	**10-12 Uhr**	2,4 %	**18-20 Uhr**	13,6 %
4-6 Uhr	6,9 %	**12-14 Uhr**	3,7 %	**20-22 Uhr**	14,0 %
6-8 Uhr	3,7 %	**14-16 Uhr**	5,6 %	**22-24 Uhr**	14,7 %

Tabelle 2.3.6: Verbrauch alkoholischer Getränke pro Kopf der Bevölkerung in Deutschland 1950-1998

Bis einschließlich 1990 beziehen sich die Angaben auf den Gebietsstand der Bundesrepublik Deutschland und Berlin (West) vor dem 3.10.1990.
Von der vom Bundesministerium für Gesundheit iniziierten Arbeitsgruppe „Schätzverfahren und Schätzwerte zu alkoholinduzierten Störungen wurden 1999 folgende Umrechnungsfaktoren festgelegt: **Reiner Alkoholgehalt bei Bier 4,8 Vol.-%, Wein/Sekt 11 Vol.-%; Spirituosen 33 Vol.-%.**

Für **Bier** lag der **Pro-Kopf-Verbrauch** 1900 bei 125,1 Liter, 1929/30 bei 90,0 Liter und 1938/39 bei 69,9 Liter.

Werte aus „Jahrbuch Sucht 2000" 1999

	Konsum je Einwohner in Liter							
Getränke	**1950**	**1960**	**1970**	**1980**	**1990**	**1995**	**1997**	**1998**
Bier	35,6	94,7	141,1	145,9	142,7	135,9	131,2	127,4
Wein	4,7	10,8	15,3	21,4	21,9	17,4	18,1	18,1
Sekt	-	1,9	1,9	4,4	5,1	4,9	4,9	4,7
Spirituosen	2,5	4,9	6,8	8,0	6,2	6,5	6,1	6,0
Insgesamt	42,8	111,0	165,1	179,7	176,0	164,7	160,3	156,2
Reiner Alkohol	3,2	7,8	11,2	12,9	12,1	11,1	10,8	10,6

Tabelle 2.3.7: Konsumierte Trinkmengen nach Getränkesorten, Altersgruppen und Geschlecht in Deutschland

Anz.= Anzahl der Befragten; **%**= angegebener Anteil der Befragten, die 1 Glas in den letzten 30 Tagen getrunken haben; **Liter**= Mittelwert pro Woche.

Werte aus „Jahrbuch Sucht 2000“ 1999

Getränke		Befragte insges.	Davon Altersgruppen von 18-20	21-24	25-29	30-39	40-49	50-59
		Früheres Bundesgebiet: Männer						
	Anz.	3.209	295	284	254	860	707	807
Bier	%	**79,8**	**74,4**	**81,0**	**82,5**	**81,0**	**80,2**	**79,0**
	Liter	3,2	2,0	3,3	3,0	3,2	3,5	3,5
Wein/Sekt	%	**52,7**	**32,3**	**43,9**	**46,8**	**53,0**	**59,0**	**59,3**
	Liter	0,6	0,4	0,5	0,4	0,5	0,6	0,9
Spirituosen	%	**45,4**	**47,7**	**54,2**	**35,0**	**41,5**	**45,1**	**49,0**
	Liter	0,07	0,06	0,11	0,06	0,08	0,06	0,07
		Früheres Bundesgebiet: Frauen						
	Anz.	3.171	278	237	284	851	712	809
Bier	%	**43,7**	**36,9**	**41,6**	**44,9**	**45,7**	**46,2**	**41,8**
	Liter	0,9	0,6	1,0	0,7	0,9	0,9	0,9
Wein/Sekt	%	**62,1**	**58,3**	**57,2**	**57,3**	**66,7**	**62,9**	**60,9**
	Liter	0,5	0,4	0,4	0,4	0,5	0,6	0,7
Spirituosen	%	**27,1**	**41,7**	**34,6**	**22,4**	**23,6**	**25,4**	**26,7**
	Liter	0,04	0,03	0,06	0,02	0,04	0,03	0,04
		Neue Länder: Männer						
	Anz.	810	84	65	61	221	178	203
Bier	%	**78,0**	**67,1**	**73,7**	**76,1**	**80,7**	**78,1**	**81,4**
	Liter	3,6	3,9	2,6	3,2	3,2	3,6	4,3
Wein/Sekt	%	**47,5**	**30,2**	**28,4**	**57,2**	**47,5**	**49,3**	**56,2**
	Liter	0,4	0,1	0,2	0,4	0,3	0,4	0,6
Spirituosen	%	**50,0**	**35,7**	**55,5**	**40,9**	**45,2**	**51,0**	**61,1**
	Liter	0,11	0,04	0,08	0,05	0,10	0,14	0,11
		Neue Länder: Frauen						
	Anz.	810	91	54	52	218	180	216
Bier	%	**34,6**	**24,7**	**19,5**	**29,5**	**29,8**	**34,7**	**48,5**
	Liter	0,8	1,6	1,1	0,7	0,6	0,9	0,6
Wein/Sekt	%	**69,8**	**84,4**	**78,6**	**60,4**	**67,1**	**68,3**	**67,6**
	Liter	0,5	0,3	0,4	0,3	0,4	0,7	0,5
Spirituosen	%	**27,8**	**39,7**	**44,9**	**15,3**	**13,9**	**30,3**	**33,1**
	Liter	0,06	0,07	0,05	0,05	0,03	0,10	0,05

Tabelle 2.3.8: Rangfolge ausgewählter Länder beim Pro-Kopf-Konsum von alkoholischen Getränken 1995-1997

Ohne Schwarzbrennen, Schwarzmarkt, Touristen- und Grenzverkehr.

Darüber hinaus werden zum Teil unterschiedliche Werte für den Alkoholgehalt von Bier, Wein und Spirituosen zugrundegelegt (vergleiche Erläuterung Tab. 2.3.6).

Quelle: World Drink Trends 1998 Edition.

Werte aus „Jahrbuch Sucht 2000" 1999

Rang	**Land**	**Konsum pro Kopf**		
1997		**1995**	**1996**	**1997**
		Bierkonsum in Liter		
1	Tschechische Republik	156,9	157,3	**158,8**
2	Irland	141,3	141,0	**140,0**
3	Deutschland	135,9	131,9	**131,2**
4	Dänemark	120,1	117,6	**113,7**
5	Österreich	115,6	114,0	**113,2**
6	Luxemburg	115,9	112,2	**110,8**
7	Vereinigtes Königreich	100,9	101,9	**103,6**
8	Belgien	104,0	102,0	**102,0**
9	Slowakische Republik	87,5	90,2	**94,8**
10	Australien	96,9	95,4	**94,7**
11	Niederlande	85,8	85,5	**86,3**
12	Neuseeland	96,6	9,41	**84,1**
13	USA	83,6	83,5	**83,2**
14	Ungarn	75,3	71,3	**70,0**
15	Kanada	68,8	68,6	**66,9**
16	Spanien	66,6	64,7	**65,7**
17	Portugal	64,7	61,9	**62,6**
18	Schweden	64,5	59,1	**61,7**
19	Schweiz	62,2	60,3	**59,3**
20	Japan	53,7	55,4	**54,7**
21	Frankreich	39,1	39,6	**37,5**
22	Italien	25,4	24,0	**25,4**
		Weinkonsum (einschließlich Schaumwein) in Liter		
1	Portugal	58,4	60,6	**61,0**
2	Frankreich	63,0	60,0	**60,0**
3	Italien	57,6	54,3	**53,5**
4	Luxemburg	58,2	55,0	**52,0**

Fortsetzung

Fortsetzung 2.3.8 Rangfolge ausgewählter Länder....

Rang	**Land**	**Konsum pro Kopf**		
1997		**1995**	**1996**	**1997**
	Weinkonsum (einschließlich Schaumwein) in Liter			
5	Schweiz	43,6	43,3	**43,5**
6	Argentinien	42,3	42,3	**40,0**
7	Griechenland	34,5	34,0	**34,9**
8	Spanien	30,6	30,3	**34,8**
9	Uruguay	30,8	32,0	**34,0**
10	Österreich	32,0	31,5	**30,0**
11	Dänemark	27,6	28,3	**29,3**
12	Ungarn	26,6	30,3	**29,0**
13	Belgien	25,0	25,0	**25,0**
14	Deutschland	22,3	23,1	**23,0**
15	Australien	18,4	18,2	**18,4**
16	Niederlande	16,6	17,1	**17,5**
17	Neuseeland	16,6	16,2	**17,0**
18	Tschechische Republik	16,9	16,9	**16,9**
19	Schweden	12,6	13,3	**14,5**
20	Vereinigtes Königreich	12,8	13,1	**14,3**
21	USA	6,8	7,2	**7,4**
22	Japan	1,3	1,0	**1,1**
	Spirituosenkonsum in Liter reiner Alkohol			
1	Russland	7,0	5,5	**5,5**
2	Litauen	5,1	4,6	**4,8**
3	Rumänien	4,0	4,0	**4,5**
4	Slowakische Republik	3,9	4,0	**4,1**
5	Zypern	3,6	3,4	**3,6**
6	Polen	3,5	3,3	**3,4**
7	Ungarn	3,4	3,2	**3,3**
8	China	2,9	3,0	**3,0**
9	Griechenland	2,7	2,7	**2,7**
10	Spanien	2,5	2,4	**2,6**
11	Bulgarien	2,8	2,5	**2,5**
12	Frankreich	2,5	2,5	**2,4**
13	Japan	2,2	2,2	**2,2**
14	Deutschland	2,2	2,1	**2,0**
15	USA	1,9	1,9	**1,9**
16	Niederlande	1,7	1,8	**1,7**
17	Kanada	1,7	1,7	**1,7**

Fortsetzung

Fortsetzung 2.3.8: Rangfolge ausgewählter Länder....

Rang 1997	Land	Konsum pro Kopf 1995	1996	1997
		Spirituosenkonsum in Liter reiner Alkohol		
18	Tschechische Republik	1,7	1,7	**1,7**
19	Österreich	1,5	1,5	**1,5**
20	Schweiz	1,5	1,5	**1,5**
21	Vereinigtes Königreich	1,4	1,4	**1,4**
22	Italien	0,7	0,7	**0,7**
		Gesamter Alkoholkonsum in Liter reiner Alkohol		
1	Portugal	11,0	11,2	**11,3**
2	Luxemburg	12,1	11,6	**11,2**
3	Frankreich	11,4	11,2	**10,9**
4	Deutschland	11,1	11,0	**10,8**
5	Ungarn	10,0	10,3	**10,1**
6	Spanien	9,5	9,3	**10,1**
7	Tschechische Republik	10,0	10,0	**10,0**
8	Dänemark	10,0	10,0	**9,9**
9	Österreich	9,8	9,7	**9,5**
10	Schweiz	9,4	9,3	**9,2**
11	Rumänien	9,0	8,9	**9,2**
12	Irland	9,2	9,2	**9,0**
13	Belgien	9,1	9,0	**8,9**
14	Griechenland	8,8	8,7	**8,8**
15	Slowakische Republik	8,0	8,3	**8,6**
16	Niederlande	8,0	8,1	**8,2**
17	Italien	8,3	7,9	**7,9**
18	Vereinigtes Königreich	7,3	7,6	**7,7**
19	Australien	7,6	7,5	**7,6**
20	Russland	8,8	7,3	**7,3**
21	USA	6,5	6,6	**6,6**
22	Japan	6,6	6,6	**6,6**

Tabelle: 2.3.9: Drogen - Konsum und Trends

Weitergehende und ergänzende Angaben siehe folgende Tabellen.

Werte aus „Jahrbuch Sucht 2000“ 1999

Konsum von Drogen in Deutschland		
Erstauffällige Konsumenten harter Drogen		
Gesamtzahl	1997	20.594
	1998	20.943
Anteil von Heroinkonsumenten an allen Erstauffälligen		34,5 %
Am stärksten belastete Altersgruppe	1998	18-24 Jährige
Beteiligung von Konsumenten harter Drogen an Straftaten		
(Gesamtzahl aufgeklärter Straftaten)	1998	(3.376.524)
davon Straftaten mit Beteiligung von Konsumenten harter Drogen	1998	240.590
davon Straftaten in den Neuen Ländern	1998	3.089
Anteil an der Rauschgiftkriminalität	1998	35,2 %
Anteil an der direkten Beschaffungskriminalität		57,7 %
Anteil an Straftaten Beteiligter in den Neuen Ländern	1998	2,2%
Trends beim Drogenkonsum 1998		
Im Vergleich zum Vorjahr		
Rauschgiftdelikte in Deutschland	+ 5,2 %	Zunahme
Rauschgiftdelikte in den Neuen Ländern	+ 52,6 %	Zunahme
Anteil an Rauschgiftdelikten in den Neuen Ländern (Fallzahlen)	8,1 %	
Direkte Beschaffungskriminalität	- 16 %	Rückgang
Rauschgifttote	+ 11,5 %	Zunahme
davon nach Methadonkonsum	+ 147 %	extreme Zunahme
Erstauffällige		
Heroin-Konsumenten	- 1,3 %	Rückgang
Amphetamin-Konsumenten	+ 20,2	starke Zunahme
Kokain-Konsumenten	+ 10,6 %	Zunahme
Ecstasy-Konsumenten	- 25,5 %	starker Rückgang
LSD-Konsumenten	- 19,6 %	Rückgang

Tabelle: 2.3.10: Rauschgiftdelikte in der Bundesrepublik Deutschland 1988-1998

1998 wurden in Deutschland 219.968 Delikte der Rauschgiftkriminalität polizeilich registriert. Darunter waren 216.682 Rauschgiftdelikte (siehe Tabelle) und 3.286 Fälle der direkten Beschaffungskriminalität.
Im Vergleich zum Vorjahr haben damit die Delikte der Rauschgiftkriminalität um **5,2%** und die Verstöße gegen das Betäubungsmittelgesetz um **5,6 %** zugenommen.

Werte aus „Jahrbuch Sucht 2000“ 1999

Jahr	Delikte je 100	Jahr	Delikte
1988	84.998	**1994**	132.389
1989	94.000	**1995**	158.477
1990	103.629	**1996**	187.022
1991	117.046	**1997**	205.099
1992	123.903	**1998**	216.682
1993	122.240		

Tabelle: 2.3.11: Rauschgiftdelikte in den Bundesländern 1998

Gegenüber dem Vorjahr zeigt sich in den Neuen Ländern ein überproportional starker Anstieg der Rauschgiftkriminalität um 52,6 %. Die absoluten Fallzahlen liegen aber mit 17.609 (8,1 %) immer noch recht niedrig. In Bezug auf die Häufigkeitszahlen nähern sich Alte und Neue Länder weiterhin an.

Werte aus „Jahrbuch Sucht 2000“ 1999

Bundesländer	Delikte pro 100.000 Einwohner
Baden-Württemberg	270
Bayern	272
Berlin	309
Brandenburg	159
Bremen	700
Hamburg	786
Hessen	235
Mecklenburg-Vorpommern	125
Niedersachsen	248
Nordrhein-Westfalen	312
Rheinland-Pfalz	288
Saarland	219
Sachsen	96
Sachsen-Anhalt	159
Schleswig-Holstein	211
Thüringen	106

Tabelle 2.3.12: Erstauffällige Konsumenten harter Drogen in Deutschland 1988-1998

Erstauffällige Konsumenten harter Drogen sind Personen, die erstmals der Polizei oder dem Zoll in Verbindung mit dem Missbrauch von harten Drogen bekannt wurden.

Werte aus „Jahrbuch Sucht 2000“ 1999

Jahr	Erstauffällige	Jahr	Erstauffällige
1988	7.456	**1994**	14.512
1989	9.837	**1995**	15.230
1990	10.784	**1996**	17.197
1991	13.083	**1997**	20.594
1992	14.346	**1998**	20.943
1993	13.011		

Tabelle 2.3.13: Rauschgifttote 1980-1998

Die häufigsten Todesursachen waren wie in den Vorjahren Überdosierungen von Heroin und Mischintoxikationen.

Werte aus „Jahrbuch Sucht 2000“ 1999

Jahr	Rauschgifttote	Jahr	Rauschgifttote
1980	494	**1990**	1.491
1981	360	**1991**	2.125
1982	383	**1992**	2.099
1983	472	**1993**	1.738
1984	361	**1994**	1.624
1985	324	**1995**	1.565
1986	348	**1996**	1.712
1987	442	**1997**	1.501
1988	670	**1998**	1.674
1989	991		

Methadontoten im Jahr 1998	
Todesfälle nach Überdosis (1997 = 100)	**247**
davon mit **Beikonsum** weiterer Betäubungsmittel	**60 %**
davon mit **Ausweichmitteln** und/oder **Alkohol**	**32 %**

Tabelle 2.3.14: Sicherstellung illegaler Drogen in Deutschland 1988-1998

Heroin zeigt in Deutschland rückläufige Zahlen bei der Sicherstellung. Diese korrelieren mit einer Zunahme der Aufgriffe in den Transitstaaten. Die Türkei ist als Bindeglied zwischen den Anbaugebieten in Südwestasien und den Konsummärkten in Europa weiterhin von größter Bedeutung.

Cannabis ist in Deutschland die am häufigsten konsumierte illegale Droge. 1998 standen zwei Drittel aller Rauschgiftsicherstellungen im Zusammenhang mit Haschisch, Marihuana oder mit Cannabispflanzen.

Synthetische Betäubungsmittel zeigen unterschiedliche Tendenzen. Die Sicherstellungsmenge stieg 1998 bei Amphetamin um 32,5 % und ging bei Ecstasy um 39,6 % und bei LSD um 58,9 % zurück. Diese Entwicklung wird durch entsprechende Veränderungen bei den Fallzahlen bestätigt.

Abkürzungen: KE = Konsum Einheit

Werte aus „Jahrbuch Sucht 2000" 1999

Jahr	**Heroin** in kg	**Kokain** in kg	**Cannabisharz** in kg	**Cannabiskraut** in kg	**Amphetamin** in kg	**Ecstasy** in KE
1988	537	496	2.476	8.874	91	234
1989	727	1.406	11.641	432	67	1.037
1990	847	2.474	4.655	8.985	85	10.331
1991	1.595	964	10.878	1.466	88	4.061
1992	1.438	1.332	3.201	7.107	105	18.245
1993	1.095	1.051	4.245	8.965	109	77.922
1994	1.590	767	4.033	21.660	120	238.262
1995	933	1.846	3.809	10.436	138	380.858
1996	898	1.373	3.247	6.109	160	692.397
1997	722	1.721	7.328	4.167	234	694.281
1998	686	1.133	6.110	14.897	310	419.329

Tabelle: 2.3.15: Medikamente - Konsum und Trends

Werte aus „Jahrbuch Sucht 2000" 1999

Konsum von Medikamenten 1998		
Verkaufte **Arzneimittel-packungen**	Deutschland	1,59 Milliarden
Umsatz	Deutschland	52 Milliarden DM
Pro-Kopf-Umsatz	Alte Bundesländer	635.- DM
davon verordnet		530.- DM
davon Selbstmedikation		105.- DM
Pro-Kopf-Umsatz	Neue Bundesländer	610.- DM
davon verordnet		535.- DM
davon Selbstmedikation		75.- DM
Ausgabenanteil der **gesetzlichen Krankenkassen**	Deutschland	35,4 Milliarden DM
Zuzahlungen durch Patientinnen und Patienten	Deutschland	5,4 Milliarden DM
Anteil der Arzneimittel mit **Suchtpotential**	Deutschland	6-8 %
Abhängigkeitspotential der Tranquilizer bei	Männer 60-69 Jahre	20,3 %
	Frauen 60-69 Jahre	27,0 %
Trends im Vergleich zum Vorjahr		
Verbrauch und Umsatz		
Arzneimittelverbrauch		- 1 %
Industrieumsatz		+ 6 %
Rezeptpflichtige und rezeptfreie Arzneimittel		
Verordnung rezeptpflichtiger Arzneimittel		+ 9 %
Verordnung rezeptfreier Arzneimittel		±0 %
Selbstmedikation		- 1 %
Arzneimittelausgaben gesetzlicher Krankenkassen		+ 4,8 %
Verkauf ausgewählter Arzneimittel		
Benzodiazepine als Schlafmittel und Tranquilizer		- 3 %
Mittel bei psychotischen Erkrankungen, vor allem Neuroleptika		- 4 %
Mittel gegen Depressionen		+ 6 %
Psychostimulantien		- 5 %

Tabelle 2.3.16: Die meistverkauften Arzneimittel in Deutschland 1997

Abkürzungen:
Selbstm. = vor allem Selbstmedikation, nicht rezeptpflichtig
Rezept = rezeptpflichtig

Werte aus „Jahrbuch Sucht 2000" 1999

Rang	Arzneimittel	**Anwendungsgebiet**	Umsatz in Millionen Packungen	**Verordnung**
1	Thomapyrin (coffeinh.)	**Schmerzen**	17,8	Selbstm.
2	Olynth	**Erkältung/Schnupfen**	15,5	Selbstm.
3	Paracetamol-ratioph.	**Schmerzen, Fieber**	15,3	Selbstm.
4	Aspirin	**Schmerzen**	14,8	Selbstm.
5	Voltaren	**Rheuma**	14,6	**Rezept**
6	ASS ratiopharm	**Schmerzen**	14,4	Selbstm.
7	Aspirin plus C	**Schmerzen**	14,3	Selbstm.
8	ACC Hexal	**Hustenlöser**	13,5	Selbstm.
9	Bepanthen	**z.B. Wundheilung**	12,3	Selbstm.
10	Dallmanns	**Lutschpastillen**	10,9	Selbstm.
11	Otriven	**Erkältung/Schnupfen**	9,1	Selbstm.
12	Nasenspray-ratiopharm	**Erkältung/Schnupfen**	8,8	Selbstm.
13	Mucosolvan	**Hustenlöser**	7,7	Selbstm.
14	NAC-ratiopharm	**Hustenlöser**	7,4	Selbstm.
15	Sinupret	**Erkältung/Schnupfen**	7,2	Selbstm.
16	Ben-u-ron	**Schmerzen**	6,6	Selbstm.
17	L-Thyroxin Henning	**Schilddrüsenhormone**	6,3	**Rezept**
18	Dolormin	**Schmerzen**	5,9	Selbstm.
19	Dulcolax	**Abführmittel**	5,3	Selbstm.
20	Diclofenac-ratiopharm	**Rheuma**	5,2	**Rezept**

Tabelle 2.3.17: Abhängigkeitspotential der Tranquilizer

Werte aus „Jahrbuch Sucht 2000" 1999

Alter	**Bei Frauen**	Bei Männern
40-49	**11,2 %**	10,0 %
50-59	**19,0 %**	16,7 %
60-69	**27,0 %**	20,3 %
70 und älter	**28,9 %**	22,0 %

Tabelle 2.3.18: Die am häufigsten verkauften Benzodiazepin-haltigen Arzneimitteln und ihre Substitution

Benzodiazepin-Derivate gehören zur Gruppe der Tranquilizer und Hypnotika und werden bei Angst- und Spannungszuständen sowie Schlafstörungen eingesetzt. Sinnvoll sind dabei Schlafmittel mit mittlerer Wirkdauer. Solche mit langer Wirkdauer verursachen „hang-over"-Effekte am nächsten Morgen.
Benzodiazepin-Derivate gehören in der Bundesrepublik zu den meistverordneten Arzneimitteln.
Auf Grund des hohen Risikos einer **Benzodiazepin-Abhängigkeit** werden zur **Substitution** Neuroleptika und Antidepressiva verordnet.

Abkürzungen:
Hypn. = Hypnotika (Schlafmittel);
Tranqu. = Tranquilizer
TE = Tageseinheiten

Werte aus „Jahrbuch Sucht 2000" 1999

	Verkaufte Arzneimittel 1998	**Wirkstoff**	Wirkdauer	**Packkungen in Mio.**
1	Diazepam ratiopharm	**Diazepam**	Tranqu./lang	**2,3**
2	Adumbran	**Oxazepam**	Tranqu./mittel	**2,2**
3	Noctamid	**Lormetazepam**	Hypn./mittel	**1,7**
4	Rohypnol	**Flunitrozepam**	Hypn./lang	**1,6**
5	Radedorm	**Nitrazepam**	Hypn./lang	**1,4**
6	Tavor	**Lorozepam**	Tranqu./mittel	**1,3**
7	Musaril	**Tetrazepam**	Relax./mittel	**1,1**
8	Lendormin	**Brotizolam**	Hypn.kurz	**0,95**
9	Oxazepam ratiopharm	**Oxazepam**	Tranqu./mittel	**0,92**
10	Normoc	**Bromazepam**	Tranqu./mittel	**0,85**
11	Bromazanil	**Bromazepam**	Tranqu./mittel	**0,8**
12	Faustan	**Diazepam**	Tranqu./lang	**0,77**
13	Remestan	**Temazepam**	Hypn./mittel	**0,76**
14	Lexotanil	**Bromazepam**	Tranqu./mittel	**0,75**
15	Halcion	**Triazolam**	Hypn./kurz	**0,62**

Substitution von Benzodiazepitinen

	Umsatz in Tageseinheiten (TE)		
	1992	1997	**Veränderung**
Benzodiazepitine	690 Mio. TE	383 Mio. TE	**- 44,5 %**
Neuroleptika	176 Mio. TE	207 Mio. TE	**+ 15 %**
Antidepressiva	247 Mio. TE	317 Mio. TE	**+ 22 %**

Tabelle: 2.3.19: Rauchen - Konsum und Trends

Bei den Tabaksteuereinnahmen geben die Werte in Klammern den jeweiligen Anteil am Gesamtaufkommen der Tabaksteuer an.

Werte aus Daten des Gesundheitswesens 1999, „Jahrbuch Sucht 2000“ 1999

Raucher in Deutschland 1998	
Anteil der Raucher an der Bevölkerung	32,5 %
davon Frauen	27,9 %
davon Männer	37,3 %
Der **höchster Raucheranteil** findet sich in der Altersgruppe bis 39 Jahre	über 40 %
Rückgang der **Raucheranteile mit steigendem Alter**	
bei Männer auf	16 %
bei Frauen auf	10 %
Pro-Kopf-Verbrauch:	
Zigaretten	1687
Zigarren und Zigarillos	24
Rauchtabak Feinschnitt	180 g
Rauchtabak Pfeifentabak	12 g
Ausgaben für Tabakwaren:	
Zigaretten	35.845 Mio. DM
Zigarren und Zigarillos	61 Mio. DM
Rauchtabak Feinschnitt	1.052 Mio. DM
Rauchtabak Pfeifentabak	47 Mio. DM
Gesamtausgaben für Tabakwaren	38,9 Mrd. DM
Gesamte **Tabaksteuereinnahmen**	21,6 Mrd. DM

Trends beim Tabakwarenkonsum 1998		
Im Vergleich zu 1991		
Raucheranteil bei den Männern	**- 0,2-6,6 %**	Abnahme
Raucheranteil bei den Frauen	**+ 0,3-2,8 %**	Zunahme
Im Vergleich zum Vorjahr		
Konsum von Zigaretten	**+ 0,5 %**	Zunahme
Konsum von Zigarren und Zigarillos	**+ 25,0 %**	Zunahme
Konsum von Feinschnitt	**+ 4,0 %**	Zunahme
Ausgaben für Tabakwaren	**+ 4,1 %**	Zunahme
Tabaksteuereinnahmen	**+ 2,4 %**	Zunahme

Tabelle 2.3.20: Rauchstatus nach Altersgruppen und Geschlecht in Deutschland 1998

Nach Ergebnissen des Bundes-Gesundheitssurveys für Deutschland 1998. Dies ist der erste repräsentative gesamtdeutsche Survey, der für die alten und neuen Bundesländer nach einheitlichen Merkmalen zeitgleich und unter den gleichen Bedingungen erhoben wurde.

Die Surveydaten geben für die Bevölkerung von Deutschland Auskunft über die gesundheitliche Versorgung, die Häufigkeit mit der bestimmte Krankheiten, Krankheitsmerkmale, Risikofaktoren, Beschwerden sowie gesundheitsrelevante Lebensbedingungen und Verhaltensweisen in Abhängigkeit von Alter, Geschlecht und weiteren Einflussgrößen vorkommen.

Ein erheblicher Anteil an Herz-Kreislauferkrankungen ist dem Risikofaktor Rauchen anzulasten.

Werte aus Daten des Gesundheitswesens 1999

		Häufigkeit in %		
	Stichprobe	**Raucher**	**Exraucher**	**Nieraucher**
Gesamt:				
Insgesamt	6.953	**32,5**	21,6	45,9
Männer	3.392	**37,3**	28,2	34,5
Frauen	3.561	**27,9**	15,4	56,7
Männer:				
18-19 Jahre	98	**53,7**	5,2	41,1
20-29 Jahre	543	**47,4**	6,6	46,0
30-39 Jahre	779	**49,1**	18,1	32,8
40-49 Jahre	638	**40,1**	28,4	31,5
50-59 Jahre	590	**31,1**	34,5	34,7
60-69 Jahre	492	**18,3**	48,5	33,2
70-79 Jahre	252	**16,3**	60,2	23,5
Frauen:				
18-19 Jahre	94	48,4	1,4	50,2
20-29 Jahre	523	42,6	7,3	50,1
30-39 Jahre	749	41,0	20,1	38,9
40-49 Jahre	623	30,9	23,6	45,5
50-59 Jahre	597	19,7	17,3	63,0
60-69 Jahre	545	12,0	11,7	76,3
70-79 Jahre	430	10,0	10,6	79,4

Tabelle 2.3.21: Zahl der täglich gerauchten Zigaretten nach Altersgruppen und Geschlecht in Deutschland 1995

Nach Ergebnissen der Mikrozensusbefragung zum Gesundheitszustand April 1995. Die Angaben zu Nichtrauchern und Rauchern beziehen sich auf den Anteil der Bevölkerung, zu dem Angaben über Rauchgewohnheiten vorliegen.
Rauchen bedeutet zum allergrößten Teil Zigarettenrauchen (vergleiche dazu Tabelle 2.3.19 und 2.3.22).

Abkürzungen:
Zig./T = Zigaretten pro Tag
St/Tag = Stück Rauchwaren pro Tag.
m = männlich; w = weiblich; z = zusammen.
Werte aus Daten des Gesundheitswesens 1999

Alter von... bis...Jahre		**Nicht-raucher**	**Rau-cher**	**Regelmäßige Zigarettenraucher**					
				Zu-sammen	Unter 5 Zig./T	**5-20 Zig./T**	21-40 Zig./T	über 40 Zig./T	
		1.000							**St / Tag**
10 – 15	**m**	1.995	**2.006**	-	-	-	-	-	**9,9**
	w	1.866	**1.881**	8	-	-	-	-	**8,8**
	z	3.861	**3.887**	14	-	**7**	-	-	**9,2**
15 - 40	**m**	7.677	**13.269**	4.766	236	**3.657**	801	53	**15,8**
	w	8.595	**12.562**	3.236	281	**2.582**	345	18	**14,2**
	z	16.272	**25.831**	8.002	517	**6.239**	1.146	71	**15,1**
40 - 65	**m**	8.102	**12.425**	3.583	142	**2.486**	849	90	**17,6**
	w	9.887	**12.444**	2.101	162	**1.639**	273	17	**14,7**
	z	17.989	**24.868**	5.684	304	**4.124**	1.122	107	**16,5**
65 u. ä.	**m**	3.654	**4.495**	579	52	**451**	66	-	**14,5**
	w	7.135	**7.622**	358	53	**276**	25	-	**12,9**
	z	10.789	**12.117**	937	106	**728**	92	8	**13,8**
Insges.	**m**	21.428	**32.195**	8.934	433	**6.596**	1.717	149	**16,4**
	w	27.483	**34.508**	5.704	499	**4.501**	643	36	**14,3**
	z	48.911	**66.704**	14.637	932	**1.198**	2.360	186	**15,6**

Tabelle 2.3.22: Pro-Kopf-Verbrauch und Ausgaben für Tabakwaren sowie Tabaksteuereinnahmen in Deutschland

„Jahrbuch Sucht 2000“ 1999

Jahr	Zigaretten	Zigarren und Zigarillos	Rauchtabak Feinschnitt	Rauchtabak Pfeifentabak
		Pro-Kopf-Verbrauch an Tabakwaren		
1991	1.910	18	224 g	17 g
1992	1.662	16	267 g	16 g
1993	1.578	14	216 g	15 g
1994	1.646	17	113 g	14 g
1995	1.654	13	191 g	13 g
1996	1.664	17	170 g	13 g
1997	1.678	19	172 g	13 g
1998	1.687	24	180 g	12 g
		Ausgaben für Tabakwaren in DM		
1993	30.152 Mio.	502 Mio.	2.510 Mio.	211 Mio.
1994	31.997 Mio.	536 Mio.	2.196 Mio.	192 Mio.
1995	32.718 Mio.	512 Mio.	2.214 Mio.	194 Mio.
1996	33.384 Mio.	569 Mio.	2.001 Mio.	190 Mio.
1997	34.549 Mio.	670 Mio.	1.964 Mio.	194 Mio.
1998	35.845 Mio.	794 Mio.	2.078 Mio.	190 Mio.
		Tabaksteuereinnahmen in DM		
1993	18.039 Mio.	36 Mio.	1.302 Mio.	51 Mio.
1994	18.985 Mio.	48 Mio.	1.151 Mio.	49 Mio.
1995	19.338 Mio.	37 Mio.	1.152 Mio.	49 Mio.
1996	19.534 Mio.	45 Mio.	1.034 Mio.	48 Mio.
1997	20.021 Mio.	55 Mio.	1.001 Mio.	48 Mio.
1998	20.471 Mio.	61 Mio.	1.052 Mio.	47 Mio.

2.4 Aids, Krebs und andere ausgewählte Krankheiten

Tabelle: 2.4.1: HIV/AIDS – Daten und Trends für Deutschland

HIV=Abkürzung von englisch "**H**uman **I**mmune (deficiency) **V**irus".
Bei **HIV**-Infizierten sind HIV-Antikörper in der Latenzphase serologisch nachweisbar, Krankheitssymptome sind nicht erkennbar, die Ansteckung anderer Personen ist jedoch möglich. **AIDS**-Fälle zeigen die Symptome der Krankheitsphase.

Werte aus Robert Koch Institut Epidemiologisches Bulletin 47/99

HIV/AIDS in Deutschland, Stand Dezember 1999	
Mit HIV **infizierte** Menschen	~ 37.000
davon Männer	~ 29.000
davon Frauen	~ 8.000
davon Kinder	~ < 400
davon sind an **AIDS erkrankt**	~ 5.000
Zahl der **Neuinfektionen** im Jahr 1999	~ 2.100
davon Männer	~ 1.600
davon Frauen	~ 500
davon Kinder	< 20
Neue **AIDS-Fälle** im Jahr **1999**	~ 600
davon Männer	~ 500
davon Frauen	~ 100
davon Kinder	~ < 5
Gesamtzahl der **AIDS-Fälle seit Beginn**	~ 21.500
davon Männer	~ 19.000
davon Frauen	~ 2.500
davon Kinder unter 13 Jahren	~ 130
Erwartete HIV/AIDS-**Todesfälle** im Jahr **1999**	~ 500
Gesamtzahl der HIV/AIDS-**Todesfälle seit Beginn**	~ 16.500
Gesamtzahl der HIV-**Infizierten seit Beginn**	~ 50.000-60.000
Anteil **drogenabhängiger** AIDS-Kranker	11,1 %
Infektionsrisiko bei **homosexuellem** Verhalten	48,0 %
Trends in Deutschland	
Im Vergleich zum Vorjahr	
Zahl der AIDS-Erstmanifestationen	gleichbleibend
Zahl der AIDS-Erkrankungen	wieder zunehmend
Zahl der neu infizierten Kinder	abnehmend
Zahl der lebenden AIDS-Patienten	leicht zunehmend

Tabelle: 2.4.2: HIV/AIDS – Daten und Trends weltweit

Erläuterungen siehe Tab 2.4.1

Werte aus Robert Koch Institut Epidemiologisches Bulletin 20/99

Die weltweite HIV/AIDS-Epidemie, Stand Dezember 1999	
Mit **HIV infizierte** Menschen	33,6 Mio.
davon	32,4 Mio.
davon Frauen	14,8 Mio.
davon Kinder unter 15 Jahren	1,2 Mio.
Zahl der **Neuinfektionen** im Jahr 1998	5,8 Mio.
davon Erwachsene	Mio.
davon Kinder	Mio.
damit haben sich täglich infiziert:	16.000
Zahl der **Neuinfektionen** im Jahr 1999	6,6 Mio.
davon Erwachsene	5,0 Mio.
davon Frauen	2,3 Mio.
davon Kinder unter 15 Jahren	570.000
Neue **AIDS-Todesfälle** im Jahr 1999	2,6 Mio.
davon Erwachsene	2,1 Mio.
davon Frauen	1,1 Mio.
davon Kinder unter 15 Jahren	470.000
Gesamtzahl der **AIDS-Todesfälle** seit Beginn	16,3
davon Erwachsene	12,7
davon Frauen	6,2
davon Kinder unter 15 Jahren	3,6
AIDS-Waisen seit Beginn der Epidemie	11,2 Mio.
Trends	
Anteil an Neuinfektionen in **Afrika südlich der Sahara**	69 %
davon Anteil der **Frauen**	40 %
Veränderung der Zahl der HIV-Infizierten von **1998-1999:**	+ 10 %
Anteil an **allen** HIV-Infizierten	
Frauen	43 %
Infizierte die in Entwicklungsländern leben	95 %
Anteil der AIDS-Sterbefälle die direkt auf **Tuberkulose** zurückzuführen sind:	30 %
Rang unter den **erregerbedingten** Krankheiten, mit den weltweit meisten Todesopfern (1.Atemwegsinfektionen, 2.Tuberkulose 3.Darminfektionen):	4.Rang

Tabelle 2.4.3: Chronik der AIDS-Epidemie

Nach Lage-Stehr, 1994 verändert und aus AIDS-Nachrichten 4/93 des AIDS-Zentrums des Bundesgesundheitsamtes ergänzt.

Vorgeschichte und Verlauf der AIDS-Epidemie	Jahr
Erster retrospektiv mutmaßlicher AIDS-Fall (USA)	1952
Weiterer retrospektiv mutmaßlicher AIDS-Fall (Kanada)	1958
Erstes HIV-positives Serum (Kinshasa, Zaire)	1959
Erster retrospektiv gesicherter AIDS-Fall in Manchester (GB)	1959/60
Mutmaßliche AIDS-Fälle bei Wanderarbeitern in Südafrika	1963/65
Erste retrospektiv gesicherte HIV-Infektionen in Norwegen	1966
Erster retrospektiv gesicherter AIDS-Fall in St. Louis (USA)	1968
Zahlreiche mutmaßliche AIDS-Fälle in Israel, USA und Afrika; Aggressives Kaposi-Syndrom in Afrika	1969
HIV-positive Seren bei Drogenabhängigen in New York	1971/72
Erster AIDS-Fall in Frankreich	1972
Mutmaßlicher AIDS-Fall in Uganda	1973
Fälle des aggressiven Kaposi-Syndroms nehmen in den USA zu	1975
Erster AIDS-Fall in Deutschland (Köln) und Dänemark, 3 AIDS-Patienten versterben in Norwegen	1976
Erster AIDS-Fall in Belgien	1977
Zweiter AIDS-Fall in Deutschland	1978
Erster retrospektiv gesicherter AIDS-Fall durch HIV-2 bei einem Portugiesen, der von 1956 bis 1966 in Guinea-Bissau lebte	1979/80
Die AIDS-Epidemie wird sichtbar: zunehmend Fälle des aggressiven Kaposi-Syndroms bei homosexuellen Männern (USA); erster Bericht über AIDS in einer deutschen Wochenzeitschrift	1981
Die Krankheit wird als infektiös erkannt und bekommt den Namen: "AIDS" (acquired immune deficiency syndrome); erste AIDS-Fälle bei deutschen Blutern und bei Säuglingen	1982
Der AIDS-Erreger wird am Pariser Pasteur-Institut isoliert	1983
Erste Antikörpertests	1984
Erste dokumentierte Übertragung durch Nadelstiche	1984
Erste AIDS-Fälle unter Drogenabhängigen in Deutschland	1984
Erste durch heterosexuelle Übertragung erworbene AIDS-Erkrankung in Deutschland (Lebenspartnerin eines Bluters)	1984
Das HIV-Genom wird am Pasteur-Institut entziffert	1984
Erster AIDS-Fall nach Bluttransfusion in Deutschland	1985

Tabelle 2.4.4: Vergleich von Schätzungen zur weltweiten Verteilung von HIV-Infektionen und AIDS-Fällen 1993 und 1999

Die Schätzungen zum Ausmaß der Epidemie differieren stark. Für Schwarzafrika ging 1993 die WHO von etwa 8,5 Millionen Infizierten und 1,5 Millionen Erkrankten aus, während die Global AIDS Policy Coalition bereits mit 12 Millionen Infizierten und 2,5 Millionen Erkrankten rechnete.

Noch größer ist die Differenz für Südostasien, wo die Global AIDS Policy Coalition 1993 von 3,7 Millionen Infizierten und 400.000 Erkrankten ausging. Die WHO rechnete vorsichtig mit 20 Millionen Neuinfektionen bis zum Jahr 2000, die Global AIDS Policy Coalition mit 9 Millionen bis Ende 1996.

Werte aus AIDS-Nachrichten 3/93 und Epidemiologisches Bulletin 20/99

Region	**Geschätzte HIV-Infektionen 1993**	Geschätzte AIDS-Fälle 1993	**Geschätzte HIV-Infektionen 1999**
Westeuropa	**500.000**	>120.000	**500.000**
Osteuropa, Zentralasien	**50.000**	>3.000	**270.000**
Nordafrika, Mittlerer Osten	**>75.000**	10.000	-
Ostasien, Pazifik	**<25.000**	1.000	-
Afrika südl. der Sahara	**>8 Mio**	>1,5 Mio	**34 Mio.**
Süd-/Südostasien	**>1,5 Mio**	>30.000	**7 Mio.**
Australien	**>25.000**	<5.000	-
Nordamerika	**>1 Mio**	>300.000	**890.000**
Südamerika, Karibik	**1,5 Mio**	>240.000	**1,4 Mio.**

Tabelle 2.4.5: AIDS-Fälle pro Millionen Einwohner (Inzidenz) in ausgewählten europäischen Ländern

Seit 1993 sind in der europäischen AIDS-Falldefinition drei neue Indikatorkrankheiten eingeführt worden: Lungentuberkulose, rekurrente Pneumonie und invasives Zervixkarzinom (Gebärmutterhalskrebs).
Quelle: European Centre for the Epidemiological Monotoring of AIDS, St.Maurice, France Stand 31.12.1998

Werte aus AIDS/HIV Halbjahresbericht 1/99

Land	Einwohner	Zeitraum der Diagnose					
		Jan 97-Dez 97		**Jan 98-Dez 98**		Gesamt	
	in Mio.	Anzahl	**Inzidenz**	Anzahl	**Inzidenz**	Anzahl	**Inzidenz**
Belgien	10,14	119	**11,74**	76	**7,50**	2.528	**249,31**
Dänemark	5,19	107	**20,62**	60	**11,56**	2.173	**418,69**
Deutschland	81,66	773	**9,47**	442	**5,41**	17.955	**219,88**
Finnland	5,13	19	**3,70**	15	**2,92**	288	**56,14**
Frankreich	58,21	2.168	**37,24**	1.335	**22,93**	49.421	**849,01**
Griechenland	10,48	163	**15,55**	93	**8,87**	1.882	**179,58**
Großbritannien u. Nordirland	58,42	1.003	**17,17**	524	**8,97**	16.035	**274,48**
Irland	3,57	27	**7,56**	9	**2,52**	649	**181,79**
Italien	57,22	3.292	**57,53**	1.926	**33,66**	43.420	**758,83**
Niederlande	15,60	304	**19,49**	114	**7,31**	4.921	**315,45**
Norwegen	4,36	34	**7,80**	31	**7,11**	638	**146,33**
Österreich	8,01	92	**11,49**	88	**10,99**	1.881	**234,83**
Polen	38,45	114	**2,96**	90	**2,34**	726	**18,88**
Portugal	9,82	763	**77,70**	580	**59,06**	5.588	**569,04**
Rumänien	22,77	587	**25,78**	583	**25,60**	5.730	**251,65**
Schweden	8,82	74	**8,39**	50	**5,67**	1.621	**183,79**
Schweiz	7,27	308	**42,37**	148	**20,36**	6.524	**897,39**
Spanien	39,68	4.365	**110,01**	2.544	**64,11**	53.094	**1.338,05**
Tschech. Rep.	10,30	20	**1,94**	8	**0,78**	119	**11,55**
Ukraine	51,30	185	**3,61**	286	**5,58**	706	**13,76**
Ungarn	10,07	31	**3,08**	35	**3,48**	312	**30,98**

Tabelle 2.4.6: AIDS-Fälle nach Registrierung und Diagnose sowie Anteil der als verstorben gemeldeten diagnostizierten Fälle in Deutschland

Im 4. Quartal 1994 wurde mit 649 registrierten Erstmeldungen die höchste Zahl von Erstmeldungen pro Quartal seit Bestehen des AIDS-Fallregisters verzeichnet.

Werte aus AIDS/HIV Halbjahresbericht 1/99

Jahr	Registrierte Fälle	Diagnostizierte Fälle	Davon sind als verstorben gemeldet	
	Anzahl	Anzahl	Anzahl	Anteil in %
		Zusammengefasste Quartalsberichte		
Vor 1987	692	1.006	864	**85,9**
1987	838	1.015	842	**82,9**
1988	1.014	1.268	1.020	**80,4**
1989	1.388	1.577	1.260	**79,9**
1990	1.198	1.500	1.189	**79,3**
1991	1.708	1.705	1.327	**77,8**
1992	1.638	1.814	1.365	**75,2**
1993	1.849	1.906	1.333	**69,9**
1994	1.868	1.917	1.160	**60,5**
1995	1.784	1.708	748	**45,9**
1996	1.638	1.376	339	**24,6**
1997	1.414	798	129	**16,2**
1998	922	534	75	**14,0**
		Quartalsberichte		
99/I	157	85	6	**7,1**
99/II	131	30	1	**3,3**

Tabelle 2.4.7: AIDS-Fälle und HIV-Infektionen nach Geschlecht und Altersgruppen in Deutschland

Die Angaben in der Tabelle beziehen sich auf registrierte AIDS-Fälle und die bestätigten HIV-Antikörpertests-Erstdiagnosen ab 1993.
Bei den Meldungen über positive HIV-Bestätigungsteste handelt es sich um die anonyme Meldung von positiven Befunden der HIV-Bestätigungstests bei HIV-infizierten Personen und nicht um Meldungen HIV-infizierter Personen.

Werte aus AIDS/HIV Halbjahresbericht 1/99

Altersgruppe	**AIDS-Fälle**		**HIV-Infektionen**	
	Männlich	Weiblich	**Männlich**	Weiblich
<1Jahr	**9** **0,1%**	15 0,7 %	**126** **1,2 %**	103 3,6 %
1-4 Jahre	**25** **0,2 %**	27 1,3 %	**28** **0,3 %**	18 0,6 %
5-9 Jahre	**20** **0,1 %**	9 0,4 %	**11** **0,1 %**	17 0,6 %
10-12 Jahre	**8** **0,0 %**	5 0,2 %	**7** **0,1 %**	7 0,2 %
13-14 Jahre	**18** **0,1 %**	0 0,0 %	**2** **0,0 %**	3 0,1 %
15-19 Jahre	**71** **0,4 %**	13 0,6 %	**189** **1,8 %**	125 4,4 %
20-24 Jahre	**396** **2,5 %**	120 5,6 %	**812** **7,9 %**	469 16,4 %
25-29 Jahre	**1.861** **11,6 %**	478 22,4 %	**1.987** **19,3 %**	757 26,5 %
30-39 Jahre	**6.528** **40,5 %**	986 46,2 %	**3.972** **38,6 %**	912 31,9 %
40-49 Jahre	**4.402** **27,3 %**	255 12,0 %	**1.615** **15,7 %**	196 6,9 %
50-59 Jahre	**2.245** **13,9 %**	136 6,4 %	**947** **9,2 %**	108 3,8 %
60-69 Jahre	**445** **2,8 %**	68 3,2 %	**266** **2,6 %**	41 1,4 %
> 69 Jahre	**70** **0,4 %**	20 0,9 %	**46** **0,4 %**	15 0,5 %
Keine Angaben	**8** **0,0%**	1 0,0 %	**279** **2,7 %**	87 3,0 %
Gesamt	**16.106** **100 %**	2.133 100 %	**10.287** **100 %**	2.858 100 %

Tabelle 2.4.8: AIDS-Fälle nach dem Jahr der Diagnose sowie nach den Bundesländern bzw. ausgewählten Großräumen bis 1999

Erläuterungen siehe Tabelle 2.4.5 und 2.4.7.

Werte aus AIDS/HIV Halbjahresbericht 1/99

	Jahr der Diagnose						
	<1995	1995	1996	1997	1998	1999	Gesamt
Baden-Württemberg	1.078	148	127	75	49	16	**1.493**
Bayern (ohne München)	742	98	95	64	51	10	**1.060**
München	1.362	104	96	52	36	6	**1.656**
Berlin (West)	2.689	311	231	120	84	19	**3.454**
Berlin (Ost)	94	40	45	24	29	11	**243**
Brandenburg	15	10	5	5	7	2	**44**
Bremen	204	16	17	16	4	0	**257**
Hamburg	1.247	155	132	89	29	0	**1.652**
Hessen (ohne Frankfurt)	692	91	56	35	40	17	**931**
Frankfurt/Main	971	96	72	45	24	15	**1.223**
Mecklenburg-Vorpommern	14		7	3	3	0	**27**
Niedersachsen	747	87	65	25	19	3	**946**
NRW (ohne Köln und Düsseldorf)	1.849	254	211	125	71	11	**2.521**
Köln	704	87	49	41	20	1	**902**
Düsseldorf	442	53	43	7	3	0	**548**
Rheinland-Pfalz	385	66	50	28	22	2	**553**
Saarland	123	24	20	11	12	2	**192**
Sachsen	16	9	7	5	3	0	**40**
Sachsen-Anhalt	11	2	2	9	0	0	**24**
Schleswig-Holstein	313	55	44	18	26	0	**456**
Thüringen	10	2	2	1	2	0	**17**
Gesamt	13.708	1.708	1.376	798	534	115	**18.239**

Tabelle 2.4.9: AIDS-Fälle nach Geschlecht sowie gemeldete Todesfälle in den Bundesländern bzw. ausgewählten Großräumen

Erläuterungen siehe Tabelle 2.4.5 und 2.4.7.

Werte aus AIDS/HIV Halbjahresbericht 1/99

Bundesländer und Großräume	**AIDS-Fälle 1.7.98 - 30.6.99**			**Gesamtzahl der AIDS-Fälle bis 1999**			**Verstorben**
	Ges.	**Männl.**	Weibl.	Ges.	**Männl.**	Weibl.	
Bad.-Württemberg	64	**52**	12	1.493	**1.189**	304	843
Bayern (ohne München)	70	**56**	14	1.060	**892**	168	639
München	55	**47**	8	1.656	**1527**	129	1.092
Berlin (West)	131	**112**	19	3.454	**3137**	317	2.440
Berlin (Ost)	41	**39**	2	243	**225**	18	108
Brandenburg	8	**6**	2	44	**32**	12	20
Bremen	4	**3**	1	257	**217**	40	115
Hamburg	22	**20**	2	1.652	**1.532**	120	1.068
Hessen (ohne Frankfurt)	64	**51**	13	931	**802**	129	594
Frankfurt/Main	70	**54**	16	1.223	**1.093**	130	866
Mecklenburg-Vorpommern	1	**1**	0	27	**26**	1	15
Niedersachsen	29	**21**	8	946	**813**	133	637
NRW (ohne Köln und Düsseldorf)	90	**71**	19	2.521	**2.183**	338	1.418
Köln	18	**11**	7	902	**830**	72	673
Düsseldorf	2	**2**	0	548	**504**	44	349
Rheinland-Pfalz	32	**24**	8	553	**455**	98	339
Saarland	15	**14**	1	192	**163**	29	121
Sachsen	5	**3**	2	40	**34**	6	15
Sachsen-Anhalt	0	**0**	0	24	**22**	2	9
Schleswig-Holstein	36	**33**	3	456	**416**	40	288
Thüringen	2	**2**	0	17	**14**	3	9
Gesamt	759	**622**	137	18.239	**16.106**	2.133	11.658
Anteil in Prozent	100%	**81,9%**	18,1%	100%	**88,3%**	11,7%	63,9%

Tabelle 2.4.10: Gemeldete AIDS-Fälle nach Infektionsrisiken in Deutschland

Stand 30.6.1999

Verzeichnis der Abkürzungen:

IVDA: Intravenöse Infektion von drogenabhängigen Patienten.
Hämo: Hämophile sind meist männliche, an der Bluterkrankheit leidende Patienten.
Trans: Empfänger von Bluttransfusionen und Blutprodukten.
Hetero: Infektion über heterosexuelle Kontakte.
Homo/Bi: Homo- oder bisexuelle Männer.
Pattern II: Patienten aus Pattern II-Ländern, in denen HIV endemisch ist und überwiegend heterosexuell übertragen wird (z.B. Karibik, Zentral- und Westafrika)
PPI: Infektionen vor oder während der Geburt (prä- oder perinatal)
k.A.: Keine Angaben

Werte aus AIDS/HIV Halbjahresbericht 1/99

Infektions-risiko	**Zeitraum der Diagnose**					
	Juli 97-Juni 98		Juli 98-Juni 99		Gesamt	
	Anzahl	**%**	**Anzahl**	**%**	**Anzahl**	**%**
			Infektionsrisiken gesamt			
Homo/Bi	325	50,5	170	51,8	11.832	64,9
IVDA	78	12,1	38	11,6	2.729	15,0
Hämo	2	0,3	1	0,3	547	3,0
Trans	3	0,5	1	0,3	280	1,5
Hetero	80	12,4	39	11,9	1.110	6,1
Pattern II	57	8,9	29	8,8	461	2,5
PPI	5	0,8	1	0,3	94	0,5
k.A.	94	14,6	49	14,9	1.186	6,5
Gesamt	644	100	328	100	18.239	100
			Infektionsrisiken bei Kindern unter 13 Jahren			
Hämo	0	0	0	0	9	7,6
Trans	0	0	0	0	13	11,0
PPI	5	100	1	100	94	79,7
k.A.	0	0	0	0	2	1,7
Gesamt	5	100	1	100	118	100

Fortsetzung

Fortsetzung 2.4.10: Gemeldete AIDS-Fälle ....

Infektions-risiko	Zeitraum der Diagnose					
	Juli 97-Juni 98		Juli 98-Juni 99		Gesamt	
	Anzahl	**%**	**Anzahl**	**%**	**Anzahl**	**%**
Infektionsrisiken bei männlichen Jugendlichen und Erwachsenen						
Homo/Bi	325	61,4	170	63,4	11.832	73,7
IVDA	53	10,0	30	11,2	1.778	11,1
Hämo	2	0,4	1	0,4	538	3,4
Trans	2	0,4	1	0,4	125	0,8
Hetero	32	6,0	12	4,5	483	3,0
Pattern II	30	5,7	12	4,5	253	1,6
k.A.	85	16,1	42	15,7	1.035	6,5
Gesamt	529	100	268	100	16.044	100
Infektionsrisiken bei weiblichen Jugendlichen und Erwachsenen						
IVDA	25	22,7	8	13,6	951	45,8
Trans	1	0,9	0	0,0	142	6,8
Hetero	48	43,6	27	45,8	627	30,2
Pattern II	27	24,5	17	28,8	208	10,0
k.A.	9	8,2	7	11,9	149	7,2
Gesamt	110	100	59	100	2.077	100

Tabelle 2.4.11: Klinische Erstmanifestation von AIDS-Fällen nach aufgeführten Zeiträumen der Diagnose sowie Anteil der als verstorben gemeldeten Patienten

Erläuterungen zur Erstmanifestation:

Opportunistische Infektion: Eine Reihe von Infektionskrankheiten, die in Anpassung an die Gegebenheiten des Falles auftreten können.
Kaposi-Sarkom: Charakteristisches Bild von roten oder violetten, fleckigen Veränderungen der Haut oder der Schleimhaut.
Lymphome: Gutartige Geschwulst in Lymphknoten.
Zervixkarzinom: Bösartige Geschwulst des Gebärmutterhalses.
Interstitielle Pneumonie: Lungenentzündung mit Lungeninfiltraten, die mindestens zwei Monate lang nicht nachweisbar ist und die nicht auf Antibiotikabehandlung anspricht.

Werte aus AIDS/HIV Halbjahresbericht 1/99

Klinische Erstmanifestation	Zeitraum der Diagnose				
	Bis Ende 1987	**Juli 97- Juni 98**	**Juli 98- Juni 99**	**Gesamt**	**Verstorben gemeldet**
Opportunistische Infektion	1.369 67,7%	458 71,1%	233 71,0%	12.900 70,7	**8.141** **63,1%**
Opportunistische Infektion und Kaposi-Sarkom	138 6,8%	25 3,9%	8 2,4%	849 4,7	**648** **76,3%**
Kaposi-Sarkom	390 19,3%	38 5,9%	23 7,0%	2.203 12,1	**1.449** **65,8%**
Lymphome	62 3,1%	59 9,2%	29 8,8%	820 4,5	**564** **68,8%**
Wasting-Syndrom	15 0,7%	34 5,3%	17 5,2%	725 4,0	**431** **59,4%**
Neurologische Symptomatik	39 1,9%	28 4,3%	15 4,6%	703 3,9	**413** **58,7%**
Zervixkarzinom	- -	1 0,2%	3 0,9%	17 0,1	**4** **23,5%**
Interstitielle Pneumonie	8 0,4%	1 0,2%	0 0,0%	22 0,1	**8** **36,4%**
Gesamt	2.021 100%	644 100%	328 100%	18.239 100	**11.658** **63,9%**

Tabelle 2.4.12: Ausbruch des AIDS-Vollbildes nach dem ersten Auftreten von Antikörpern

Das erste Auftreten von Antikörpern wird als Serokonversion bezeichnet.
Die Inzidenz (auf 1 Million Einwohner bezogen) beschreibt die Neuerkrankungen in einem bestimmten Zeitraum und wird nur auf Risikopersonen bezogen. Sie ist ein Maß für die Ausbreitungsgeschwindigkeit der Krankheit und für die Wahrscheinlichkeit, dass eine Person die Krankheit bekommt.

Werte aus Bundschuh 1992, Hurrelmann 1993

Nach Serokonversion	Kumulative AIDS-Inzidenz (je 1 Mio.Einwohner)
1. Jahr	0,3%
2. Jahr	0,6%
3. Jahr	3,5%
4. Jahr	7,5%
5. Jahr	10,2%

Tabelle 2.4.13: Krebs – Daten und Trends in Deutschland

Erläuterungen zu den Daten siehe die folgenden Tabellen.

Werte aus Robert Koch-Institut, Datenanforderung 29.1.2000

Die **häufigsten Krebserkrankungen** 1995 in Deutschland – Prozentuale Anteile an der Gesamtzahl (geschätzt)					
	Männer			**Frauen**	
1	Lunge	17,9	**1**	Brustdrüse	24,9
2	Prostata	15,5	**2**	Dick- und Mastdarm	19,8
3	Dick- und Mastdarm	14,2	**3**	Gebärmutterkörper	5,6
4	Harnblase	7,7	**4**	Magen	5,5
5	Magen	6,4	**5**	Lunge	4,7
6	Mundhöhle und Rachen	4,8	**6**	Eierstock	4,5
7	Niere	3,9	**7**	Gebärmutterhals	3,6
Sterbefälle – Prozentuale Anteile an der Gesamtzahl					
1	Lunge	26,7	**1**	Brustdrüse	17,9
2	Dick- und Mastdarm	12,4	**2**	Dick- und Mastdarm	16,3
3	Prostata	11,0	**3**	Lunge	7,9
4	Magen	7,3	**4**	Magen	7,2
5	Bauchspeicheldrüse	4,7	**5**	Eierstock	6,0
6	Harnblase	3,9	**6**	Bauchspeicheldrüse	5,8
7	Niere	3,5	**7**	Gallenblase	3,4
Relative 5-Jahres-Überlebensrate in %					
1	Hoden	93	**1**	Malign. Melanom d.Haut	80
2	Harnblase	79	**2**	Morbus Hodgkin	73
3	Prostata	70	**3**	Weibliche Brust	73
4	Malign. Melanom d.Haut	69	**4**	Gebärmutterkörper	70
5	Morbus Hodgkin	65	**5**	Gebärmutterhals	64
6	Non-Hodgkin-Lymphome	52	**6**	Harnblase	63
7	Darm	49	**7**	Non-Hodgkin-Lymphome	56
8	Mund und Rachen	44	**8**	Mund und Rachen	55
9	Leukämien	42	**9**	Darm	52
10	Magen	28	**10**	Leukämien	42
11	Lunge	9	**11**	Eierstock	35
12	Bauchspeicheldrüse	5	**12**	Magen	28
			13	Lunge	17
			14	Bauchspeicheldrüse	3

Tabelle: 2.4.14: Krebs bei Kindern in Deutschland

Werte aus Robert Koch-Institut, Datenanforderung 29.1.2000

Krebserkrankungen bei Kinder unter 15 Jahren	
Zahl der jährlich an Krebs erkrankten Kinder	1.700
Jährliche Inzidenz (pro 100.000 Kinder)	13
Veränderungen der Erkrankungsrate	keine
Anteil krebskranker Kinder an allen Krebskranken	1 %
Rang der bösartigen Neubildungen bei den Todesursachen bei Kindern:	2. Rang
Überlebensrate insgesamt:	
3 Jahre nach Diagnosestellung	74 %
5 Jahre nach Diagnosestellung	70 %
Die häufigste Einzeldiagnose ist die akute lymphatische Leukämie:	28,6 %
Häufigstes Auftreten der akuten lymphatischen Leukämie bei:	1-4 jährigen
Häufigstes Auftreten der akuten nicht-lymphatischen Leukämie bei:	unter 1-jährigen
Häufigkeit von Krebserkrankungen bei Kindern	
1. Leukämien	35,2 %
2. Tumoren des zentralen Nervensystems	17,1 %
3. Lymphome	12,1 %
4. Tumoren des sympathischen Nervensystems	7,8 %
5. Weichteiltumoren	6,8 %
6. Nierentumoren	6,6 %
7. Knochentumoren	5,1 %
8. Keimzellentumoren	4,1 %
9. Sonstige	5,2 %
Überlebensraten nach 5 Jahren	
1. Morbus Hodgkin	95 %
2. Nephroblastom	85 %
3. Keimzellentumoren	85 %
4. Non-Hodgkin-Lymphome	80 %
5. Akute lymphatische Leukämie	74 %
6. Rhabdomyosarkom	65 %
7. Knochentumoren	62 %
8. Tumoren des zentralen Nervensystems	60 %
9. Neuroblastom	57 %
10. Akute nicht-lymphatische Leukämie	41 %

Tabelle 2.4.15: Geschätzte Überlebenswahrscheinlichkeit für die häufigsten Diagnosen bei Kindern unter 15 Jahren in Deutschland

Die den Angaben zugrundeliegenden Patientenzahlen wurden aus den Jahren 1980-1997 ermittelt.

Werte aus Daten des Gesundheitswesens 1999

		Überlebenswahrscheinlichkeit		
Diagnosen	**Patientenzahl**	**3 Jahre**	**5 Jahre**	**10 Jahre**
Retinoblastom	**397**	97%	97%	96%
Morbus Hodgkin	**988**	96%	94%	93%
Nephroblastom	**1.286**	88%	87%	86%
Keimzelltumoren	**399**	83%	81%	78%
Non-Hodgkin-Lymphom	**1.183**	80%	78%	76%
Lymphobiastische Leukämie	**5.573**	81%	76%	71%
Astrozytom	**1.112**	73%	72%	69%
Rhabdomyosarkom	**764**	71%	66%	64%
Osteosarkom	**544**	72%	64%	59%
Neuroblastom	**1.737**	63%	59%	57%
Ewingsarkom	**400**	69%	59%	55%
Primitive neuroektodermale Tumore	**947**	58%	52%	45%
Akute nicht-lymphoblastische Leukämie	**1.066**	42%	38%	36%
Alle Malignome	**18.703**	74%	70%	66%

Tabelle 2.4.16: Geschätzte Zahl der im Jahr 1997 in Deutschland an Krebs Erkrankten

Da erst zum 1.1.1999 in allen Bundesländern bevölkerungsbezogene Krebsregister eingeführt wurden, sind die vorliegenden Daten noch geschätzt.

Werte aus Robert Koch-Institut, Datenanforderung 29.1.2000

Lokalisation	Männer		Frauen	
	Unter 60	**Insgesamt**	**Unter 60**	**Insgesamt**
Mundhöhle und Rachen	4.000	**7.200**	900	**2.500**
Verdauungsorgane	111	**47.900**	7.200	**48.800**
Speiseröhre	1.300	**3.200**	300	**900**
Magen	2.000	**9.700**	1.300	**8.300**
Dickdarm	2.400	**14.400**	2.600	**18.000**
Mastdarm	2.700	**9.700**	1.600	**9.600**
Leber	700	**3.400**	200	**1.800**
Gallenblase und -gänge	300	**1.800**	300	**3.900**
Bauchspeicheldrüse	1.200	**4.700**	600	**5.400**
Atmungsorgane	8.100	**32.400**	3.000	**10.100**
Kehlkopf	1.100	**2.900**	300	**400**
Lunge	6.700	**28.200**	2.500	**8.900**
Knochen	300	**700**	200	**500**
Bindegewebe	400	**800**	300	**700**
Malignes Melanom der Haut	1.400	**3.100**	1.500	**3.800**
Brustdrüse	100	**400**	17.000	**45.800**
Weibliche Geschlechtsorgane	-	-	8.200	**26.500**
Gebärmutterhals	-	-	3.400	**5.800**
Gebärmutterkörper	-	-	2.100	**10.000**
Eierstöcke	-	-	2.200	**8.200**
Prostata	2.500	**27.800**	-	-
Hoden	3.000	**3.600**	-	-
Penis	100	**600**	-	-
Harnblase	2.100	**10.300**	400	**4.700**
Niere	2.000	**6.900**	1.300	**5.200**
Nervensystem	2.200	**4.000**	1.700	**3.600**
Schilddrüse	400	**800**	900	**2.000**
Ungenau bez. Lokalisation	1.000	**5.200**	800	**6.300**
Non-Hodgkin-Lymphome	2.100	**5.400**	1.500	**5.200**
Hodgkin-Lymphome	700	**1.000**	400	**800**
Multiples Myelom	400	**1.500**	300	**1.700**
Leukämien	1.300	**4.400**	1.100	**4.500**
Lymphome und Leukämien	4.500	**12.300**	3.300	**12.200**
Alle bösartigen Neubildungen ohne nicht-melanotischen Hautkrebs	43.400	**164.900**	47.000	**173.400**

Tabelle 2.4.17: Relative Überlebensrate in Prozent nach Abstand zum Diagnosejahr, Saarland 1985-1988

Werte aus Daten des Gesundheitswesens 1999

Krebslokalisation	**Männer**		**Frauen**	
	1 Jahr nach Diagnose	**5 Jahre** nach Diagnose	**1 Jahr** nach Diagnose	**5 Jahre** nach Diagnose
Krebs gesamt	59 %	**40 %**	69 %	**53 %**
Mundhöhle und Rachen	74 %	**43 %**	79 %	**56 %**
Lippe	98 %	**94 %**		
Mundhöhle	73 %	**45 %**	77 %	**51 %**
Speicheldrüsen	73 %	**49 %**	89 %	**82 %**
Rachen	66 %	**27 %**	73 %	**37 %**
Verdauungsorgane	53 %	**34 %**	54 %	**38 %**
Speiseröhre	27 %	**7 %**	24 %	**4 %**
Magen	43 %	**27 %**	43 %	**28 %**
Darm	70 %	**48 %**	71 %	**51 %**
Dickdarm	68 %	**52 %**	72 %	**54 %**
Mastdarm	76 %	**45 %**	73 %	**47 %**
Gallenblase	31 %	**15 %**	29 %	**19 %**
Bauchspeicheldrüse	16 %	**6 %**	13	**3 %**
Atmungsorgane	36 %	**17 %**	39 %	**21 %**
Kehlkopf	91 %	**71 %**	91 %	**68 %**
Lunge	29 %	**9 %**	34 %	**17 %**
Knochen	80 %	**53 %**	63 %	**53 %**
Bindegewebe, Weichteile	80 %	**67 %**	83 %	**73 %**
Malignes Melanom der Haut	88 %	**69 %**	92 %	**80 %**
Brust	-	-	92 %	**73 %**
Weibliche Geschlechtsorgane	-	-	78 %	**60 %**
Gebärmutterkörper	-	-	84 %	**70 %**
Gebärmutterhals	-	-	84 %	**64 %**
Ovarien	-	-	60 %	**35 %**
Prostata	90 %	**70 %**	-	-
Hoden	98 %	**93 %**	-	-
Harnblase	86 %	**78 %**	74 %	**63 %**
Niere	69 %	**49 %**	73 %	**56 %**
Nervensystem	51 %	**30 %**	56 %	**45 %**
Schilddrüse	73 %	**60 %**	82 %	**77 %**
Ungenau bezeichnete Lokalisationen	18 %	**10 %**	18 %	**11 %**
Lymphome und Leukämien	68 %	**49 %**	65 %	**47 %**
Hodgkin-Lymphome	90 %	**73 %**	81 %	**65 %**
Non-Hodgkin-Lymphome	71 %	**52 %**	70 %	**56 %**
Leukämien	62 %	**42 %**	59 %	**42 %**

Tabelle 2.4.18: Sterbfälle an bösartigen Neubildungen nach Altersgruppe und Geschlecht, Früheres Bundesgebiet 1997

Bösartige Neubildungen nehmen bei der Mortalität in Deutschland mit 210.090 oder 24,4 % die zweite Stelle nach Krankheiten des Kreislaufsystems ein.

Bei Männern sind bösartige Neubildungen der Luftröhre, Bronchien und Lunge die häufigsten Krebsarten. Bei Frauen sind es bösartige Neubildungen der Brustdrüse.

Werte aus Daten des Gesundheitswesens 1999

		Sterbefälle je 100.000 EW					
Geschlecht	**Anzahl**	**Insgesamt**	**Unter 1**	**1-15**	**15-45**	**45-65**	**65 und älter**
Bösartige Neubildungen insgesamt							
Männlich	87.707	270,0	3,9	3,0	17,8	314,4	1.485,5
Weiblich	83.766	245,1	1,7	2,4	21,1	214,1	943,9
Zusammen	171.473	257,2	2,8	2,7	19,4	264,4	1.145,3
1. der Luftröhre, Bronchien und Lunge							
Männlich	22.934	70,6	0,3	0,0	2,9	96,8	364,7
Weiblich	7.367	21,6	0,3	-	1,8	26,1	74,1
Zusammen	30.301	45,5	0,3	0,0	2,3	61,6	182,2
2. des Dick- und Mastdarms							
Männlich	11.032	34,0	-	0,0	1,3	34,7	202,6
Weiblich	13.039	38,2	-	0,0	1,2	21,7	166,1
Zusammen	24.071	30,1	-	0,0	1,3	28,2	179,7
3. der Brustdrüse							
Männlich	95	0,3	-	-	0,0	0,3	1,7
Weiblich	15.639	45,8	-	-	6,3	61,2	144,8
Zusammen	15.734	23,6	-	-	3,1	30,7	91,6
4. des Magens							
Männlich	5.690	17,5	-	0,0	1,0	17,1	104,1
Weiblich	5.385	15,8	0,3	-	1,1	8,6	67,8
Zusammen	11.075	16,6	1,0	0,0	1,1	12,9	81,3
5. der Harnblase, Niere und sonstiger Harnorgane							
Männlich	6.430	19,8	-	0,1	0,6	16,4	126,1
Weiblich	3.994	11,7	-	0,1	0,3	6,1	51,6
Zusammen	10.424	15,6	-	0,1	0,5	11,3	79,3
6. der Prostata							
Männlich	9.675	29,8	-	-	0,1	10,1	224,0
7. Leukämien							
Männlich	2.812	8,7	0,6	1,0	1,7	7,7	47,5
Weiblich	2.791	8,2	0,6	0,7	1,3	5,3	32,0
Zusammen	5.608	8,4	0,6	0,9	1,5	6,5	37,7

Fortsetzung

Fortsetzung 2.4.18: Sterbfälle an bösartigen.....

Geschlecht	Anzahl	Sterbefälle je 100.000 EW Insgesamt	Unter 1	1-15	15-45	45-65	65 und älter
8. des Ovariums und sonstige Adnexe							
Weiblich	5.242	15,3	-	-	1,1	16,7	55,7
9. der Gebärmutter							
Weiblich	4.007	11,7	-	0,0	1,9	10,9	42,6

Tabelle 2.4.19: Sterbfälle an bösartigen Neubildungen nach Altersgruppe und Geschlecht, Neue Länder u. Berlin-Ost 1997

Erläuterungen siehe Tabelle 2.4.18

Werte aus Daten des Gesundheitswesens 1999

Geschlecht	Anzahl	Sterbefälle je 100.000 EW Insgesamt	Unter 1	1-15	15-45	45-65	65 und älter
Bösartige Neubildungen insgesamt							
Männlich	19.911	265,1	6,0	2,6	20,7	347,8	1.508,1
Weiblich	18.706	237,0	8,4	2,5	21,4	211,6	897,2
Zusammen	38.617	250,7	7,2	2,6	21,1	278,7	1.109,6
1. der Luftröhre, Bronchien und Lunge							
Männlich	5.530	73,6	-	-	2,8	108,0	404,9
Weiblich	1.417	18,0	-	-	1,2	19,4	64,4
Zusammen	6.947	45,1	-	-	2,0	63,1	182,8
2. des Dick- und Mastdarms							
Männlich	2.587	34,4	-	-	1,3	40,9	213,1
Weiblich	3.064	38,8	-	-	1,3	24,5	165,5
Zusammen	5.651	36,7	-	-	1,3	32,6	181,9
3. des Magens							
Männlich	1.667	22,2	-	-	1,1	23,5	143,2
Weiblich	1.475	18,7	-	-	1,3	12,3	77,5
Zusammen	3.142	20,4	-	-	1,2	17,8	100,3

Fortsetzung

Fortsetzung 2.4.19: Sterbfälle an bösartigen....

Geschlecht	Anzahl	Sterbefälle je 100.000 EW					
		Insgesamt	Unter 1	1-15	15-45	45-65	65 und älter
4. der Harnblase, Niere und sonstiger Harnorgane							
Männlich	1.702	22,7			0,8	126,0	142,7
Weiblich	1.089	13,8			0,5	9,8	57,4
Zusammen	2.791	18,1			0,6	17,8	87,1
5. der Brustdrüse							
Männlich	17	0,2	-	-	-	0,1	2,0
Weiblich	2.739	34,7	-	-	4,8	48,1	105,3
Zusammen	2.756	17,9	-	-	2,3	24,4	69,4
6. der Prostata							
Männlich	1.780	23,7	-	-	0,0	11,7	190,5
7. des Ovariums und sonstiger Adnexe							
Weiblich	1.204	15,3	-	-	1,5	17,9	51,9
8. der Gebärmutter							
Weiblich	1.172	14,8	-	-	3,8	15,0	48,8
9. Leukämien							
Männlich	588	7,8	-	0,6	2,1	9,1	40,2
Weiblich	566	7,2	6,3	0,5	0,8	5,2	28,0
Zusammen	1.154	7,5	3,1	0,5	1,5	7,1	32,2

Tabelle 2.4.20: Ausgewählte Krankheiten - Erreger und Inkubationszeiten

Die Angaben wurden nach Krankheiten alphabetisch geordnet.

Werte und Angaben aus Wiesmann 1978, Pschyrembel 1999

Krankheit	Erreger	Inkubationszeit
Adenoviren-Infektion	Adenoviren	7-11 Tage
Amöbenruhr	*Entamoeba histolytica* (Darmprotozooen)	1-3 Wochen
Bakterienruhr (Dysenterie)	*Shigella spec.* (Stäbchenbakterien)	1-7 Tage
Bang-Krankheit (Brucellosen)	*Brucellus abortus* (Bakterien)	5-30 Tage
Bartonellose übertragen d. Schmetterlingsmücken	*Bartonella bacilliformis* (gramnegative Bakterien)	15-40 Tage
Blastomykosen	*Blastomyces dermatitidis* (Fungi imperfecti)	1-4 Wochen
Botulismus (meist Lebensmittelvergiftung durch Toxine des Erregers)	*Clostridium botulinum* (Stäbchenbakterien)	6-72 Stunden
Candidosen (Sammelbezeichnung)	*Candida spec.* (hefeartg sprossende Fungi imperfecti)	2 Tage
Chagas-Krankheit (Südamerika, Übertragung durch Raubwanzen)	*Trypanosoma cruci* (einzellige Flagellaten)	5-14 Tage
Cholera nostras (einheimische Cholera)	*Vibrio cholerae* (kommaförmige Bakterien u.Enroviren)	Stunden bis 5 Tage
Choriomeningitis, lymphozytäre (Armstrong Krank)	LCM-Virus	5-10 Tage
Coxsackie-Viren-Infektion	RNA-Viren (Enteroviren)	2-14 Tage
Dengue-Fieber (durch Mücken übertragen)	Arboviren (Überträger *Aedes aegypti*)	2-8 Tage
Dermatophytien (Onychomykose an Fußnägeln)	*Tinea unguium* u.a. (Dermatophyten)	3-16 Tage
Diphterie	*Corynebacterium diphteriae* (Stäbchenbakterien)	2-5 Tage
Dyspepsie-Coli-Enteritis (Ernährungsstörung bei Kindern)	*Escherichia coli* (Stäbchenbakterien)	3-12 Tage
Einschlusskörperchenkonjunktivitis	Zytomegalie-Virus (Herpesviren)	7-19 Tage

Fortsetzung

Fortsetzung 2.4.20: Ausgewählte Krankheiten.....

Krankheit	Erreger	Inkubationszeit
Economo-Encephalitis (Gehirnhautentzündung)	Kleine Viren von 30 nm	2-10 Tage
Exanthema subitum (Dreitagefieber)	HHV-6 (humanes Herpesvirus Typ 6)	3-17 Tage
Felsengebirgsfieber (Amerikan. Zeckenfieger)	*Rickettsia rickettsii* (unbewegliche Stäbchen- u. Kugelbakterien)	3-12 Tage
Fleckfieber (Übertragung durch Kleiderläuse)	*Rickettsia prowazekii* (siehe oben)	10-14 Tage
Frambösie (Kinder in feuchtwarmen Regionen)	*Treponema partenue* (Stäbchenbakterien)	Einige Wochen
Fünftagefieber (Übertragen durch Kleiderläuse)	*Rickettsia quintana* (Stäbchen- und Kugelbakterien)	3-6 Tage
Gasbrand (Gasödemerkrankung)	*Clostridium perfringens* (Sporenbild. Stäbchenbakterien)	1-5 Tage
Gelbfieber (Ochropyra)	*Charon evagatus* (Arboviren)	3-6 Tage
Gonorrhö (Tripper)	*Neisseria gonorrhoeae* (in Paaren angeordnete Bakterien)	2-5 Tage
Hepatitis infectiosa (epidemische Gelbsucht)	Noch nicht klassifizierte Hepatitisviren	2-6 Wochen
Hepatitis B (Serumhepatitis)	HBV (Hepatitis-B-Virus)	4-25 Wochen
Herpangina	Coxsackie-Virus Typ A	2-6 Tage
Histoplasma Mykose (auch opportunistisch bei HIV)	*Histoplasma capsulatum* (hochinfektiöser Pilz)	5-10 Tage
Influenza (Grippe)	Viren (Orthomyxoviridae)	wenige Stunden bis 3 Tage
Kala-Azar (viszerale Leishmaniase)	*Leishmania donovani* (Flagellaten)	wenige Wochen bis Monate
Keuchhusten (Pertussis)	*Bordetella pertussis* (kurze Stäbchenbakterien)	7-21 Tage
Kokzidioidomykose	*Coccidio ides immitis* (Sporozoen)	wenige Tage bis 3 Wochen
Kokzidiose	*Isospora belli* (Sporozoen)	6-10 Tage
Lambliasis	*Giardia lamblia* (Flagellaten)	6-15 Tage
Leishmaniasis (Hautleishmaniose)	*Leishmania tropica* (Flagellaten)	14-21 Tage

Fortsetzung

Fortsetzung 2.4.20: Ausgewählte Krankheiten.....

Krankheit	Erreger	Inkubationszeit
Lepra	*Mycobacterium leprae* (Stäbchenbakterien)	Monate bis Jahre
Lymphopatia venerea (seltene Geschlechtskrankh.)	*Chlamydia trachomatis* (bakterienähnliche Erreger)	7-35 Tage
Malaria quartana	*Plasmodium malariae* (Sporozoen)	15-30 Tage
Malaria tertiana	*Plasmodium vivax* (s.o.)	8-27 Tage
Malaria tropica	*Plasmodium falciparum* (s.o.)	8-25 Tage
Maltafieber	*Brucella melitensis* (ellipsoide Stäbchenbakterien)	7-21 Tage
Masern	Masern-Virus	10-14 Tage
Maul- und Klauenseuche	Viren aus der Fam. Picornaviridae	3-6 Tage
Meningitis epidemica	Meningokokken und andere Bakterien	1-4 Tage
Milzbrand	*Bacillus anthracis* (aerobe Stäbchenbakterien)	12 Stunden bis 5 Tage
Mononucleose (Pfeiffer-Drüsenfieber)	Epstein-Barr-Virus	7-21 Tage
Mumps (Parotitis epide-mica)	Mumps-Virus	12-25 Tage
Ornithose (Papageienkrankheit)	*Chlamydia psittaci* (bakterienähnliche Erreger)	7-14 Tage
Pappataci-Fieber (Sandfliegenfieber)	Sandfliegen-Viren	3-6 Tage
Parainfluenza	Viren	1-5 Tage
Paratyphus	*Salmonella paratyphi* A, B od. C (Stäbchenbakterien)	1-10 Tage
Pest (Übertragung durch Flöhe von Nagern)	*Yersinia pestis* (Stäbchenbakterien)	3-5 Tage
Pferdeenzephalomyelitis	Alphavirus der Togaviridae	5-10 Tage
Pocken (Variola major)	*Orthopoxvirus variola* (Viren)	8-18 Tage
Polyomyelitis	Polypmyelitis-Viren	7-14 Tage
Q-Fieber (Balkan-Grippe)	*Rickettsia burnettii* (bakterienähnliche Erreger)	14-21 Tage
Rattenbißkrankheit	*Spirillum minus* (Spirochäten)t)	meist 1-2 Wochen

Fortsetzung

Fortsetzung 2.4.20: Ausgewählte Krankheiten.....

Krankheit	Erreger	Inkubationszeit
Reiter Krankheit	Gramnegative Bakterien	6-10 Tage
Röteln	Viren	14-21 Tage
Rotlauf	*Erysipelothrix rhusiopathiae* (Stäbchenbakterien)	1-5 Tage
Rotz	*Pseudomonas mallei* (Stäbchenbakterien)	4-8 Tage
Rückfallfieber	Borillien (schraubenförmige Bakterien)	5-7 Tage
Scharlach	*Streptococcus pyogenes* (Kugelbakterium)	2-5 Tage
Schlafkrankheit (Trypanosomiasis)	*Trypanosoma brucei gambiense* (Flagellaten)	14-21 Tage
Sporotrichose (Sporothrix-Mykose)	*Sporothrix schenckii* (Pilze)	1 Woche und länger
Syphilis (Harter Schanker)	*Treponema pallidum* (spiralförmige Bakterien)	14-28 Tage
Tetanus (Wundstarrkrampf)	Clostridium tetani (Stäbchenbakterien)	2-50 Tage
Tollwut	RNA-Virus	10-60 Tage
Toxoplasmose	*Toxoplasma gondii* (Einzellige Sporozoen)	3 Tg
Trachom (Körnerkrankheit)	*Chlamydia trachomatis* (bakterienähnliche Erreger)	5-7 Tage
Trichomoniasis (Infekt von Harnblase u. Vagina)	*Trichomonas urogenitalis* (Flagellaten)	4-7 Tage
Tsutsugamushi-Fieber (Milben-Fleckfieber)	*Rickettsia tsutsugamushi* (bakterienähnliche Erreger)	6-21 Tage
Tuberkulose	*Mycobacterium tuberculosis* (Stäbchenbakterien)	mehrere Wochen
Typhus abdominalis (Unterleibstyphus)	*Salmonella typhi* (Stäbchenbakterien)	7-14 Tage
Ulcus molle (syn. weicher Schanker)	*Haemophilus ducreyi* (Stäbchenbakterien)	1-2 Tage
Viruspneumonie (Lungenentzündungen durch Viren)	Viren	1-5 Tage
Windpocken	DNA-Virus (Varicella-Zoster-Virus)	14-21 Tage

Tabelle 2.4.21: Nach dem Bundes-Seuchengesetz meldepflichtige Erkrankungen je 100.000 Einwohner, 1970-1997

Werte aus Daten des Gesundheitswesens 1999

Krankheit		Frühere BRD 1970	Frühere BRD 1980	Deutschland 1990	Deutschland 1995	Deutschland 1997
Infektion: Lebensmittelvergiftung d. Salmonellose	West	20,3	78,6	147,0	141,6	129,5
	Ost	32,2	39,3	74,3		
Infektion: Lebensmittelvergiftung d. übrige Formen	West	0,7	1,4	49,4	92,1	129,6
	Ost	-	-	-		
Paratyphus A, B u. C (Infektion durch Salmonellen)	West	0,9	0,3	0,2	0,1	0,1
	Ost	1,9	0,7	0,1		
Typhus abdominalis (Unterleibstyphus)	West	0,8	0,6	0,3	0,2	0,1
	Ost	-	-	-		
Ruhr (bakt. Infektionskrankheit des Dickdarms)	West	0,9	2,1	3,0	2,3	2,4
	Ost	30,2	9,0	4,6		
Poliomyelitis (Kinderlähmung)	West	0,0	0,0	0,0	0,0	-
	Ost	-	-	0,0		
Meningokokken-Meningitis (Bakt. Hirnhautentzündung)	West	2,9	1,9	0,9	0,8	1,0
	Ost	0,4	0,9	2,0		
Diphterie	West	0,1	0,0	0,0	0,0	0,0
	Ost	0,0	-	0,0		
Gasbrand/Gasödem (Schwere Wundinfektion)	West	-	0,1	0,2	0,2	0,1
	Ost	-	-	0,4		
Tetanus (Wundstarrkrampf)	West	0,1	0,0	0,0	0,0	-
	Ost	-	-	0,0		
Trichinose (Erkrankung durch Nematoden)	West	0,0	0,0	0,0	0,0	-
	Ost	-	-	-		
Virushepatitis (Leberentzündung durch Viren)	West	35,6	32,4	15,8	20,8	20,7
	Ost	109,2	17,9	5,8		
Tuberkulose (bakterielle Infektion der Lunge)	West	79,5	42,1	19,6	14,9	13,6
	Ost	60,4	24,3	15,2		
Malaria (Infektion durch Protozoen)	West	0,1	0,9	1,5	1,2	1,2
	Ost	-	-	0,2		
Syphilis (Lues, Harter Schanker)	West	10,2	11,9	1,4	1,4	1,4
	Ost	1,8	5,7	2,9		
Gonorrhoe (Tripper)	West	116,6	81,2	10,7	5,0	3,6
	Ost	137,4	303,9	78,4		
Ulcus molle (Weicher Schanker)	West	-	0,3	0,1	0,0	0,0
	Ost	-	-	-		

Tabelle 2.4.22: An aktiver Tuberkulose Erkrankte nach Geschlecht und Staatsangehörigkeit in Deutschland

In den Werten sind Erst- und Wiedererkrankte sowie Tuberkuloseerkrankungen der Atmungsorgane und anderer Organe zusammengefasst.
Neuerkrankungen sind auf ca. 12 Erkrankte je 10.000 Einwohner zurückgegangen. Bei in Deutschland lebenden Ausländern ist eine stete Zunahme zu beobachten.

Werte aus Daten des Gesundheitswesens 1999

			Deutsche		Ausländer
Jahr	Geschlecht	Anzahl	**je 100.000 Einwohner**	Anzahl	**je 100.000 Einwohner**
1991	männlich	6.853	**19,3**	1.990	**61,8**
	weiblich	4.000	**10,3**	991	**38,0**
1992	männlich	6.346	**17,9**	2.604	**73,6**
	weiblich	3.835	**9,9**	1.328	**46,9**
1993	männlich	6.220	**17,5**	2.806	**74,0**
	weiblich	3.722	**9,6**	1.413	**46,6**
1994	männlich	5.610	**15,7**	2.580	**65,4**
	weiblich	3.492	**9,0**	1.300	**42,7**
1995	männlich	5.362	**15,0**	2.257	**56,1**
	weiblich	3.304	**8,5**	1.275	**40,5**
1996	männlich	5.138	**174,3**	2.184	**53,6**
	weiblich	3.202	**8,2**	1.290	**39,9**
1997	männlich	4.820	**13,4**	2.148	**52,7**
	weiblich	2.916	**7,5**	1.279	**38,9**

Tabelle 2.4.23: Durchseuchung der Zeckenpopulation in FSME-Endemiegebieten einiger europäischer Länder

Erläuterungen siehe folgende Tabellen.

Werte aus Immuno 1984

Land	**Durchseuchung in %**
Bundesrepublik Deutschland	0,20-2,00 %
Finnland	0,07-2,56 %
Italien	0,05 %
Schweiz	0,10-1,36 %
Tschechoslowakei	0,30-4,50 %
UdSSR	3,00-40,00 %

Tabelle 2.4.24: Inkubationszeiten und Krankheitsbilder der durch Zecken übertragenen Frühsommer-Hirnhautentzündung (FSME) und der Lyme-Borreliose

Die **Frühsommer-Hirnhautentzündung** (Meningoenzephalitis oder FSME) ist eine infektiöse Viruserkrankung, die auch auf das Gehirn übergreifen kann. Die Erreger werden hauptsächlich durch Zeckenbisse (*Ixodes ricinus*, Zecke oder Gemeiner Holzbock) übertragen. Kenntnisse über Infektionsrisiken sind deshalb für Verantwortliche bei **Schulandheimaufenthalten**, **Exkursionen** oder sonstigen **Arbeiten im Gelände** wichtig.

Die **Lyme-Borreliose**, die zum ersten Mal in Lyme (USA) 1976 beobachtet wurde, ist eine bakterielle Infektion durch Bakterien (Borrelia burgdorferi), die ebenfalls durch den Zeckenbiss übertragen wird.

Werte aus Immuno 1995

	Anteil der Erkrankten	Inkubationszeit
Frühsommer-Hirnhautentzündung (FSME):		
1. Erkrankungsphase I: Dauer ca. 2-4 Tage, grippeähnliche Symptome wie Fieber, Kopf- und Gliederschmerzen, Katarrhalische Erscheinungen	<66 %	2-28 Tage durchschnittlich 7 Tage
2. Beschwerdefreie Phase: Dauer ca. 4-6 Tage		
3. Erkrankungsphase II (Meningoenzephalitische Phase): Kopfschmerzen, hohes Fieber, Gleichgewichtsstörungen, Doppelbilder, psychische Veränderungen, Wahnvorstellungen, Krämpfe, Lähmungen an Armen und Beinen	33 %	
Fälle mit schwerem Verlauf	5-18 %	
Fälle mit tödlichem Verlauf	2 %	
Aktive und passive Immunisierung möglich		
Lyme-Borreliose:		
1. Stadium: (4-6 Wochen) Fieber, Kopf- und Gliederschmerzen, Mattigkeit, verschiedene Rötungen der Haut		8 Tage bis 3 Monate
2. Stadium: (< $^1/_2$ Jahr) Hirnhautentzündung, Gehirnentzündung, Entzündung des Herzmuskels		
3. Stadium: (> $^1/_2$ Jahr) Unerträgliche Schmerzen, Gesichtslähmung, Chronische Hautentzündungen, Gelenkentzündungen, Entzündung des Herzens		
Schutzimpfungen nicht möglich		

Tabelle 2.4.25: Das Auftreten von Frühsommer-Hirnhautentzündung (FSME) in Süddeutschland sowie Empfehlungen zum Verhalten nach dem Zeckenbiss

Für das Vorkommen der Frühsommer-Hirnhautentzündung (FSME) in Baden-Württemberg müssen bestimmte **geobiologische Bedingungen** gegeben sein.
Jahresisotherme: mind. 8°C; mittlere Tages-Lufttemperatur: mind 10°C an mind. 150 Tagen; Isotherme im Monat April: mind. 7°C.
Nach einem Biss sollte die Zecke möglichst schnell mit einer **Pinzette** herausgehoben werden. Wenn der Kopf der Zecke in der Haut bleibt, stellt dies keine zusätzliche Gefahr dar, da die Erreger der FSME und der Borreliose aus dem Darm der Zecke kommen.
Vom Versuch, die Zecken mit Hilfe von **Öl oder Klebstoff zu ersticken**, wird abgeraten. Im Todeskampf sondert das vollständige Tier vermehrt Speichel ab, so dass Erreger in das Blut des Menschen gelangen.

Werte aus Immuno 1984, Süss 1995

	Bayern	Baden-Württemberg
FSME-Fälle:		
1982	65	32
1983	21	8
1984	32	18
1991	10	34
1992	22	120
1993	31	87
1994	50	239
Saisonale Häufigkeit in %:		
Januar	-	-
Februar	-	-
März	-	-
April	1,5 %	-
Mai	5,0 %	2,0 %
Juni	11,5 %	21,5 %
Juli	23,5 %	39,0 %
August	20,5 %	17,0 %
September	12,0 %	13,0 %
Oktober	22,0 %	5,5 %
November	4,0 %	-
Dezember	-	2,0 %

2.5 Todesursachen und Unfälle

Tabelle 2.5.1: Sterbefälle nach ausgewählten Todesursachen von 1990-1997, Deutschland

Für die Reihenfolge der Häufigkeit der Todesursachen wurde das zuletzt angegebene Jahr berücksichtigt.
In Klammern: Sterbefälle je 100.000 Einwohner.

Werte aus Daten des Gesundheitswesens 1999

	Sterbefälle = Anzahl (Sterbefälle je 100.000 Einwohner)			
Todesursache	**1990**	**1995**	**1996**	**1997**
Insgesamt, alle Ursachen	**921.445**	**884.588**	**882.843**	**860.389**
1. Krankheiten des Kreislaufsystems	462.992 (583,4)	429.407 (525,8)	425.884 (520,0)	415.892 (506,9)
2. Bösartige Neubildungen	210.712 (265,5)	218.597 (267,7)	219.064 (267,5)	215.765 (263,0)
3. Krankheiten der Atmungsorgane	57.616 (72,7)	53.898 (66,0)	53.843 (65,7)	50.434 (61,5)
4. Krankheiten der Verdauungsorgane	41.782 (52,6)	41.821 (51,2)	41.940 (51,2)	40.814 (49,7)
5. Verletzungen und Vergiftungen	50.963 (57,9)	39.367 (48,2)	38.516 (47,0)	37.343 (45,5)
6. Drüsen-, Ernährungs- und Stoffwechselkrankheiten	22.035 (27,8)	26.323 (32,2)	27.049 (33,0)	25.352 (30,9)
7. Symptome und schlecht bezeichnete Affektionen	27.596 (34,8)	22.756 (27,9)	22.854 (27,9)	22.315 (27,2)
8. Krankheiten des Nervensystems und der Sinnesorgan	12.547 (15,8)	14.675 (18,0)	15.965 (19,5)	15.691 (19,1)
9. Psychiatrische Krankheiten	9.941 (12,5)	11.383 (13,9)	11.765 (14,4)	11.898 (14,5)
10. Krankheiten der Harn- und Geschlechtsorgane	11.073 (14,0)	9.876 (12,1)	9.539 (11,6)	9.070 (11,1)
11. Infektiöse und parasitäre Krankheiten	7.314 (9,2)	8.129 (10,0)	8.218 (10,0)	7.701 (9,4)
12. Krankheiten des Blutes und der blutbildenden Organe	2.352 (3,0)	1.612 (2,0)	1.667 (2,0)	1.744 (2,1)

Tabelle 2.5.2: Sterbefälle nach ausgewählten Todesursachen, Alter und Geschlecht im früheren Bundesgebiet 1997

Werte aus Daten des Gesundheitswesens 1999

		Sterbefälle je 100.000 Einwohner 1997					
Geschlecht	**Anzahl**	**Insges.**	**unter 1**	**1-15**	**15-45**	**45-65**	**65u.ält.**
Insgesamt							
Männl.	320.420	986,6	540,9	19,3	125,9	877,7	5.723,0
Weibl.	372.424	1.090,0	432,0	14,5	61,8	431,9	4.896,1
Zusam.	692.844	1.039,6	487,9	17,0	94,6	655,4	5.203,5
1. Krankheiten des Kreislaufsystems							
Männl.	136.423	419,9	5,0	1,3	17,6	283,2	2.792,9
Weibl.	192.231	562,4	4,1	1,0	7,9	97,2	2.751,2
Zusam.	328.654	493,0	4,5	1,1	12,9	190,4	2.766,7
2. Bösartige Neubildungen							
Männl.	87.707	270,0	3,9	3,0	17,8	314,4	1.485,5
Weibl.	83.766	245,1	1,7	2,4	21,1	214,1	943,9
Zusam.	171.473	257,2	2,8	2,7	19,4	264,4	1.145,3
3. Krankheiten der Atmungsorgane							
Männl.	22.660	69,8	3,3	0,9	2,3	34,3	492,3
Weibl.	20.172	59,0	2,6	0,5	1,5	14,9	281,0
Zusam.	42.832	64,2	3,0	0,7	1,9	24,6	359,6
4. Krankheiten der Verdauungsorgane							
Männl.	15.762	48,5	2,2	0,2	8,3	70,5	218,5
Weibl.	15.696	45,9	2,6	0,2	4,4	30,8	187,8
Zusam.	31.458	47,2	2,4	0,2	6,4	50,7	199,2
5. Verletzungen und Vergiftungen							
Männl.	17.521	53,4	12,1	6,7	49,3	56,1	128,2
Weibl.	10.776	30,5	8,4	4,1	14,1	20,6	97,8
Zusam.	28.297	41,6	10,3	5,4	32,1	38,4	109,1
6. Symptome und schlecht bezeichnete Affektionen							
Männl.	9.071	28,7	113,2	1,3	8,8	34,8	117,9
Weibl.	10.640	32,6	80,9	1,0	3,3	13,1	139,1
Zusam.	19.711	30,7	97,4	1,1	6,1	24,0	131,2
7. Zuckerkrankheit (Diabetes mellitus)							
Männl.	6.249	19,2	-	0,0	1,0	15,6	121,8
Weibl.	11.275	33,0	-	0,0	0,6	7,6	158,7
Zusam.	17.524	26,3	-	0,0	0,8	11,6	145,0
8. Krankheiten des Nervensystems und der Sinnesorgane							
Männl.	6.226	19,2	6,9	1,6	3,1	12,2	117,8
Weibl.	7.523	22,0	2,6	1,3	1,8	8,7	97,3
Zusam.	13.749	20,6	4,8	1,5	2,5	10,4	104,9

Fortsetzung

Fortsetzung 2.5.2: Sterbefälle ....

Geschlecht	Anzahl	Insges.	unter 1	1-15	15-45	45-65	65u.ält.
		Sterbefälle je 100.000 Einwohner 1997					
9. Psychiatrische Krankheiten							
Männl.	5.718	17,6	-	-	10,7	26,4	49,2
Weibl.	4.142	12,1	-	0,0	2,7	7,8	47,0
Zusam.	9.860	14,8	-	0,0	6,8	17,1	47,8
10. Krankheiten der Harn- und Geschlechtsorgane							
Männl.	3.278	10,1	0,3	0,1	0,6	5,3	70,0
Weibl.	4.242	12,4	0,6	0,1	0,3	3,1	59,2
Zusam.	7.520	11,3	0,4	0,1	0,4	4,2	63,2
11. Infektiöse und parasitäre Krankheiten							
Männl.	3.601	11,1	4,4	0,7	4,1	11,7	49,9
Weibl.	3.580	10,5	3,5	0,7	1,8	4,7	43,4
Zusam.	7.181	10,8	4,0	0,7	3,0	8,2	45,8

Tabelle 2.5.3: Sterbefälle nach ausgewählten Todesursachen, Alter und Geschlecht in den neuen Ländern und Berlin-Ost 1997

Werte aus Daten des Gesundheitswesens 1999

Geschlecht	Anzahl	Insges.	unter 1	1-15	15-45	45-65	65u.ält.
		Sterbefälle je 100.000 Einwohner 1997					
Insgesamt							
Männl.	77.897	1.037,1	563,9	21,2	186,7	1.065,2	6.117,3
Weibl.	89.648	1.135,6	412,5	14,7	71,0	463,8	5.091,7
Zusam.	167.549	1.087,6	490,3	18,0	131,6	760,2	5.448,2
1. Krankheiten des Kreislaufsystems							
Männl.	35.048	466,6	6,0	0,9	24,8	352,9	3.346,1
Weibl.	52.190	661,1	2,1	0,6	9,5	119,8	3.245,9
Zusam.	87.238	566,3	4,1	0,8	17,5	234,7	3.280,7
2. Bösartige Neubildungen							
Männl.	19.911	265,1	6,0	2,6	20,7	347,8	1.508,1
Weibl.	18.706	237,0	8,4	2,5	21,4	211,6	897,2
Zusam.	38.617	250,7	7,2	2,6	21,1	278,7	1.109,6

Fortsetzung

Fortsetzung 2.5.3: Sterbefälle ....

Geschlecht		Sterbefälle je 100.000 Einwohner 1997					
		Insges.	unter 1	1-15	15-45	45-65	65u.ält.
3. Krankheiten der Verdauungsorgane							
Männl.	5.464	72,7	6,0	0,2	29,4	125,4	238,5
Weibl.	3.892	49,3	6,3	0,1	9,8	42,0	178,5
Zusam.	9.356	60,7	6,2	0,1	20,0	83,1	199,3
4. Verletzungen und Vergiftungen							
Männl.	6.071	80,8	18,1	11,6	81,0	49,4	148,9
Weibl.	2.975	37,7	16,8	6,0	18,2	27,6	115,3
Zusam.	9.046	58,7	17,4	8,9	51,1	60,5	127,0
5. Krankheiten der Atmungsorgane							
Männl.	4.298	57,2	14,1	0,6	3,2	34,0	430,7
Weibl.	3.304	41,9	12,6	0,6	1,3	13,4	195,4
Zusam.	7.602	49,3	13,3	0,6	2,3	23,6	277,2
6. Zuckerkrankheit (Diabetes mellitus)							
Männl.	1.607	21,4	-	-	1,6	18,0	147,0
Weibl.	3.239	4,1	-	-	0,6	12,1	195,1
Zusam.	4.846	31,5	-	-	1,1	15,0	178,4
7. Symptome und schlecht bezeichnete Affektionen							
Männl.	1.382	18,4	76,4	0,3	7,9	26,7	65,7
Weibl.	1.222	15,5	46,1	0,6	2,5	6,8	63,9
Zusam.	2.604	16,9	61,6	0,5	5,3	16,6	64,5
8. Psychiatrische Krankheiten							
Männl.	1.382	18,4	-	0,1	9,6	35,7	41,2
Weibl.	656	8,3	-	-	1,8	5,8	31,6
Zusam.	2.038	12,2	-	0,0	5,9	20,6	34,9
9. Krankheiten des Nervensystems und der Sinnesorgane							
Männl.	910	12,1	16,1	2,6	4,4	11,0	61,4
Weibl.	1.032	13,1	10,5	1,4	2,2	7,8	51,3
Zusam.	1.942	12,6	13,3	2,0	3,4	9,4	54,8
10. Krankheiten der Harn- und Geschlechtsorgane							
Männl.	696	9,3	-	-	0,8	6,1	67,3
Weibl.	854	10,8	-	0,2	0,4	4,7	48,8
Zusam.	1.550	10,1	-	0,1	0,6	5,4	55,2
11. Infektiöse und parasitäre Krankheiten							
Männl.	269	3,4	6,0	0,7	1,2	4,7	15,2
Weibl.	251	3,2	8,4	0,6	0,9	2,4	10,6
Zusam.	520	3,4	7,2	0,7	1,0	3,6	12,2

Tabelle 2.5.4: Selbstmorde nach Altersgruppen und Geschlecht im früheren Bundesgebiet und in Deutschland

Werte aus Daten des Gesundheitswesens 1999

Jahr		Sterbefälle je 100.000 Einwohner gleichen Alters				
		insgesamt	unter 25	25-60	60-75	75 u. älter
		Früheres Bundesgebiet				
1970	männlich	28,5	7,7	36,1	53,2	75,2
	weiblich	15,2	2,7	18,8	26,7	26,8
	zusammen	21,5	5,2	27,1	37,7	43,4
1980	männlich	28,3	9,6	34,3	48,8	72,8
	weiblich	14,1	2,7	15,8	26,7	26,0
	zusammen	20,9	6,2	25,0	35,2	41,3
1990	männlich	22,4	7,3	24,7	32,4	72,2
	weiblich	9,6	2,2	9,0	15,6	23,7
	zusammen	15,8	4,8	17,1	22,5	38,4
1995	männlich	21,8	6,1	24,3	31,5	74,5
	weiblich	8,4	1,8	8,1	12,6	21,6
	zusammen	15,0	4,0	16,4	20,9	37,1
1996	männlich	20,5	5,6	22,8	29,4	66,7
	weiblich	8,1	1,6	7,9	12,3	19,9
	zusammen	14,1	3,7	15,5	19,9	33,6
1997	männlich	20,8	5,6	23,4	28,6	65,8
	weiblich	7,9	1,4	8,0	11,5	19,0
	zusammen	14,2	3,6	15,8	19,2	32,9
		Deutschland				
1990	männlich	24,9	6,8	28,2	35,2	88,2
	weiblich	10,7	2,1	9,7	17,6	29,5
	zusammen	17,5	4,5	19,1	24,8	47,2
1995	männlich	23,0	5,8	26,0	33,3	83,3
	weiblich	8,7	1,7	8,2	13,5	23,9
	zusammen	15,7	3,8	17,3	22,1	41,1
1996	männlich	21,9	5,5	24,7	29,7	74,3
	weiblich	8,3	1,6	7,9	13,4	20,5
	zusammen	15,0	3,6	16,5	20,7	36,1
1997	männlich	22,1	5,5	25,3	29,8	70, 5
	weiblich	8,1	1,4	7,9	12,3	20,5
	zusammen	14,9	3,5	16,8	20,1	35,1

Tabelle 2.5.5: Sterbefälle nach Unfällen, Alter und Geschlecht in Deutschland 1997

Werte aus Daten des Gesundheitswesens 1999

			Je 100.000 Einwohner in Deutschland 1997					
Alter in Jahre		**Anzahl**		**Arbeits-Schulunfall**	**Verkehrsunfall**	**Häuslicher Unfall**	**Sport-/Spielunfall**	**Sonstiger Unfall**
0-1	männl.	**42**	10,2	-	1,7	3,6	-	4,8
	weibl.	**30**	7,7	-	1,8	2,8	-	2,8
	zus.	**72**	9,0	-	1,7	3,2	0,1	3,9
1-5	männl.	**150**	9,2	0,1	2,8	2,7	1,0	2,7
	weibl.	**94**	6,1	-	2,3	2,2	0,3	1,3
	zus.	**244**	7,7	0,0	2,5	2,5	0,7	2,0
5-15	männl.	**264**	5,6	0,0	2,8	0,7	1,0	1,0
	weibl.	**135**	3,0	0,0	1,8	0,5	0,3	0,4
	zus.	**399**	4,4	-	2,3	0,6	0,7	0,7
15-25	männl.	**2.009**	43,4	1,2	38,5	0,7	0,6	2,3
	weibl.	**532**	12,1	0,1	11,0	0,3	0,4	0,4
	zus.	**2.541**	28,1	0,6	25,1	0,5	0,5	1,4
25-35	männl.	**1.892**	27,1	1,6	20,1	1,6	0,7	3,1
	weibl.	**378**	5,8	0,0	4,7	0,4	0,3	0,6
	zus.	**2.270**	16,8	0,8	12,7	1,0	0,4	1,9
35-45	männl.	**1.611**	24,9	2,7	14,0	3,1	0,5	4,6
	weibl.	**388**	6,3	0,1	4,0	0,9	0,1	1,1
	zus.	**1.999**	15,8	1,4	9,2	2,0	0,3	2,9
45-55	männl.	**1.373**	27,1	2,8	12,4	4,5	0,6	6,7
	weibl.	**371**	7,5	0,1	3,8	1,6	0,1	1,9
	zus.	**1.744**	17,4	1,5	8,1	3,1	0,3	4,3
55-65	männl.	**1.682**	31,4	2,7	11,7	7,0	0,5	9,4
	weibl.	**588**	10,7	0,1	4,0	2,6	0,1	3,7
	zus.	**2.270**	21,0	1,4	7,8	4,8	0,4	6,6
65-75	männl.	**1.278**	40,7	1,4	12,3	12,1	0,4	14,0
	weibl.	**978**	22,9	0,0	6,6	7,9	0,2	7,5
	zus.	**2.256**	30,5	0,6	9,0	9,7	0,2	10,2
75-85	mänl.	**1.370**	110,0	0,6	23,1	40,2	0,6	41,2
	weibl.	**2.368**	85,6	0,1	11,2	38,5	0,1	31,8
	zus.	**3.738**	93,2	0,2	14,9	39,0	0,3	34,7
85u.ä.	männl.	**1.332**	367,0	0,3	27,3	184,4	-	134,2
	weibl.	**3.617**	317,6	0,1	11,1	163,1	-	124,9
	zus.	**4.949**	329,6	0,1	15,0	168,2	-	127,1
insg.	männl.	**13.003**	32,5	1,7	15,8	6,5	0,6	7,5
	weibl.	**9.479**	22,5	0,1	5,4	8,7	0,2	7,3
	zus.	**22.482**	27,4	0,9	10,5	7,6	0,4	7,4

Tabelle 2.5.6: Straßenverkehrsunfälle innerhalb von Ortschaften nach Art der Verkehrsbeteiligung und nach Altersgruppen in Deutschland 1998

Werte aus Statistisches Jahrbuch für die BRD 1999

Innerhalb von Ortschaften Verunglückte 1998

Alter von ... bis unter... Jahren	Beteiligte Personen	darunter mit Fahrrädern	darunter mit Mofas	darunter mit Mopeds	darunter mit Motorrädern	darunter mit PKW	darunter Fußgänger
Verunglückte insgesamt							
unter 15	35.263	14.207	97	186	287	7.244	12.526
15 –18	23.415	5.381	1.749	3.740	6.003	4.442	1.788
18 – 25	56.105	6.376	484	1.956	4.883	38.362	2.851
25 – 65	158.304	28.690	2.718	3.723	13.385	89.840	13.289
65 u.mehr	22.525	5.977	378	272	241	7.617	6.567
Ohne Angaben	692	256	14	15	28	160	189
Insgesamt	296.304	60.887	5.440	9.892	24.827	147.665	37.210
Davon Getötete							
unter 15	126	42	-	1	-	12	71
15 – 18	76	7	3	8	22	24	11
18 – 25	258	13	-		47	173	19
25 – 65	808	145	12	12	126	232	245
65 u.mehr	638	141	6	7	6	82	386
Ohne Angaben	2	1	-	-		-	-
Zusammen	1.908	349	21	28	201	523	732
Davon Verletzte							
unter 15	35.137	14.165	97	185	287	7.232	12.455
15 – 18	23.339	5.374	1.746	3.732	5.981	4.418	1.777
18 – 25	55.847	6.363	484	1.956	4.836	38.189	2.832
25 – 65	157.496	28.545	2.706	3.711	13.259	89.608	13.044
65 u.mehr	21.887	5.836	372	265	235	7.535	6.181
Ohne Angaben	690	255	14	15	28	160	189
Zusammen	294.396	60.538	5.419	9.864	24.626	147.142	36.478

Tabelle 2.5.7: Straßenverkehrsunfälle außerhalb von Ortschaften nach Art der Verkehrsbeteiligung und Altersgruppen in Deutschland 1998

Werte aus Statistisches Jahrbuch für die BRD 1999

	Außerhalb von Ortschaften Verunglückte						
Alter von ... bis unter... Jahren	**Beteiligte Personen**	**darunter mit Fahrrädern**	**darunter mit Mofas**	**darunter mit Mopeds**	**darunter mit Motorrädern**	**darunter mit PKW**	**darunter Fußgänger**
			Verunglückte				
unter 15	11.245	1.166	29	49	160	8.931	409
15 –18	11.485	628	498	951	2.485	6.422	220
18 – 25	54.838	588	112	303	3.069	48.722	370
25 – 65	119.349	4.144	731	716	8.900	94.416	1.357
65 u.mehr	11.761	887	128	94	124	9.718	323
Ohne Angaben	129	14	-	2	10	88	7
Insgesamt	208.807	7.427	1498	2.115	14.748	16.8297	2.686
			Getötete				
unter 15	178	31	1	1	3	115	23
15 – 18	283	12	5	19	61	166	16
18 – 25	1.466	10	2	4	149	1.241	45
25 – 65	3.266	139	27	11	443	2.233	189
65 u.mehr	690	96	15	13	7	462	79
Ohne Angaben	1		-		-	1	-
Zusammen	5.884	288	50	48	663	4.218	352
			Verletzte				
unter 15	11.067	1.135	28	48	157	8.816	386
15 – 18	11.202	616	493	932	2.424	6.256	204
18 – 25	53.372	578	110	299	2.920	47.481	325
25 – 65	116.083	4.005	704	705	8.457	9.183	1.168
65 u.mehr	11.071	791	113	81	117	9.256	244
Ohne Angaben	128	14	-	2	10	87	7
Zusammen	202.923	7.139	1.448	2.067	14.085	164.079	2.334

3 Evolution, Fortschritte und Bevölkerungsentwicklung

3.1 Die Evolution des Menschen

Tabelle 3.1.1: Unsere Vergangenheit – ein Überblick

Der Mensch gehört systematisch zur Klasse der Säugetiere, der Ordnung der Primaten und der Familie der **Hominiden** (Hominidae). Wenn die Menschenaffen zu den Hominiden gerechnet werden, dann wir die menschliche Linie als Unterfamilie **Homininen** (Homoninae) bezeichnet. Fossile Funde deuten darauf hin, dass sich die unmittelbaren Vorfahren des modernen Menschen in die Gattungen **Australopithecus** und **Homo** aufspalteten. Über die Einordnung des **Neandertalers** wird gestritten. Die einen sehen ihn als Ahnen des modernen Menschen, die anderen sehen ihn auf einem ausgestorbenen Seitenzweig der menschlichen Evolution.

Werte aus Encarta 2000, Geo 1/1995, Guinness-Buch der Rekorde 1995, Henke 1994

Menschenaffen	
Auftreten der **ersten Primaten** (Paläozän)	vor 69 Millionen Jahren
Auftreten der **ersten Menschenaffen** (Anthropoiden) im Oligozän:	vor 30-40 Millionen Jahren
Trennung der **Homininen** von Gorilla und Schimpanse	vor 6-8 Millionen Jahren
Der aufrechte Gang	
Abspaltung der Gattungen **Australopithecus** und **Homo** von ihren Vorfahren (beide mit aufrechtem Gang)	vor 5 Millionen Jahren
Alter der Fußabdrücke von **Hominiden** in der Vulkanasche in Laetoli (Tansania)	3,6 Millionen Jahre
Angaben zu „**Lucy**“, (Australopithecus afarensis), gefunden 1974 in Äthiopien:	
- Anteil des gefundenen Skeletts am Gesamtskelett	40 Prozent
- Alter des Skeletts	3 Millionen Jahre
- Größe von Lucy	106 cm
- Alter, das Lucy erreichte	40 Jahre
Abspaltung der Gattung Homo von **Australopithecus africanus**	vor 1,5-2 Millionen Jahren
Früheste Hinweise zum Gebrauch von **Steinwerkzeugen**	vor 2,5 Millionen Jahren

Fortsetzung

Fortsetzung 3.1.1: Unsere Vergangenheit ....

Die Gattung Homo	
Alter des ältesten Fossils des **Homo habilis** (Geschickter Mensch): gefunden 1972 in Koobi Fora in Nordkenia	1,9 Millionen Jahre
Alter des ältesten Fossils eines **Homo erectus** (Frühmensch), der in Nordkenia gefunden wurde	1,6 Millionen Jahre
Verbreitung von **Homo erectus** in der ganzen Welt	vor 1 Million Jahren
Besiedelung Europas durch die Gattung **Homo**	vor 500.000 Jahren
Früheste Hinweise zum Gebrauch von Feuer (neuere Ergebnisse)	vor 300.000 Jahren
Alter des frühesten Hominiden-Fundes in Deutschland: **Homo heidelbergensis,** gefunden 1907 bei Heidelberg	500.000 Jahre
Homo sapiens	
Entwicklung von **Homo sapiens** aus Homo erectus	vor 300.000 – 200.000 Jahren
Erstes Auftreten von **Homo sapiens sapiens**	vor 90.000 Jahren
Zeitraum, in dem der Neandertaler und der heute lebende Mensch einen gemeinsamen Vorfahren hatten	690.000 - 550.000 Jahre
Auftreten des **Neandertaler**-Menschen (Homo sapiens sapiens neanderthalensis)	100.000 – 30.000 Jahre
Domestizieren von Pflanzen und Tieren	Seit 10.000 Jahren
Alter des **ältesten Toten aus dem Eis (Özi)**, der 1991 im Ötztal entdeckt wurde	5.300 Jahre
Alter der ältesten **weiblichen Mumie** zu Chr.Geburt, die 1989 in der Cheopspyramide entdeckt wurde	2.600 Jahre
Alter der am **besten erhaltenen Mumie** zu Chr.Geburt, die 1944 in Sakkara (Ägypten) entdeckt wurde	2.400 Jahre

Tabelle 3.1.2: Bedeutende Funde zur Evolution des Menschen

Die Tabelle ist nach dem Datum der Funde geordnet.

Werte aus Henke 1994, Geo 1/1995

Jahr	Fundort	Fund Beschreibung	Alter in Jahren	Zuordnung
1856	Neandertal (D)	Skelettreste, Schädeldach	**-**	Neandertaler
1868	Cro-Magnon (F), Dordogne bei Les Eyzies	Skelettreste, "Der alte Mann von Cro-Magnon"	**30.000**	Cro-Magnon-Mensch
1886	Spy (Belgien)	Fossile Reste	**47.000**	Neandertaler
1892	Trinil (Java)	Unterkiefer-Fragment	**?**	Homo erectus
1907	Mauer (D), bei Heidelberg	Unterkiefer	**0,6 Mio.**	Homo erectus (unsicher)
1908	Le Moustier (F)	Skelettreste, Gebrauchsgegenstände	**43.000**	Neandertaler
1924	Taung (Süd-afrika)	"Kind von Taung", Kinderschädel	**ca. 2 Mio.**	Australopithecus africanus
1933	Steinheim (D)	Schädel ohne Unterkiefer	**0,25 Mio.**	H.erectus / H.sapiens
1935	Swanscombe (GB)	Hirnschädelfragmente	**0,4-0,25 Mio.**	Archaischer H. sapiens
1959	Olduvai (Tansania)	"Zinj", Schädel	**1,75 Mio.**	Australopithecus boisei
1974	Hadar (Äthio-pien)	"Lucy", Teilskelett	**3,75-3,4 Mio.**	Australopithecus afarensis
1974	Laetoli (Tansa-nia)	Bipede Fußspuren	**3,8 Mio.**	Australopithecus afarensis
1978	Dali (China)	"Der Mensch von Dali", Schädel	**250.000 - 128.000**	Archaischer H. sapiens
1979	St. Césaire (F)	Unvollständiges Skelett	**35.000 - 33.000**	Neandertaler
1991	Uraha (Malawi)	Robuster Unterkiefer	**2,4 Mio.**	Homo rudolfensis

Tabelle 3.1.3: Anatomische Daten zu den Funden

Die Evolution des Menschen ist noch nicht vollständig aufgedeckt. So kann diese Zusammenstellung nur den derzeitigen Stand der Anthropologie wiedergeben. Bei den früheren Formen, die oftmals zu Gruppen zusammengefasst wurden, sind die Altersangaben als Eckwerte zu verstehen.
Abweichungen bei den Altersangaben zu den vorherigen Tabellen spiegeln die unterschiedlichen Werte in der Literatur wieder.

Werte aus Encarta 2000, Geo 1/1995, Henke 1994, Steitz 1993

Bezeichnung	**Alter**	**Hirn-volumen**	**Körper-größe**	**Körper-gewicht**
	in Jahren	in cm^3	in m	in kg
Proconsul-Gruppe	**20-17,5 Mio.**		bis 1,75	10-12 (bis 40)
Dryopithecus-Gruppe	**13-11 Mio.**	-	-	-
Sivapithecus-Gruppe	**12-7 Mio.**	-	-	46 (bis 125)
Australopithecus ramidus	**4,4-4,2 Mio.**	-	~1,2	k.A.
Australopithecus afarensis	**4,0-3,0 Mio.**	310-485	1-1,5	30-45
Australopithecus africanus	**3,0-2,0 Mio.**	430-520	1,1-1,4	30-41
Australopithecus aethiopicus	**2,6-2,2 Mio.**	419	-	-
Homo rudolfensis	**2,4-1,8 Mio.**	600-800	ca. 1,55	k.A.
Homo habilis	**2,3-1,6 Mio.**	500-650	ca. 1,45	30-42
Australopithecus boisei	**2,2-1,0 Mio.**	500-530	1,2-1,4	34-49
Australopithecus robustus	**2,0-1,0 Mio.**	530	1,1-1,3	32-40
Homo erectus	**1,8-0,2 Mio.**	750-1.250	ca. 1,65	ca. 68
Archaischer Homo sapiens	**0,4-0,1Mio.**	1.100 bis 1.400	ca. 1,65	k.A.
Homo sapiens neanderthalensis	**0,2 Mio. bis 35.000**	1.200 bis 1.750	1,55-1,65	k.A.
Homo sapiens sapiens	**0,1 Mio. bis heute**	1.200 bis 1.700	ca. 1,60 - 1,85	k.A.

Tabelle 3.1.4: Die Evolution des Menschen in einer 24-Stunden Projektion

Um die schwer vorstellbaren Zeiträume der menschlichen Entwicklung anschaulich darzustellen, wurde die oft verwendete Projektion der Erdgeschichte auf 24 Stunden von A. Sieger auf die Entwicklung des Menschen angewendet. 24 Stunden entsprechen dabei dem Zeitraum von vor 4,5 Millionen Jahren bis heute.

Werte zusammengestellt nach Geo 1/1995

Vorstufe des heutigen Menschen	Auftreten in einer 24-Stunden-Projektion	Dauer des Auftritts in der 24-Sunden-Projektion
Australopithecus ramidus	00.32 - 01.36 Uhr	**1 Std. 04 Min.**
Australopithecus afarensis	02.40 - 08.00 Uhr	**5 Std. 20 Min.**
Australopithecus africanus	08.00 - 13.20 Uhr	**5 Std. 20 Min.**
Australopithecus aethiopicus	10.08 - 12.16 Uhr	**2 Std. 08 Min.**
Australopithecus boisei	12.16 - 18.40 Uhr	**6 Std. 24 Min.**
Australopithecus robustus	13.20 - 18.40 Uhr	**5 Std. 20 Min.**
Homo rudolfensis	11.12 - 14.24 Uhr	**3 Std. 12 Min.**
Homo habilis	11.44 - 15.28 Uhr	**3 Std. 44 Min.**
Homo erectus	14.24 - 22.56 Uhr	**8 Std. 32 Min.**
Archaischer Homo sapiens	21.52 - 23.28 Uhr	**1 Std. 36 Min.**
Homo sapiens neanderthalensis	22.56 - 23.50 Uhr	**54 Min.**
Homo sapiens sapiens	23.28 - 24.00 Uhr	**32 Min.**

Tabelle 3.1.5: Zum Vergleich – Anatomische Daten zu den Menschenaffen

Werte aus Geo 1/1995, Henke 1994, Steitz 1993

Bezeichnung	Alter in Jahren	Hirnvolumen in cm^3	Körpergröße in m	Körpergewicht in kg
Gorilla	heute lebend	340-685	bis 1,75	150-300
Orang-Utan	heute lebend	295-575	ca. 1,50	40-100
Schimpanse	heute lebend	320-480	1,30-1,70	40-45

Tabelle 3.1.6: Chromosomale Ähnlichkeiten zwischen Mensch, Schimpanse, Gorilla und Orang-Utan

Werte nach Passarge (Hrsg.) 1984

Beim Menschen unverändert seit etwa ... Jahren	Nummern der identischen Chromosomen			
	Mensch	**Schimpanse**	**Gorilla**	**Orang-Utan**
2,5 Mio.	1	-	-	-
2,5 Mio.	2	-	-	-
10 Mio.	3	3	3	-
2,5 Mio.	4	-	-	-
40 Mio.	5	-	-	5
40 Mio.	6	6	6	6
10 Mio.	7	7	-	-
40 Mio.	8	8	-	-
2,5 Mio.	9	-	-	-
10 Mio.	10	10	-	-
10 Mio.	11	11	11	-
40 Mio.	12	-	-	12
70 Mio.	13	13	13	13
Unbekannt	14	14	-	14
Unbekannt	15	-	-	-
40 Mio.	16	-	-	-
2,5 Mio.	17	-	-	-
2,5 Mio.	18	-	-	-
50 Mio.	19	19	19	19
10 Mio.	20	20	20	
70 Mio.	21	21	21	21
70 Mio.	22	22	22	22
50 Mio.	X	X	X	-
Unbekannt	Y	Y	Y	-
Gesamtzahl der Chromosomen bei Menschenaffen, die mit denen des Menschen identisch sind		14	10	8

Tabelle 3.1.7: Unterschiede zwischen dem Menschen und verschiedenen Organismen in der Zahl der Aminosäuren am Beispiel des Cytochrom c

Die Cytochrome gehören zu den ältesten Proteinen und sind aus etwas über 100 Aminosäuren aufgebaut. Die Unterschiede in den Aminosäuren lassen daher auf den Verwandtschaftsgrad bzw. die Zeit der Auseinanderentwicklung der sie tragenden Organismen schließen.
Die Tabelle ist nach diesem Kriterium geordnet.

Werte aus Flindt 2000 nach Dickersen u. Geis 1971

Verglichene Organismen	Zahl der unterschiedlichen Aminosäuren im Cytochrom c
Mensch - Rhesusaffe	1
Mensch - Kaninchen	9
Mensch - Grauwal	10
Mensch - Kuh, Schaf, Schwein	10
Mensch - Känguruh	10
Mensch - Esel	11
Mensch - Hund	11
Mensch - Pekingente	11
Mensch - Pferd	12
Mensch - Huhn, Truthahn	13
Mensch - Pinguin	13
Mensch - Klapperschlange	14
Mensch - Schnappschildkröte	15
Mensch - Ochsenfrosch	18
Mensch - Thunfisch	21
Mensch - Fliege *(Chrysomia)*	27
Mensch - Seidenspinner	31
Mensch - Weizen	43
Mensch - Bäckerhefe	45
Mensch - Schlauchpilz (*Neurospora crassa*)	48
Mensch - Hefe *(Candida krusei)*	51

Tabelle 3.1.8: Entwicklung der Bevölkerungsdichte und der Größe der Bevölkerung von der Altsteinzeit bis zur Neuzeit

Das erste sprunghafte Ansteigen der Bevölkerungszahlen erfolgte in der Jungsteinzeit, als Nutzpflanzen und Nutztiere die Ernährungsgrundlage der Bevölkerung erhöhten. Die hohen Zuwachsraten nach 1920 erklären sich durch den Rückgang der Sterbeziffern auf Grund des verbesserten Gesundheitswesens und der besseren Lebensbedingungen.

Werte aus Kattmann/Strauss 1980

Epoche und Wirtschaftsweise	**Jahre vor heute/ nach Chr.**	**Bevölkerungsdichte, Einwohner / qkm**	**Bevölkerung in Millionen**
Altsteinzeit			
Sammeln und Jagen	1.000.000	**0,0042**	0,125
	300.000	**0,012**	1
	25.000	**0,040**	3,34
Mittelsteinzeit			
Sammeln und Jagen mit verbesserten Geräten	10.000	**0,04**	5,32
Jungsteinzeit			
Kulturpflanzenbau, Haustierhaltung, Bewässerungstechnik, Handwerk	6.000	**0,04**	86,5
Altertum,Mittelalter:			
Landwirtschaft und Handwerk	Chr. Geb.	**1,0**	133
Neuzeit			
Landwirtschaft und Handwerk	1650	**3,7**	545
	1750	**4,9**	728
Landwirtschaft und Maschinenindustrie	1800	**6,2**	906
Zusätzlich chemische Industrie	1900	**11,0**	1.610
	1950	**16,4**	2.400
Zusätzlich intensivierte Landwirtschaft und Anfänge gentechnischer Industrie	1985	**32,7**	4.800

3.2 Fortschritte in Medizin und Biologie

Tabelle 3.2.1: Medizin und Biologie von den Anfängen bis ins 15. Jahrhundert

Werte aus Encarta 2000, Schott 1993, Schipperges 1990 ergänzt

Ereignis	Person (Lebenszeit)	Zeit
Medizinische **Tafel von Nippur**: Zur Herstellung von Arzneimitteln		3200 vor Christus
Ägypter halten ihr medizinisches Wissen auf **Papyrusrollen** fest.		2000-1200 v. Chr.
Goldschmiedearbeiten als **Zahnersatz** bei den Etruskern.		700 v. Chr.
Ärzteschule auf Kos (Insel im Ägäischen Meer, im Südosten Griechenlands). Aufbau einer allgemeinen Krankheitslehre.	**Hippokrates** (460-377 v.Chr.)	400 v. Chr.
Begründung der ersten **Philosophenschule** in Athen (Lykeion).	**Aristoteles** (384-323 v.Chr.)	330 v. Chr.
Der „**hippokratische Eid**" wird von einer Gruppe von Ärzten abgefasst.		330 v. Chr.
Akupunktur und Moxibustion (glimmendes Moxakraut *Beifuß* erwärmt Akupunturpunkte) als Diagnose- und Therapiemethode in China eingesetzt.		2. Jh. v. Chr
Erstmalige Beschreibung einer **Staroperation.**	**Celcus** Aulus Cornelius (25 v.Chr.-50 n.Chr.)	25-30 nach Christus
Erstes **Amalgamrezept für Zahnfüllungen** in China.		600
„**Vater der Chirurgie**": Erinnerungsschrift u. a. über die Chirurgie.	**von Ägina** Paulos (um 600-650)	640
„**Kanon der Medizin**": Grundlage der wissenschaftlichen Heilkunde.	**Ibn Sînâ** (lat. Avicenna 980-1037)	um 1030
Beschreibung des Prinzips der konvexen Linse: Erfinder der **Brille**.	**Bacon** Roger (ca. 1219-1292)	1267
Erste bekannte **Sektion** an einer menschlichen Leiche in Cremona.		1286
Erste **gerichtsärztliche Sektion** zur Aufklärung einer Vergiftung in Bologna		1302

Tabelle 3.2.2: Medizin und Biologie im 16. und 17. Jahrhundert

Werte nach Encarta 2000, Schott 1993, Schipperges 1990 ergänzt.

Ereignis	Person (Lebenszeit)	Zeit
	16. Jahrhundert	
Einführung der **Unterbindung von Blutgefäßen** (Ligatur) bei Amputationen.	**Paré** Ambroise (ca. 1510-1590)	1552
Erstmalige Beschreibung des **kleinen Blutkreislaufs**.	**Serveto** Miguel (ca. 1511-1553)	1553
Erstmals Verordnung **konkaver Brillen** für kurzsichtige Patienten.	**Houllier** Jacques (lat. Hollerius)	1560
Entdeckung des **Eileiters**, Beschreibung der **Eierstöcke**.	**Fallopio** Gabrielle (1523-1562)	1561
Beschreibung des **Ductus arteriosus**, der vor der Geburt Lungenarterien und Aorta verbindet.	**Aranzi** Giulio Cesare (1530-1589)	1564
Beschreibung wichtiger Elemente des **Blutkreislaufs** (Herz als zentrales Organ, Venenklappen).	**Cesalpino** Andrea (ca. 1519-1603)	1571
	17. Jahrhundert	
Durchführung eines **Kaiserschnitts** in Wittenberg.	**Trautmann** Jeremias, **Seesth** Christopher	1610
Entdeckung der **Lymphgefäße**.	**Aselli** Gasparo (1581-1626)	1622
Entdeckung des **Blutkreislaufs**.	**Harvey** William (1578-1657)	1628
Entdeckung des Ausführgangs der **Bauchspeicheldrüse** (Ductus pancreatis).	**Wirsung** Johann Georg (1600-1643)	1642
Entdeckung des **Brustlymphganges** (Ductus thoracicus).	**Pecquet** Jean (1622-1674)	1647
Vermutung, dass ansteckende Krankheiten durch **Mikroorganismen** erzeugt werden.	**Kircher** Athanasius (1602-1680)	1656
Untersuchungen über die **Lunge**, Beschreibung des **Kapillarkreislaufs**.	**Malpighi** Marcello (1628-1694)	1661
Entdeckung, dass **intravenöse Luftinjektionen** tödlich sind.	**Redi** Francesco (1626-1698)	1667
Entdeckung von roten Blutkörperchen und Bakterien unter dem **Mikroskop**.	**Leeuwenhoek** Anthonie van (1632-1723)	1673/1682

Tabelle 3.2.3: Medizin und Biologie des 18. Jahrhunderts

Werte nach Encarta 2000, Schott 1993, Schipperges 1990 ergänzt.

Ereignis	**Person (Lebenszeit)**	**Zeit**
Herstellung des ersten **künstlichen Darmausgangs**.	**Méry** Jean (1645-1722)	1700
Lässt ihren Sohn gegen Pocken mit menschlichem Pockeneiter impfen (inokulieren).	**Montagu** Mary Wortley (1689-1762)	1718
Erste exakte Messung des **Blutdrucks** an einer lebenden Stute.	**Hales** Stephen (1677-1761)	1726
Erste moderne **Staroperation**, d.h. Entfernung der Linse (Linsenextraktion).	**Daviel** Jacques (1696-1762)	1745
Erfindung der Untersuchungsmethode der **Perkussion** (Abklopfen der Brust- und Bauchhöhle).	**Auenbrugger** Leopold (1722-1809)	1761
Entdeckten unabhängig voneinander den **Sauerstoff.** Priestley bezeichnete das Gas als dephlogistisierte Luft (hypothetischer Feuerstoff) und beschrieb dessen Rolle bei **Verbrennung** und **Atmung**.	**Priestley** Joseph (1733-1804) **Scheele** Carl Wilhelm (1742-1786)	1771-1774
Isolation und chemische Definition des **Sauerstoffs**.	**Laurent** Antoine Lavoisier (1743-1794)	1775
Erste **reizphysiologische Versuche** mit Froschschenkeln unter dem Einfluß von Elektrizität.	**Galvani** Luigi (1737-1798)	1780
Feststellung, dass **Magensaft** eine eiweißlösende Wirkung hat.	**Spallanzani** Lazarro (1729-1799)	1783
Beschreibung und Benennung der meisten heute bekannten **Lymphknoten** und **Lymphgefäße**.	**Mascagni** Paolo (1755-1815)	1784
Sauerstoff- oder Oxidationstheorie: Die Verbrennung ist ein Prozess, bei dem eine Substanz eine Verbindung mit Sauerstoff eingeht.	**Lavoisier** Antoine Laurent (1743-1794) **Séguin** Armand (1767-1835)	1790
Beschreibung der **Akkomodation** des Auges: Einstellung auf einen scharf abzubildenden Gegenstand durch Anpassung der Linsenwölbung.	**Young** Thomas (1773-1829)	1792
Erste Versuche einer **Kuhpockenimpfung** an einem Jungen.	**Jenner** Edward (1749-1823)	1796

Tabelle 3.2.4: Medizin und Biologie des 19. Jahrhunderts

Werte nach Encarta 2000, Schott 1993, Schipperges 1990 ergänzt.

Ereignis	Person (Lebenszeit)	Zeit
Beschreibung der **Hämophilie** (erbliche Bluterkrankheit mit fehlender Gerinnungsfähigkeit des Blutes).	**Otto** Johann Conrad (1774-1844)	1803
Einführung der **Auskultation:** Abhören von Geräuschen aus Herz, Lunge, Magen mit dem Stethoskop.	**Laennec** René Hyacinthe (1781-1826)	1819
Einteilung der **Nährstoffe** in Eiweiße, Fette und Zucker.	**Prout** William (1785-1850)	1827
Beschreibung des pankreatischen **Diabetes** (Zuckerkrankheit).	**Bright** Richard (1789-1858)	1832
Entdeckung der **Magensäure**.	**Beaumont** William (1785-1853)	1832
Entdeckung des **Pepsins** (eiweißverdauendes Enzym im Magen).	**Schwann** Theodor (1810-1882)	1836
Differenzierung des Blutes in **Fibrin**, **Blutkörperchen** und **Serumwasser**.	**Andral** Gabriel (1799-1876)	1840
Erste öffentliche Demonstration einer **Operation unter Narkose** mit Äther.	**Morton** William (1819-1868)	1846
Einführung der **Desinfektion der Hände**.	**Semmelweis** Ignaz Phil. (1818-1865)	1847
Messung des **Aktionsstroms** bei der Nervenreizleitung.	**Du Bois-Reymond** Emil (1818-1896)	1848
Entdeckung der **Glukoneogenese** (Neusynthese von Glucose in Leber und Nieren).	Claude Bernard (1813-1878)	1849
Erfindung des **Augenspiegels**.	**von Helmholtz** Hermann (1821-1894)	1851
Unterscheidung von **Nebennierenrinde** und **Nebennierenmark**.	**von Kölliker** Rudolf Albert (1817-1905)	1852-1854
Entwicklung des ersten modernen **Blutdruckmessgeräts**.	**Vierordt** Karl (1818-1884)	1853
Tuberkulose wird erstmals als heilbar erklärt.	**Brehmer** Hermann (1826-1889)	1856
Erster Bericht über die **Höhenkrankheit**.	**Glaisher** James (1809-1903)	1862
Entdeckung der Gesetzmäßigkeiten der **Vererbung**	**Mendel** Gregor (1822-1884)	1865
Einführung der **antiseptischen Wundbehandlung**.	**Lister** Joseph (1827-1912)	1867

Fortsetzung

Fortsetzung 3.2.4: Medizin und Biologie ....(19. Jahrhundert)

Ereignis	Person (Lebenszeit)	Zeit
Entdeckung der **Nukleinsäuren**.	**Miescher** Johann Friedrich	1869
Entdeckung der „motorischen Centra" im **Gehirn** durch Tierversuche.	**Fritsch** Gustav Theodor (1838-1891) **Hitzig** Eduard (1838-1907)	1870
Patent für die erste Tretbohrmaschine zur **Zahnbehandlung**.	**Morrison** James Beall (1829-1917)	1871
Einführung der **Zwangsimpfung gegen Pocken** im gesamten deutschen Reich.	-	1874
Veröffentlichung über die operative Entfernung eines **Kropfes**.	Kocher Emil Theodor (1841-1917)	1878
Entdeckung der **Mitose** (Zellteilung).	**Flemming** Walther (1843-1905)	1879
Entdeckung des **Malariaerregers** (Einzeller der Gattung *Plasmodium*).	**Laveran** Charles Louis Alphonse (1845-1922)	1880
Erfindung des **Gastroskops** (Gerät zur Magenspiegelung)	**von Mikulicz-Radecki** Johann (1850-1905)	1881
Erste erfolgreiche **Magenresektion** (teilweise Entfernung des Magens).	**Billroth** Theodor (1829-1894)	1881
Erster moderner **Kaiserschnitt**.	**Kehrer** Ferdinand Adolf (1837-1914)	1881
Entdeckung des **Tuberkelbazillus** (*Mycobacterium tuberculosis*).	**Koch** Robert (1843-1910)	1882
Einführung der **Dampfsterilisation** chirurgischer Instrumente.	**Bergmann** Ernst von (1836-1907)	1886
Einführung des **Diphterieheilserums**.	**von Behring** Emil (1854-1917) **Kitasato** Schibasaburo (1856-1931)	1890
Entdeckung der **Viren**.	**Iwanowski** Dimitri I. (1864-1920)	1891
Entdeckung des **Pesterregers:** gramnegatives Bakterium (*Yersina pestis*).	**Yersin** Alexandre (1863-1943)	1894
Konstruktion des ersten **Rektoskopes** (optisches Gerät zur Darmspiegelung).	**Kelly** Howard Atwood (1858-1943)	1895
Entdeckung der von ihm als X-Strahlen bezeichneten **Röntgenstrahlen**.	**Röntgen** Wilhelm Conrad (1845-1923)	1896
Produktion und Verkauf von **Aspirin**.	Firma Friedrich **Bayer**	1899

Tabelle 3.2.5: Medizin und Biologie des 20. Jahrhunderts bis 1949

Werte nach Schott 1993, Schipperges 1990 ergänzt.

Ereignis	Person (Lebenszeit)	Zeit
Wiederentdeckung der **Mendelschen Regeln** (unabhängig voneinander).	**Correns** Carl (1864-1933)	1900
	Tschermak Erich (1871-1962)	1900
	de Vries Hugo (1848-1935)	1900
Entdeckung des **humoralen Prinzips** der Nebennierenrinde (Benennung des Hormons als Adrenalin).	**Takamine** Jokichi (1854-1922)	1901
Entdeckung von drei **Blutgruppen**.	**Landsteiner** Karl (1868-1943)	1901
Entdeckung des Erregers der **Schlafkrankheit** *Trypanosoma gambiense* (Einzeller, die in Wirbtieren als Parasiten leben).	**Dutton** Joseph Everett (1874-1905)	1901
Erkennung einer **rezessiven Erbkrankheit**: Alkaptonurie (Anomalie des Aminosäurestoffwechsels).	**Bateson** William (1904-1980) **Saunders** E. R.	1902
Veröffentlichung von Forschungsergebnissen zum **bedingten Reflex**.	**Pawlow** Iwan (1849-1936)	1903
Chromosomen sind Träger der Erbanlagen.	**Sutton** Walter S. (1877-1916) **Boveri** Theodor (1866-1915)	1903
Ableitung von **Aktionsströmen** vom menschlichen Herz.	**Einthoven** Willem (1860-1927)	1903
Einführung des **Blutbildes** in die medizinische Diagnostik.	**Arneth** Joseph (1873-1955)	1904
Einführung des Druckdifferenzverfahrens bei **Thoraxoperationen** (Thorax = Brustkorb).	**Sauerbruch** Ferdinand (1875-1951)	1904
Entdeckung des **Syphiliserregers** (Lues, harter Schanker), Infektionskrankheit, die von Spirochäten der Art *Treponema pallidum* (spiralförmige Bakterien) hervorgerufen wird.	**Schaudinn** Fritz (1871-1906) **Hoffmann** Erich (1868-1959)	1905
Erste erfolgreiche **strahlentherapeutische** Behandlung eines Gebärmutterhalskrebses.	**Abbe** Robert (1851-1928)	1905

Fortsetzung

Fortsetzung 3.2.5: Medizin und Biologie .... (bis 1949)

Ereignis	Person (Lebenszeit)	Zeit
Entdeckung des **sekundären Reizbildungszentrums** im Vorhofknoten des Herzens.	**Aschoff** Ludwig (1866-1942)	1906
	Tawara Sunao (1873-1952)	1906
Elektrische Aufzeichnung der **Herzaktionen** mit Hilfe eines Saitengalvanometers.	**Einthoven** Willem (1860-1927)	1907
Entfernung der Gebärmutter bei **Gebärmutterhalskrebs**.	**Schauta** Friedrich (1849-1919)	1908
Entwicklung von **Salvarsan** zur Behandlung der **Syphilis**.	**Ehrlich** Paul (1854-1915)	1909
Nachweis des **Polio-Virus**, das die **Poliomyelitis**, eine von Viren hervorgerufene Infektionskrankheit des Zentralnervensystems (Kinderlähmung) hervorruft.	**Landsteiner** Karl (1868-1943) **Popper** Erwin	1909
Erstmals Durchführung einer **Bauchspiegelung** (Laparoskopie) beim Menschen.	**Kelling** Georg (1886-1945)	1909
	Christian Jacobaeus Hans (1879-1937)	1910
Prägung des Begriffes „vitale Amine", der zu den **Vitaminen** führte.	**Funk** Casimir (1884-1967)	1913
Natriumzitrat macht **Blut ungerinnbar** (Grundlage für Blutkonservierung).	**Agote** Luis (1868-1954)	1913
	Hustin Albert (1882-1967)	1914
	Lewisohn Richard (1875-1962)	1914
Herstellung des **Thyroxins.** Hormon der Schilddrüse, das zusammen mit anderen Hormonen den Stoffwechsel sowie die Proteinsynthese bzw. den Proteinabbau regelt.	**Kendall** Edward C. (1886-1972)	1914
Einführung der **Kontrastmitteldarstellung** in der Röntgendiagnostik.	**Athanase** Jean (1872-1929) **Forestier** Jacques (1890-?)	1921
Herstellung des **Insulins.** Hormon, das in den Langerhans'schen Inseln der Bauchspeicheldrüse produziert wird und den Kohlenhydratstoffwechsel reguliert	**Banting** Frederick Grant (1891-1941) **Best** Charles Herbert (1899-1978)	1921

Fortsetzung

Fortsetzung 3.2.5: Medizin und Biologie .... (bis 1949)

Ereignis	Person (Lebenszeit)	Zeit
Entdeckung des anaeroben Stoffwechsels der **Krebszellen.**	**Warburg** Otto Heinrich (1883-1970)	1923
Impfstoff gegen **Tuberkulose.** Chronische oder akute Infektionskrankheit, besonders der Lungen. Verursacht durch die Bakterienart *Mycobacterium tuberculosis.*	**Calmette** Albert (1863-1933) **Guérin** Camille (1872-1961)	1924
Erste erfolgreiche Durchführung einer Blutwäsche (Hämodialyse) mit einer **künstlichen Niere** beim Menschen.	**Haas** Georg (1886-1971)	1924
Synthese des **Thyroxins** zur Behandlung einer Unterfunktion der Schilddrüse.	**Harington** Charles Robert (1897-1972)	1927
Entwicklung eines **Intrauterin-Pessars** zur Kontrazeption.	**Gräfenberg** Ernst (1881-1957)	1928
Einführung des **Scheidenabstrichs** zur Krebsfrühdiagnose.	**Papanicolaou** George N. (1883-1962)	1928
Entdeckung des **Penicillins.**	**Fleming** Alexander (1881-1955)	1928
Ermittlung der optimalen Zeit für eine **Empfängnis** durch physiologische Experimente.	**Knaus** Hermann (1892-1970) **Ogino** Kiusako (1882-1975)	1929
Entwicklung des **Elektroencephalogramms (EEG).**	**Berger** Johannes (1873-1941)	1929
Erfindung der **„eisernen Lunge".**	**Dinker** Philip	1929
Entwicklung einer erfolgreichen Schutzimpfung gegen das **Gelbfieber.**	Theiler Max (1899-1972)	1930
Entwicklung des **Elektronenmikroskops.**	**Ruska** Ernst (1906-1988)	1931
Isolierung des **Progesterons** (Hormon des Gelbkörpers im Eierstock).	**Butenandt** Adolf u.a. (*1903)	1931
Untersuchungen über das vegetative Nervensystem, Unterscheidung von **Sympathicus** und **Parasympathicus.**	**Dale** Henry Hallett (1875-1968)	1933
Ein **Lungenflügels** wird zum ersten Mal erfolgreich entfernt.	**Graham** Evarts Ambrose (1883-1957)	1933
Entdeckung der **Phenylketonurie,** einer rezessiv vererbten Stoffwechselkrankheit.	**Folling** Ivar Asbjorn (1888-1973)	1934

Fortsetzung

Fortsetzung 3.2.5: Medizin und Biologie .... (bis 1949)

Ereignis	Person (Lebenszeit)	Zeit
Antibakterielle **Sulfonamidbehandlung** bei Infektionen.	**Domagk** Gerhard (1895-1964)	1934
Isolierung des **Tabakmosaik-Virus** in kristallisierter Form (Beginn der Virologie).	**Stanley** Wendell Meredith (1904-1971)	1934
Isolierung des **Kortisons.** Hormon der Nebennierenrinde, das den Fett-, Kohlenhydrat- und Proteinstoffwechsel kontrolliert.	**Hench** Philip S. (1896-1965) **Kendall** Edward C. (1886-1972)	1934
Beschreibung der **Mukoviszidose** (Autosomal-rezessive Erbkrankheit) Durch einen Gendefekt kommt es zu abnormaler Schleimproduktion.	**Fanconi** Guido (1892-1979)	1936
Beschreibung eines **Antihistaminikums**, das die Wirkung des Gewebshormon Histamin vermindert.	**Bovet** Daniel (*1907) **Staub** Anne-Marie	1937
Säuglinge werden durch **Vitamin-D_2**-Gaben vor **Rachitis** zu schützen.	**Bessau** Georg (*1884)	1939
Entdeckung der **Rhesusfaktoren**. Antigene, die im Blut die Bildung von Antikörpern bewirken.	**Landsteiner** Karl (1868-1943) **Wiener** Alexander Solomon (1907-1976)	1940
Einführung der **Marknagelung** bei einer Knochenbruchbehandlung.	**Küntscher** Gerhard (1900-1972)	1940
Entdeckung des Zusammenhangs zwischen **Röteln** während der Schwangerschaft und **Mißbildungen** bei Neugeborenen.	**Gregg** Norman McAlister (1892-1966)	1941
Beschreibung des **Klinefelter-Syndroms** (durch überzähliges Chromosom, Trisomie 47, verursacht.)	**Klinefelter** Harry Fitch (*1912)	1942
Impfstoff gegen das **Mumps-Virus,** das Drüsen- und Nervengewebe angreift. Die Speicheldrüse sind angeschwollen.	**Enders** John Franklin (1897-1985) **Stokes** Joseph (1896-1972)	1946
Beschreibung einer neuen Technik der **Hornhautübertragung.**	**Moner** José Ignacio Barraquer	1949
Molekularbiologische Grundlagen der **Sichelzellenanämie** (Erbkrankheit mit verändertem Hämoglobin im Blut).	**Pauling** Linus Carl (*1901)	1949
Entdeckung des **Geschlechtschromatins** (Barr-Körper).	**Barr** Murray Lewellyn (*1908)	1949

Tabelle 3.2.6: Medizin und Biologie des 20. Jahrhunderts ab 1950

Fortschritte in der Genetik und der Gentechnik siehe Tabelle 3.2.7

Werte nach Encarta 2000, Schott 1993, Schipperges 1990 ergänzt.

Ereignis	Person (Lebenszeit)	Zeit
Künstliche Hüftgelenke werden als Stiel-Endoprothese hergestellt.	**Judet** Jean (* 1905) **Judet** Robert Louis (*1909)	1950
Erste erfolgreiche **Nierentransplantation.**	**Lawler** Richard H. (1885-1982)	1950
Aufklärung der elektrischen Erregungsübertragung an Synapsen.	**Eccles** John Carew (*1903)	1951
Kunststofflinsen gegen den grauen Star werden im Auge implantiert.	-	1952
Herz-Lungen-Maschine werden beschrieben.	**Dodrill** Forest Dewey (*1902)	1952
Entdeckung des **REM-Schlafes.** Schlafphase mit starken Augenbewegungen (**R**apid **E**ye **M**ovement).	**Kleitman** Nathaniel	1953
Entwicklung der **Chemotherapie** des Blutkrebses.		1953
Aufklärung der **DNS-Doppelhelix**.	**Crick** Harry Compton (*1916) **Watson** James Dewey (*1928)	1953
Erste **Nierentransplantation** von einem lebenden Spender.	**Hamburger** Jean	1953
Entwicklung des ersten Impfstoffes gegen **Kinderlähmung**.	**Salk** Jonas E. (*1914)	1954
Entwicklung eines **Impfstoffes** gegen **Röteln**.	**Enders** John Franklin (1897-1985) **Chalmers** Thomas Peebles (*1921)	1954
Erstmals **Operation am offenen Herzen** eines Menschen.	**Lillehei** Clarence Walton (*1918)	1954
Herstellung der ersten **endoskopischen Fotografien**.	**Debray** Charles **Housset** E. P.	1956
Veröffentlichung von Forschungsergebnissen, wonach der **Mensch 46 Chromosomem** besitzt.	**Levan** Albert (*1905) **Tjio** Joe Hin	1956
Entdeckung der **Interferone.** Lösen antivirale Reaktionen in Zellen aus.	**Alick** Isaacs (1921-1967)	1957

Fortsetzung

Fortsetzung 3.2.6: Medizin und Biologie .... (ab 1950)

Ereignis	Person (Lebenszeit)	Zeit
Ultraschalltechnik zur Abbildung von Feten im Mutterleib.	**Donald** Ian (1910-1987)	1958
Herstellung bifokaler **Kontaktlinsen** für Nah- und Fernsehen		1958
Entdeckung des **HLA-Systems** (Human- Leukozyten-Allo-Antigene) bei der Immunabwehr.	**Dausset** Jean (*1916)	1958
Knochenmarkstransplantationen bei der erfolgreichen Behandlung von Strahlenunfällen.		1958
Ein **Herzschrittmacher** wird erstmals implantiert.	**Senning** Ake (*1915) **Elmquist** Rune	1958
Down-Syndroms (Mongolismus) aufgeklärt: dreifaches Vorhandensein des Chromosoms 21 (Trisomie 21).	**Lejeune** Jerôme (*1926) **Gautier** M. **Turpin** R. (*1895)	1959
Einführung der **Langzeithämodialyse**.	**Scribner** B. H. **Dillard** D. **Quinton** Wayne E.	1960
Antibabypille in Produktion und Verkauf.	**Pincus** Gregory **Rock** John **Chang** Min-Chueh	1960
Chlorophyll synthetisch hergestellt.	**Woodward** Robert Burns	1960
Künstlichen Herzklappe entwickelt.	**Starr** Albert (*1926) **Lowell** Edwards	1961
Das Medikament „**Contergan**" wird aus dem Handel genommen, da es schwere Missbildungen verursacht.		1961
Schluckimpfung eines Lebendimpfstoffes gegen Polioviren.	**Sabin** Albert B. (*1906)	1962
Erste **Lebertransplantation**.	**Starzl** Thomas Earl (*1926)	1963
Erste **Lungentransplantation**.	**Hardy** James Daniel (*1918)	1963
Entdeckung des **Hepatitis-B-Virus**.	**Blumberg** Baruch Samuel (*1925)	1964
Aufklärung der Struktur der **Antikörper**.	**Edelman** Gerald M. (*1929)	1965
	Porter Rodney R. (1917-1985)	1965

Fortsetzung

Fortsetzung 3.2.6: Medizin und Biologie .... (ab 1950)

Ereignis	Person (Lebenszeit)	Zeit
Erste **Fotoaufnahmen vom Fetus** im Mutterleib.	**Nilsson** Lennart (*1922)	1966
Erste aortokoronare **Bypass-Operation**.	**Favaloro** René G.	1967
Erste **Herztransplantation** beim Menschen.	**Barnard** Christian N. (*1922)	1967
Entdeckung des **Endorphinsystems** im Zentralnervensystem.	**Goldstein** Avram (*1940)	1970
Vorstellung der **Computertomographie**.	**Hounsfield** Godfrey N. (*1919)	1973
Monoklonale Antikörper können hergestellt werden.	**Milstein** César (*1927) **Köhler** G. (*1946)	1975
Pockenviren sind weltweit ausgerottet.	**WHO**- Erklärung	1977
Retortenbabys kommen durch Invitro-Fertilisation zur Welt.		1978
Einführung der **Kernspintomographie**.		1982
Laserstrahlen zerstören Gallensteine.	**Demling** Ludwig (*1921)	1986
Zulassung der „**Abtreibungspille**" RU 486 in Frankreich.		1988
Erster Einsatz einer „**künstlichen Leber**".	Deutsches Ärzteteam	1999

Tabelle 3.2.7: Fortschritte in Genetik und Gentechnik

Werte nach Eberhard-Metzger 1999, Hagemann 1999, Encarta 2000, Schott 1993, Schipperges 1990.

Ereignis	Person (Lebenszeit)	Zeit
Veröffentlichung der Ergebnisse von Kreuzungsversuchen: **Mendel'sche Regeln**.	**Mendel,** Gregor Johann Österr. (1822-1884)	1866
Aufklärung der DNS als **Nukleinsäure**. (1910 Nobelpreis).	**Kossel**, Albrecht Deutschl. (1853-1927)	1879
Einführung des Begriffes **Mutationen**. Wiederentdeckung der Mendel'schen Regeln (wie Correns und Tschermak).	**de Vries,** Hugo Niederl. (1848-1935)	1901
Chromosomen sind Träger der Erbanlagen.	**Boveri** Theodor Deutschl. (1866-1915)	1903
Einführung der Begriffe **Gen, Genotyp, Phänotyp**.	**Johannsen** Wilhelm Ludwig (1857-1927)	1909
Kreuzungsversuchen mit Drosophila. Begründung der **modernen experimentellen Genetik**. Gene sind in Kopplungsgruppen organisiert.	**Morgan**, Thomas Hunt Amerik. (1866-1945) und Mitarbeiter Nobelpreis 1933	1915 1926
Beobachtung einer **Transformation** von toten auf lebende Bakterien.	**Griffith**, Frederik Engländer	1928
Die **Mutationshäufigkeit** wird durch Röntgenstrahlen stark gesteigert.	**Muller,** Herman Joseph Amerik. (1890-1967)	1929
Nukleinsäuren übertragen genetische Information (nicht Proteine).	**Avery,** Oswald Amerik. (1877-1955)	1944
In der DNS ist die Menge von **Adenin** und **Thymin**, sowie von **Guanin** und **Cytosin** immer gleich.	**Chargaff,** Erwin	1947
Zeigte über Röntgenstrukturanalysen, dass die **DNS eine Spirale** (Helix) ist.	**Franklin,** Rosalind Elsie Engl. (1920- 1958)	1951
Aufklärung der **Struktur der DNS** (Desoxiribonukleinsäure) über die Herstellung eines Modells aus Draht, Papier und Holz.	**Watson**, James Dewey Amerik. (*1928) **Crick**, Francis Harry Engl. (*1916) Nobelpreis 1962	1953
Der Mensch hat **46 Chromosomem**.	**Levan** Albert (*1905) **Tjio** Joe Hin	1956

Fortsetzung

Fortsetzung 3.2.7: Fortschritte in Genetik ....

Der **Genetische Code** wird entschlüsselt. Bestimmte Dreierkombinationen (Codons oder Tripletts) aus den 4 in der DNS vorkommenden Basen bestimmen eine Aminosäure.	**Nirenberg**, Marshall Amerik. (*1927) **Holley**, Robert William Amerik. (1922-1993) **Khorana**, Har Gobin Amerik. (*1922) Nobelpreis 1968	1965
Grundlebende Arbeiten zur **Genexpression** bei Bakterien. Strukturgene werden von Kontrollgenen gesteuert (Operonsystem).	**Monod**, Jacques Lucien Franzose (1910-1976) Nobelpreis 1965	1965
Erste **Rekombinationsexperimente** (Zusammnen mit Cohen Stanley und Boyer Herbert).	**Berg** Paul, Amerikaner (*1926) Nobelpreis 1980	1973
Impfstoffe gegen Hepatitis wird gentechnisch hergestellt.		1984
Genetischer Fingerabdruck, Methode zur Identifikation von Blut- und Spermaspuren.	**Jeffreys** Alec J.	1985
Sequenzunterschiede in der Mitochondrien-DNA weisen auf eine afrikanische Abstammung des Menschen hin.	**Wilson** A.C. **Cann** R.L. **Stoneking** M.	1987
Identifizierung des CFTR-Gens dessen Mutationen Cystische Fibrose beim Menschen verursachen	**Tsui** L.-C. und 24 Mitarbeiter	1989
Erste somatische Gentherapie beim Menschen für die Immunschwäche Adenosin-Desaminase-Mangel	**Anderson** W.F.	1990
Chorea Huntington (Geisteskrankheit) wird durch die starke Vermehrung der Trinukleotid-Sequenz CAG im Gen verursacht.	**Mac.Donald** M.E.	1993
Identifizierung des Gens BRCA1 auf Chromosom 17, das mutiert Brustdrüsen- und Eierstock-Krebs auslösen kann.	**Miki** Y. und 44 Kollegen	1993
Totalsequenzierung des Genoms eines Cyanobakteriums (prokaryotische Blaualge)	**Venter** J.C. und 39 Mitarbeiter	1993

Fortsetzung

Fortsetzung 3.2.7: Fortschritte in Genetik ....

Totalsequenzierung der DNA aller 16 Chromosomen von Hefezellen, als erstes Eukaryoten-Genom	**Goffeau** A. mit 600 Kollegen in Europa, Amerika und Japan	1996
Klonen eines erwachsenen Schafes.	**Wilmut** Ian, Engländer	1997
DNA-Impfstoffen werden am Menschen getestet. Ein Gen des Krankheitserregers wird in ein Plasmid eingebaut und muskulär gespritzt.	Amerikanische Wissenschaftler	1997
Impfstoff gegen Choleraerreger werden in gentechnisch veränderten Kartoffeln produziert.	**Langridge** William, Amerikaner	1998
Krebs-Resitenz-Gene werden bei der Maus erfasst	**Balmain** A. **Bremner** R. **Nagase** H.	1998
Klonung menschlicher Embryonen. Die Testembryonen wurden im Stadium von ca. 400 Zellen vernichtet.	Advanced Cell Technology Institut Massachusetts (USA)	1999

3.3 Bevölkerungsentwicklung

Tabelle: 3.3.1: Demographische Entwicklungen und Trends

Werte aus Daten des Gesundheitswesens 1999, Statistisches Jahrbuch für die BRD 1999

Bevölkerungsentwicklung in Deutschland		
Anzahl der **Menschen** auf dem Gebiet der BRD:		
Ende der 50er Jahre		68,7 Mio. Menschen
Ende 1998		82,0 Mio. Menschen
Zunahme der Einwohnerzahl von	1950 - 1998	13,3 Mio. Menschen
Veränderungen der **Altersstruktur** der Bevölkerung:		
Anteil der unter **20-jährigen**:	1990	21,7 %
	1997	21,5 %
Anteil der über **60-jährigen**:	1990	20,4 %
	1997	21,8 %
Durchschnittliche Zahl der **Kinder** einer 30-jährigen Frau:	1960	2,1 Kinder
	1998	1,4 Kinder
Veränderungen bei der Zahl der lebend geborenen **Kinder**:	1995 - 1996	+ 4,0 %
	1996 - 1997	+ 2,0 %
	1997 - 1998	- 3,3 %
Durchschnittliches Alter der **Mütter** bei der Geburt des 1.Kindes:	1965	24,9 Jahre
	1997	28,6 Jahre
Veränderungen bei der Zahl der **Sterbefälle:**		- 2,5 %
Wanderungsbewegungen		
Binnenwanderung zwischen den Alten und den Neuen Bundesländern:	1990	Starke Abwanderung aus den Neuen Ländern
	1998	Nahezu ausgeglichen
Veränderungen beim Zuzug deutscher **Aussiedlerinnen** und **Aussiedler**:	1996 - 1997	- 24,4 %
Veränderungen bei der Zahl der **Fortzüge** von Deutschen	1996 - 1997	- 7,2 %
Zu-u.Fortzüge von **AusländerInnen**	1996 - 1997	- 13,1 %
Nettozuwanderungsquote	1996	34
(je 1.000 Einwohner)	1997	11

Tabelle 3.3.2: Das Wachstum der Weltbevölkerung

Werte aus DSW-Datenposter „Weltbevölkerung" 1999, Geo 1/90

Jahr	Menschen	Jahr	Menschen	Jahr	Menschen
1	300 Mio.	**1890**	1,5 Mrd.	**1960**	3,0 Mrd.
500	400 Mio.	**1900**	1,6 Mrd.	**1963**	3,2 Mrd.
1000	500 Mio.	**1905**	1,6 Mrd.	**1966**	3,4 Mrd.
1300	500 Mio.	**1910**	1,7 Mrd.	**1969**	3,6 Mrd.
1500	500 Mio.	**1915**	1,8 Mrd.	**1972**	3,8 Mrd.
1600	500 Mio.	**1920**	1,8 Mrd.	**1975**	4,0 Mrd.
1700	600 Mio.	**1925**	1,9 Mrd.	**1978**	4,2 Mrd.
1750	700 Mio.	**1930**	2,0 Mrd.	**1981**	4,4 Mrd.
1800	900 Mio.	**1935**	2,1 Mrd.	**1984**	4,7 Mrd.
1820	1,0 Mrd.	**1940**	2,2 Mrd.	**1987**	5,0 Mrd.
1840	1,1 Mrd.	**1945**	2,4 Mrd.	**1990**	5,3 Mrd.
1860	1,2 Mrd.	**1950**	2,5 Mrd.	**1999**	6,0 Mrd.
1880	1,4 Mrd.	**1955**	2,7 Mrd.		

Prognosen zum Wachstum der Weltbevölkerung

7 Milliarden werden erreicht:	bei niedere Prognose im Jahr....	**2020**
	bei hoher Prognose im Jahr.......	**2011**
8 Milliarden werden erreicht:	bei mittlere Prognose im Jahr....	**2028**
	bei hoher Prognose im Jahr.......	**2021**
9 Milliarden werden erreicht:	bei hoher Prognose im Jahr.......	**2032**
10 Milliarden werden erreicht:	bei hoher Prognose im Jahr.......	**2043**

Tabelle 3.3.3: Wachstums- und Verdoppelungsraten

Werte aus DSW-Datenposter „Weltbevölkerung" 1999, Geo 1/90

Wachstumsrate der Weltbevölkerung	1,33 %
Wachstumsrate der BRD 1992	- 0,1 %
Wachstum der Weltbevölkerung:	
in einer **Sekunde**	3 Menschen
an einem **Tag**	263.000 Menschen
in einem **Monat**	7,9 Mio. Menschen
in einem **Jahr**	96,0 Mio. Menschen
Verdopplungsrate der Weltbevölkerung:	
500 Millionen auf 1 Milliarde Menschen	820 Jahre
1 Milliarde auf 2 Milliarden Menschen	110 Jahre
5 Milliarden auf 10 Milliarden Menschen (geschätzt)	56 Jahre

Tabelle 3.3.4: Tendenzen der Bevölkerungsentwicklung in verschiedenen Regionen der Erde

Während in Europa die Bevölkerungszahlen immer weiter zurückgehen, findet in Afrika eine Bevölkerungsexplosion statt. Insgesamt findet 98 Prozent des Wachstums der Weltbevölkerung in den Entwicklungsländern statt.
Allgemein wird von einem Rückgang der Gesamtfruchtbarkeitsrate ausgegangen. Stellt sich diese Annahme als falsch heraus, wird das Anwachsen der Weltbevölkerung noch stärker ausfallen.

Werte aus DSW-Datenposter 1998/1999

Region	**1950**		**1999**		**2025**	
	Mio.	**%**	Mio.	**%**	Mio.	**%**
Afrika	224,0	**8,8**	771,0	**12,9**	1.290,0	**16,0**
Asien	1.402,0	**55,5**	3.637,0	**60,8**	4.923,0	**61,1**
Europa	547,3	**21,7**	728,0	**12,1**	718,0	**8,9**
Lateinamerika	166,3	**6,6**	512,0	**8,6**	709,0	**8,8**
Nordamerika	171,6	**6,8**	303,0	**5,1**	374,0	**4,6**
Ozeanien	12,6	**0,5**	30,0	**0,5**	41,0	**0,5**

Tabelle 3.3.5: Lebenserwartung der Bevölkerung in verschiedenen Regionen der Erde: 1950, 1990 und geschätzt für 2030

Die durchschnittliche Lebenserwartung stieg in den Industriestaaten von 1900-1950 um 0,41 pro Jahr, von 1950-1994 um 0,16 pro Jahr.

Werte aus Abenteuer Natur 5/1995, Naturwissenschaftliche Rundschau 12/1994

Region	**Lebenserwartung**		
	1950	**1990**	**2030**
Welt	48 Jahre	65 Jahre	73 Jahre
Industrieländer	**65 Jahre**	**76 Jahre**	**81 Jahre**
Mittel- und Osteuropa	59 Jahre	72 Jahre	78 Jahre
Lateinamerika	49 Jahre	70 Jahre	76 Jahre
Nordafrika/Nahost	38 Jahre	61 Jahre	71 Jahre
China	38 Jahre	69 Jahre	77 Jahre
Indien	42 Jahre	58 Jahre	70 Jahre
Übriges Asien	44 Jahre	62 Jahre	72 Jahre
Afrika südlich der Sahara	**39 Jahre**	**52 Jahre**	**64 Jahre**

Tabelle 3.3.6: Mittlere Lebensdauer der Bevölkerung in verschiedenen Kulturperioden

Die Angaben stellen Durchschnittswerte dar. Abk.: w = weiblich, m = männlich
Vergleiche auch Tabellen unter 3.1

Werte aus Handbuch der Biologie 1965

Kulturperiode	Ort (Autor)	Jahre
Neandertaler	Deutschland (Vallois)	**21,6**
Jungpaläolithiker	Deutschland (Vallois)	**20,1**
Bronzezeit (1550-1200 v. Chr.)	Niederösterreich (Franz u.Winkler)	**20,0 w** **21,8 m**
Frühe Eisenzeit (1100-700 v. Chr.)	Griechenland (Angel)	**18,0**
Bei Chr. Geb.	Rom (Pearson)	**22,0**
Mittelalter (400-1500)	England (Russel)	**33,0**
1687-1691	Breslau (Halley)	**33,5**
1870	Deutschland (Schenk)	**38,0 w** **35,2 m**
1900	Deutschland (Schenk)	**47,2 w** **45,0 m**
1925	Deutschland (Schenk)	**58,6 w** **56,0 m**
1931-1940	Niederlande (Freudenberg)	**66,5**

Tabelle 3.3.7: 100 Jahre und älter

Werte aus Guinness-Buch der Rekorde 2000, Naturwissenschaftliche Rundschau 12/1994

Dokumentiertes Alter der **ältesten Menschen**:	
Jeanne Calment (Arles, Frankreich), geb. 21.2.1875, gestorben 4.8.1997	**122 Jahre**
Shigechiyo Izumi (Japan), gestorben 1986	**120 Jahre und 237 Tage**
Geburtsdatum des **ältesten 1999 lebenden Menschen**:	
Sarah Clark Knauss 8USA)	**24.9.1880**
Alter der **ältesten eineiigen Zwillinge** am 17. Juni 1984: Mildred Widman Philippi und Mary Widman Franzini (St.Louis, USA)	**104 Jahre**
Personen mit einem Alter von **über 100 Jahren**:	
1938 in Deutschland	**3**
1994 in Deutschland	**über 5.000**

Tabelle 3.3.8: Länder der Erde mit Extremwerten für Bevölkerungsdichte und Lebenserwartung

Die **Lebenserwartung** wird als durchschnittliche Lebenserwartung eines Neugeborenen nach den heutigen Sterberaten, die Bevölkerungsdichte in Einwohner pro Quadratkilometer angegeben.
Quelle: „World Population Data Sheet 1999, Population Reference Bureau 1999.

Werte aus DSW-Datenposter „Weltbevölkerung" 1999

Bevölkerungsdichte

	Länder nach höchster Bevölkerungsdichte	**Einwohner/km²**		**Länder nach niedrigster Bevölkerungsdichte**	**Einwohner/km²**
1	Macau	**21.550**	1	Westsahara	**1**
2	Monaco	**16.923**	2	Australien	**2**
3	Singapur	**6.450**	3	Mongolei	**2**
4	China,Hongkong	**6.428**	4	Namibia	**2**
5	Gaza	**3.039**	5	Französisch-Guayana	**2**
6	Malta	**1.188**	6	Botswana	**3**
7	Bahrain	**961**	7	Island	**3**
8	Maledive	**927**	8	Kanada	**3**
9	Bangladesch	**873**	9	Libyen	**3**
10	Barbados	**626**	10	Surinam	**3**

Lebenserwartung

	Länder nach höchster Lebenserwartung	**in Jahren bei der Geburt**		**Länder nach niedrigster Lebenserwartung**	**in Jahren bei der Geburt**
1	Japan	**81**	1	Malawi	**36**
2	Kanada	**79**	2	Sambia	**37**
3	Schweden	**79**	3	Swasiland	**39**
4	Schweiz	**79**	4	Simbabwe	**40**
5	China, Hongkong	**79**	5	Botswana	**40**
6	Island	**79**	6	Niger	**41**
7	Andorra	**79**	7	Äthiopien	**42**
8	Frankreich	**78**	8	Uganda	**42**
9	Italien	**78**	9	Namibia	**42**
10	Spanien	**78**	10	Ruanda	**43**

Tabelle 3.3.9: Länder der Erde mit Extremwerten für Kinderzahlen und Bevölkerungswachstum

Gesamtfruchtbarkeitsrate: durchschnittliche Anzahl von Kindern, die eine Frau gebärt, wenn die heutigen altersspezifischen Geburtenraten während ihrer fruchtbaren Jahre (15. bis 49. Lebensjahr) konstant bleiben.
Geburtenrate minus Sterberate ergibt die jährliche Wachstumsrate der Bevölkerung, ohne die Auswirkungen von Migration mit einzubeziehen.

Quelle: „World Population Data Sheet 1999, Population Reference Bureau 1999.

Werte aus DSW-Datenposter „Weltbevölkerung" 1999

Kinderzahlen					
	Länder mit höchsten Kinderzahlen	**Zahl der Kinder**		**Länder mit niedrigsten Kinderzahlen**	**Zahl der Kinder**
1	Niger	**7,5**	1	Lettland	**1,1**
2	Oman	**7,1**	2	Bulgarien	**1,1**
3	Äthiopien	**7,0**	3	China, Hongkong	**1,1**
4	Gaza	**7,0**	4	Spanien	**1,2**
5	Uganda	**6,9**	5	Italien	**1,2**
6	Angola	**6,8**	6	Russische Föderation	**1,2**
7	Somalia	**6,8**	7	Tschechien	**1,2**
8	Westsahara	**6,8**	8	Slowenien	**1,2**
9	Jemen	**6,7**	9	Estland	**1,2**
10	Burkina Faso	**6,7**	10	Macau	**1,2**

Bevölkerungswachstum					
	Länder nach höchstem Bevölkerungswachstum	**in %**		**Länder nach niedrigstem Bevölkerungswachstum**	**in %**
1	Gaza	**4,4**	1	Lettland	**-0,6**
2	Oman	**3,9**	2	Ukraine	**-0,6**
3	Tschad	**3,3**	3	Bulgarien	**-0,6**
4	Westjordanland	**3,3**	4	Russische Föderation	**-0,5**
5	Zaire	**3,2**	5	Estland	**-0,4**
6	Nicaragua	**3,2**	6	Ungarn	**-0,4**
7	Swasiland	**3,2**	7	Weißrussland	**-0,4**
8	Mali	**3,1**	8	Tschechien	**-0,2**
9	Liberia	**3,1**	9	Rumänien	**-0,1**
10	Bhutan	**3,1**	10	Deutschland	**-0,1**

Tabelle 3.3.10: Zur Lage der Menschheit – ausgewählte Länder nach dem „Human Development Index"

Der **„Human Development Index"**(HDI) stuft die Länder nach ihrem Entwicklungszustand ein. In den HDI fließen Lebenserwartung, Alphabetisierungsrate, Einschulungsquote, Pro-Kopf-Einkommen ein. Am besten entwickelt ist Kanada. Ganz am Ende der Einstufungen stehen Äthiopien, Niger und Sierra Leone.

Werte aus DSW-Datenposter 1998/1999

	USA	**BRD**	**Brasilien**	**China**	**Vietnam**	**Kenia**	**Pakistan**
Human Development Index (HDI)	**3**	**14**	**79**	**98**	**110**	**136**	**138**
Energieverbrauch pro Kopf in kg Öleinheiten (ohne Feuerholz)	8.051	4.267	1.012	902	448	476	446
Wasserverbrauch in % d. erneuerb. Ressourcen	19	48	1	16	8	10	63
Kinderzahlen pro Frau	2,0	1,3	2,3	1,8	2,7	4,7	5,6
Kindersterblichkeit bis zum 5.Lebensjahr in %	1	1	5	4	5	11	13
Lebenserwartung in Jahren	77	77	67	71	66	49	58
Jährliches **Bevölkerungswachstum** in Mio.	2,59	0,46	2,28	13,04	1,44	0,73	3,42

Tabelle 3.3.11: Verhütungsmethoden weltweit

Werte aus DSW-Datenposter 1998/1999

Verhütungsmethode	**Afrika**	**Asien**	**Lateinamerika**	**Industrienationen**
Sterilisation Mann	0,1 %	6 %	1 %	**4 %**
Sterilisation Frau	1 %	23 %	21 %	**8 %**
Kondome	1 %	3 %	2 %	**14 %**
Chemische Verhütung	2 %	1 %	2 %	**2 %**
Spirale	4 %	16 %	7 %	**6 %**
Traditionelle Methoden	4 %	5 %	9 %	**22 %**
Antibabypille	6 %	4 %	16 %	**16 %**
Keine Verhütung	82 %	42 %	42 %	**28 %**

Tabelle 3.3.12: Angehörige ausgewählter Weltreligionen 1997

Quelle: Britannia World Data, Encyclopaedia Britannica Inc., Chicago
Abkürzung: Aus./Oz. = Australien und Ozeanien.

Werte aus Statistisches Jahrbuch für das Ausland 1999

	Konfessionsangehörige x 1.000					
Konfession	**Welt**	**Europa**	**Afrika**	**Amerika**	**Asien**	**Aus./Oz.**
			Christliche Religionen			
Christl. Religion.	1.967.113	569.717	326.968	752.82	297.126	20.720
% d.Bevölkerung	33,6	78,1	43,1	94,8	8,4	71,3
Katholiken	1.040.354	286.902	117.990	516.537	111.215	7.710
% d.Bevölkerung	17,8	39,3	15,6	65,1	3,1	26,5
Protestanten	360.913	85.924	87.190	136.892	44.654	6.253
% d.Bevölkerung	6,2	11,8	11,5	17,2	1,3	21,5
Orthodoxe	223.204	166.908	32.880	7.318	15.403	695
% d.Bevölkerung	3,8	22,9	4,3	0,9	0,4	2,4
Anglikaner	54.785	24.338	20.551	4.019	641	5.236
% d.Bevölkerung	0,9	3,3	2,7	0,5	0,0	18,0
Andere Christen	287.857	5.645	68.357	87.816	125.213	826
% d.Bevölkerung	4,9	0,8	9,0	11,1	3,5	2,8
			Andere Religionen			
Muslime	1.147.494	31.347	306.606	6.698	803.605	238
% d.Bevölkerung	19,6	4,3	40,4	0,7	22,7	0,8
Hindus	746.797	1.520	2.378	1.905	740.633	361
% d.Bevölkerung	12,8	0,2	0,3	0,2	20,9	1,2
Buddhisten	353.141	1.478	136	2.777	348.559	191
% d.Bevölkerung	6,0	0,2	0,0	0,3	9,9	0,7
Ethn. Religionen	231.694	1.220	90.365	1.391	138.469	249
% d.Bevölkerung	4,0	0,2	11,9	0,2	3,9	0,9
Sikhs	22.518	497	52	491	21.464	14
% d.Bevölkerung	0,4	0,1	0,0	0,1	0,6	0,0
Juden	14.890	2.932	290	7.077	4.497	94
% d.Bevölkerung	0,3	0,4	0,0	0,9	0,1	0,3
Konfuzianer	6.112	10	0	0	6.078	24
% d.Bevölkerung	0,1	0,0	0,0	0,0	0,2	0,1
Baha'i	7.666	104	2.263	1.620	3.606	73
% d.Bevölkerung	0,1	0,0	0,3	0,2	0,1	0,3
Dschainas	4.016	0	65	5	3.946	0
% d.Bevölkerung	0,1	0,0	0,0	0,0	0,1	0,0

Tabelle 3.3.13: Bevölkerungsentwicklung und Bevölkerungsdichte in Deutschland vor 1945 und im früheren Bundesgebiet

Die Angaben zur Fläche des früheren Bundesgebietes beziehen sich auf den Stand vom 1.11.1997.

Werte aus Daten des Gesundheitswesens 1999

Jahr	**Bevölkerung in 1.000**			**Einwohner je km²**
	Insgesamt	Männlich	Weiblich	
	Deutschland vor 1945 (Fläche 470.440 km²)			
1871	**41.059**	20.152	20.907	**76**
1910	**64.926**	32.040	32.886	**120**
1939	**69.314**	33.911	35.403	**147**
	Früheres Bundesgebiet (Fläche 248.945 km²)			
1939	**43.008**	21.038	21.970	**173**
1947	**47.645**	21.594	26.052	**192**
1950	**50.336**	23.405	26.931	**202**
1955	**52.698**	24.594	28.105	**212**
1960	**55.785**	26.173	29.611	**224**
1965	**59.297**	28.171	31.126	**239**
1970	**61.001**	29.072	31.930	**245**
1975	**61.645**	29.382	32.263	**248**
1980	**61.658**	29.481	32.177	**248**
1985	**61.020**	29.190	31.380	**245**
1986	**61.140**	29.285	31.855	**246**
1987	**61.238**	29.419	31.819	**246**
1988	**61.715**	29.693	32.022	**248**
1989	**62.679**	30.236	32.442	**252**
1990	**63.726**	30.851	32.875	**256**
1991	**64.485**	31.282	33.203	**259**
1992	**65.289**	31.756	33.534	**263**
1993	**65.740**	31.991	33.749	**264**
1994	**66.007**	32.124	33.883	**265**
1995	**66.342**	32.306	34.036	**266**
1996	**66.583**	32.440	34.144	**268**
1997	**66.688**	32.496	34.192	**268**
1998	**66.747**	32.539	34.208	**268**

Tabelle 3.3.14: Bevölkerungsentwicklung und Bevölkerungsdichte in der ehemaligen DDR und in Deutschland

Die Angaben zur Fläche des früheren Bundesgebietes und der ehemaligen DDR beziehen sich auf den Stand vom 1.1.1997.

Werte aus Daten des Gesundheitswesens 1999

Jahr	**Bevölkerung in 1.000**			**Einwohner je km²**
	Insgesamt	Männlich	Weiblich	
	Gebiet der ehemaligen DDR (Fläche 108.084 km²)			
1947	**19.102**	8.263	10.838	**176**
1950	**18.360**	8.150	10.210	**169**
1955	**17.832**	7.969	9.864	**165**
1960	**17.188**	7.745	9.443	**159**
1965	**17.040**	7.780	9.260	**157**
1970	**17.068**	7.865	9.203	**158**
1975	**16.820**	7.817	9.003	**155**
1980	**16.740**	7.857	8.882	**155**
1985	**16.640**	7.877	8.762	**154**
1986	**16.640**	7.904	8.736	**154**
1987	**16.661**	7.935	8.726	**154**
1988	**16.675**	7.973	8.702	**154**
1989	**16.434**	7.873	8.561	**152**
1990	**16.028**	7.649	8.378	**148**
1991	**15.790**	7.557	8.233	**146**
1992	**15.685**	7.544	8.141	**145**
1993	**15.598**	7.527	8.071	**144**
1994	**15.531**	7.521	8.010	**144**
1995	**15.476**	7.519	7.957	**143**
1996	**15.429**	7.515	7.914	**143**
1997	**15.369**	7.496	7.873	**142**
1998	**15.290**	7.465	7.825	**141**
	Bundesrepublik Deutschland (Fläche 357.028 km²)			
1990	**79.753**	38.500	41.253	**223**
1991	**80.275**	38.839	41.435	**225**
1992	**80.975**	39.300	41.675	**227**
1993	**81.338**	39.518	41.820	**228**
1994	**81.539**	39.645	41.834	**228**
1995	**81.818**	39.825	41.393	**229**
1996	**82.012**	39.955	42.057	**230**
1997	**82.057**	39.992	42.065	**230**
1998	**82.037**	40.004	42.003	**230**

Tabelle 3.3.15: Bevölkerungsentwicklung nach Altersgruppen in Deutschland

Stand jeweils Jahresende. Abk.: J. = Jahr (e); J.u.m. = Jahre und mehr.

Werte aus Statistisches Jahrbuch 1999 für die BRD

Jahr	Insgesamt	Unter 1 J.	1-6 J.	6-14 J.	14-15 J.	15-18 J.
1950	69.346.297	1.054.090	4.389.870	9.426.951	1.185.685	3.169.228
1955	71.349.915	1.072.432	5.230.750	7.407.881	1.243.710	3.945.985
1960	73.146.809	1.226.255	5.614.730	8.102.974	800.076	2.752.605
1965	76.336.308	1.295.793	6.416.509	8.739.253	1.035.241	3.021.915
1970	78.069.471	1.015.658	6.089.568	9.871.552	1.096.794	3.205.352
1975	78.464.873	767.144	4.489.382	10.130.993	1.287.613	3.628.267
1980	78.397.483	859.531	3.974.333	8.129.750	1.310.161	4.057.829
1985	77.660.533	810.013	4.161.156	6.347.441	1.001.521	3.402.195
1990	79.753.227	911.442	4.432.548	6.789.743	803.770	2.406.208
1991	80.274.564	832.749	4.544.063	6.898.324	824.656	2.422.045
1992	80.974.632	811.917	4.546.220	7.043.390	840.382	2.471.372
1993	81.338.093	799.022	4.478.279	7.171.346	859.054	2.532.715
1994	81.538.603	769.617	4.349.795	7.261.870	913.053	2.577.608
1995	81.817.499	766.004	4.219.148	7.338.998	914.335	2.664.020
1996	82.012.162	796.261	4.058.516	7.409.091	923.378	2.733.905
1997	82.057.379	811.285	3.995.678	7.389.570	901.878	2.788.383

Jahr	Insgesamt	18-21 J.	21-40 J.	40-60 J.	60-65 J.	65 J.u.m.
1950	69.346.297	2.878.238	17.287.640	19.831.687	3.373.523	6.749.385
1955	71.349.915	3.573.656	17.162.512	20.395.321	3.661.876	7.655.792
1960	73.146.809	3.614.380	19.492.696	18.811.081	4.261.871	8.470.141
1965	76.336.308	2.493.232	20.826.179	18.114.693	4.756.244	9.637.249
1970	78.069.471	3.211.025	20.488.103	17.523.879	4.787.899	10.779.641
1975	78.464.873	3.385.693	21.104.096	17.664.667	4.261.576	11.745.442
1980	78.397.483	3.925.930	20.637.672	20.328.474	3.009.768	12.164.035
1985	77.660.533	3.925.886	21.981.050	20.505.960	4.136.497	11.388.814
1990	79.753.227	3.066.450	24.120.544	20.959.571	4.350.811	11.912.140
1991	80.274.564	2.835.286	24.363.410	21.169.108	4.352.341	12.032.582
1992	80.974.632	2.655.028	24.657.300	21.450.048	4.322.804	12.176.171
1993	81.338.093	2.543.059	24.671.240	21.689.890	4.233.218	12.360.270
1994	81.538.603	2.539.829	24.476.317	21.776.896	4.331.845	12.541.773
1995	81.817.499	2.575.222	24.296.431	21.833.979	4.476.912	12.732.450
1996	82.012.162	2.628.518	24.024.573	21.882.288	4.698.853	12.856.779
1997	82.057.379	2.662.501	23.665.420	21.915.664	4.960.585	12.966.415

Tabelle 3.3.16: Bevölkerung nach Altersgruppen und Familienstand in Deutschland am 31.12.1997

Werte aus Statistisches Jahrbuch 1999 für die BRD

	Ledig männlich		Ledig weiblich		Verheiratet männlich		Verheiratet weiblich	
Alter	1.000	%	1.000	%	1.000	%	1.000	%
Unter 15	6.722,8	100	6.375,6	100	0,0	0,0	0,0	0,0
15-20	2.339,7	99,9	2.194,1	98,8	3,1	0,1	25,9	1,2
20-25	2.168,6	95,1	1.878,6	86,1	108,7	4,8	293,2	13,4
25-30	2.398,9	77,2	1.750,3	60,0	664,3	21,4	1.084,2	37,2
30-35	1.901,4	50,6	1.186,6	33,9	1.686,9	44,9	2.082,9	59,5
35-40	1.037,4	29,6	580,6	17,6	2.184,3	62,4	2.387,0	72,2
40-45	535,7	17,7	304,0	10,4	2.189,7	72,3	2.234,5	76,7
45-50	330,3	11,9	188,0	6,9	2.145,2	77,2	2.118,3	78,0
50-55	205,1	8,9	115,9	5,1	1.838,7	79,8	1.759,0	77,7
55-60	225,7	7,6	146,2	4,9	2.410,9	81,7	2.230,6	75,4
60-65	144,1	5,9	137,1	5,4	2.029,5	83,8	1.770,8	69,8
65-70	80,6	4,3	142,2	6,6	1.563,8	84,1	1.260,3	58,9
70-75	43,3	3,3	178,3	8,5	1.067,3	81,9	925,4	44,4
75-80	23,0	2,8	145,3	8,5	643,0	77,1	481,0	28,7
80 u.mehr	29,8	3,7	177,5	8,0	425,3	53,3	199,8	9,0
Insges.	**18.186,4**	**45,5**	**15.500,2**	**36,8**	**18.960,7**	**47,4**	**18.852,8**	**44,8**

	Verwitwet männlich		Verwitwet weiblich		Geschieden männlich		Geschieden weiblich	
Alter	1.000	%	1.000	%	1.000	%	1.000	%
Unter 15	0,0	0,0	0,0	0,0	0,0	0,0	0,0	0,0
15-20	0,0	0,0	0,1	0,0	0,0	0,0	0,1	0,0
20-25	0,2	0,0	1,0	0,0	3,1	0,1	9,0	0,4
25-30	1,4	0,0	5,6	0,2	43,3	1,4	78,0	2,7
30-35	5,8	0,2	18,6	0,5	164,9	4,4	213,2	6,1
35-40	10,9	0,3	38,4	1,2	267,2	7,6	298,9	9,0
40-45	17,6	0,6	61,5	2,1	285,9	9,4	312,0	10,7
45-50	26,1	0,9	98,4	3,6	276,5	10,0	312,6	11,5
50-55	36,2	1,6	137,3	6,1	224,1	9,7	253,0	11,2
55-60	78,3	2,7	304,8	10,3	237,5	8,0	276,1	9,3
60-65	103,3	4,3	446,0	17,6	145,3	6,0	184,4	7,3
65-70	138,0	7,4	613,1	28,6	77,3	4,2	125,5	5,9
70-75	152,0	11,7	870,7	41,7	40,0	3,1	111,9	5,4
75-80	147,6	17,7	1.002,0	58,4	20,3	2,4	86,3	5,0
80 u.mehr	328,7	41,2	1.784,4	80,0	13,7	1,7	69,1	3,1
Insges.	**1.046,2**	**2,6**	**5.382,1**	**12,8**	**1.799,1**	**4,5**	**2.330,0**	**5,5**

Tabelle 3.3.17: Grundzahlen für Eheschließungen, Geborene und Gestorbene in Deutschland

Werte aus Statistisches Jahrbuch 1999 für die BRD

Jahr	Eheschließungen	Lebendgeborene	Totgeborene	Gestorbene	Überschuss
1950	750.52	1.116.701	24.857	748.329	+ 368.372
1955	617.228	1.113.408	22.060	795.938	+ 317.470
1960	689.028	1.261.614	19.814	876.721	+ 384.893
1965	621.130	1.325.386	16.566	907.882	+ 417.504
1970	575.233	1.047.737	10.853	975.664	+ 72.073
1975	528.811	782.310	6.120	989.649	**- 207.339**
1980	496.603	865.789	4.954	952.371	**- 86.582**
1985	496.175	813.803	3.601	929.649	**- 115.846**
1990	516.388	905.675	3.202	921.445	**- 15.770**
1993	442.605	798.447	2.467	897.270	**- 98.823**
1994	440.244	769.603	3.113	884.661	**- 115.058**
1995	430.534	765.221	3.405	884.588	**- 119.367**
1996	427.297	796.013	3.573	882.843	**- 86.830**
1997	422.776	812.173	3.510	860.389	**- 48.216**
Davon (1997):					
Baden-Württemberg	57.094	116.419	501	97.167	+ 19.252
Bayern	65.419	130.517	547	121.441	+ 9.076
Berlin	15.399	30.369	171	36.447	**- 6.078**
Brandenburg	8.709	16.370	77	26.756	**- 10.386**
Bremen	3.553	6.644	15	8.036	**- 1.392**
Hamburg	7.800	16.970	88	19.328	**- 2.358**
Hessen	32.877	63.124	272	61.361	+ 1.763
Mecklenburg-Vorpommern	6.299	12.046	62	17.940	**- 5.894**
Niedersachsen	46.490	85.907	332	83.958	+ 1.949
Nordrhein-Westfalen	99.779	190.386	865	189.946	+ 440
Rheinland-Pfalz	22.509	41.677	150	43.211	**- 1.534**
Saarland	5.829	9.987	40	12.455	**- 2.468**
Sachsen	15.287	29.008	125	53.483	**- 24.475**
Sachsen-Anhalt	9.285	17.194	75	30.892	**- 13.698**
Schleswig-Holstein	17.828	29.080	119	30.274	**- 1.194**
Thüringen	8.619	16.475	71	27.694	**- 11.219**

Tabelle 3.3.18: Schwangerschaftsabbrüche in Deutschland

Schwangerschaftsabbrüche werden an das Statistische Bundesamt gemeldet. Im Ausland vorgenommene Abbrüche sind in den Daten nicht enthalten.

Werte aus Statistisches Jahrbuch 1999 für die BRD

Nach der Begründung des Abbruchs (1997):

Schwanger im Alter von...bis... Jahren	Allgemein medizinische Indikation	Psychiatrische Indikation	Kriminologische Indikation	Beratungsregelung
unter 15	16	4	4	417
15-18	114	14	6	4.720
18-25	726	57	9	31.241
25-30	1.001	81	4	31.291
30-35	1.111	94	6	30.616
35-40	818	80	3	20.274
40-45	338	23	2	7.131
45 u. mehr	39	11	-	640
insgesamt	**4.163**	**363**	**34**	**126.330**

Nach dem Familienstand (1997):

	Ledig	Verheiratet	Verwitwet	Geschieden
unter 15	440	1	-	-
15-18	4.746	103	1	3
18-25	23.862	7.686	41	444
25-30	13.658	16.823	114	1.782
30-35	7.527	21.274	192	2.834
35-40	2.798	15.871	194	2.312
40-45	608	5.971	121	794
45 u. mehr	33	578	9	70
insgesamt	**53.672**	**68.307**	**672**	**8.239**

Nach vorangegangenen Lebendgeborenen (1997):

	Keine	1 Kind	2 Kinder	3 und mehr
unter 15	436	4	1	-
15-18	4.639	196	16	2
18-25	21.280	7.264	2.818	671
25-30	11.227	10.105	8.107	2.888
30-35	6.521	8.853	11.352	5.101
35-40	2.612	4.854	8.786	4.923
40-45	702	1.557	3.244	1.991
45 u. mehr	48	112	330	200
insgesamt	**47.515**	**32.945**	**34.654**	**15.776**

Tabelle 3.3.19: Säuglingssterbefälle in Deutschland und nach Ländern

Werte Daten des Gesundheitswesens 1999 für die BRD

Bundesland	Säuglingssterbefälle 1.000 Lebendgeborene						
	1960	**1970**	**1980**	**1990**	**1993**	**1995**	**1997**
Deutschland	35,0	22,5	12,4	7,0	5,8	5,3	4,9
Früheres Bundesgebiet	33,8	23,4	12,7	7,1	5,8	5,3	4,8
Alte Bundesländer							
Baden-Württemberg	30,5	20,8	10,4	6,5	5,3	4,7	4,2
Bayern	36,3	24,5	12,5	6,2	5,5	5,0	4,5
Berlin-West	35,0	25,6	14,9	9,2	5,7	5,9	4,7
Bremen	28,0	18,7	14,9	7,5	5,4	5,7	6,2
Hamburg	25,6	21,2	11,5	6,2	7,2	4,8	5,9
Hessen	31,2	23,4	11,3	6,3	6,0	4,6	4,5
Niedersachsen	29,2	23,6	11,9	7,1	5,5	5,7	4,8
Nordrhein-Westfalen	37,1	23,8	14,8	7,8	6,2	5,8	5,5
Rheinland-Pfalz	36,9	25,2	12,9	8,2	6,1	5,5	5,2
Saarland	38,4	27,4	15,6	6,7	6,6	6,4	6,3
Schleswig-Holstein	30,7	21,7	11,6	6,9	5,1	4,6	4,9
Neue Bundesländer							
Neue Länder und Berlin Ost	38,8	18,5	12,1	7,3	6,3	5,5	4,9
Berlin Ost	-	-	-	-	5,7	4,8	3,9
Brandenburg	-	-	-	-	6,2	5,0	4,9
Mecklenburg-Vorpommern	-	-	-	-	6,9	4,7	5,7
Sachsen	-	-	-	-	5,8	5,7	4,5
Sachsen-Anhalt	-	-	-	-	5,6	6,2	5,1
Thüringen	-	-	-	-	7,6	5,9	5,3

Tabelle 3.3.20: Müttersterblichkeit in Deutschland und in ausgewählten Staaten, 1975-1997

Werte aus Daten des Gesundheitswesens1999

Staat	Gestorbene Mütter - je 100.000 Lebendgeborene					
	1975	1980	1990	1993	1995	1997
Deutschland	-	-	9,1	5,5	5,4	6,0
Belgien	12,6	5,6	3,2	-	-	-
Dänemark	5,5	1,7	1,6	7,4	-	-
Frankreich	19,8	12,9	10,4	9,3	-	-
Griechenland	19,0	17,6	1,0	1,0	-	-
Großbrit.u. Nordirland	-	11,0	7,6	-	-	-
Irland	7,4	6,7	3,8	-	-	-
Italien	25,9	13,1	8,9	4,4	-	-
Niederlande	10,7	8,8	7,6	8,2	7,3	-
Österreich	17,1	7,7	6,6	4,2	1,1	-
Portugal	42,9	19,6	10,3	6,1	8,4	-
Schweden	1,9	8,2	3,2	5,1	3,9	-
Schweiz	12,7	5,4	6,0	6,0	-	-
Spanien	21,7	11,0	5,5	6,2	-	-
Vereinigte Staaten	12,9	9,2	8,2	7,5	-	-
Japan	28,7	20,5	8,6	7,7	-	-

Tabelle 3.3.21: Durchschnittliches Alter der Mütter bei der Geburt ihrer ehelich lebendgeborenen Kinder in Deutschland

Werte aus Daten des Gesundheitswesens 1999

Jahr	Durchschnittliches Alter der Mutter in Jahren					
	Insgesamt	1.Kind	2.Kind	3.Kind	4.Kind	5. u. mehr
1991	28,32	26,91	28,81	30,70	31,93	33,74
1992	28,55	27,20	28,95	30,78	31,92	33,66
1993	28,78	27,49	29,16	30,93	32,03	33,71
1994	29,02	27,78	29,42	31,10	32,21	33,84
1995	29,28	28,07	29,66	31,30	32,36	34,02
1996	29,47	28,27	29,86	31,41	32,49	34,10
1997	29,73	28,49	30,12	31,68	32,79	34,37

Tabelle 3.3.22: Lebenserwartung für Männer und Frauen in Jahren im Alter x in Deutschland

Sterbetafeln stellen ein mathematisches Modell der Sterblichkeitsverhältnisse einer Bevölkerung während eines bestimmten Beobachtungszeitraumes dar. Sie dienen hier der Berechnung der durchschnittlichen Lebenserwartung.
Das **Alter x** bezieht sich beim Alter 0 auf den Zeitpunkt der Geburt, die anderen Angaben auf den Zeitpunkt, an dem jemand genau x Jahre alt geworden ist.

Werte aus Statistisches Jahrbuch 1999 für die BRD

Vollendetes Altersjahr x		**Deutschland vor 1945**		**Frühere BRD**	**Frühere DDR**	**Deutschland nach 1989**	
		1901/10	**1924/26**	**1949/51**	**1952/53**	**1991/93**	**1995/97**
0	männl.	**44,82**	55,97	64,56	65,06	72,47	**73,62**
	weibl.	**48,33**	58,82	68,48	69,07	79,01	**79,98**
1	männl.	**55,12**	62,24	67,80	68,18	71,97	**73,04**
	weibl.	**57,20**	63,89	71,01	71,40	78,44	**79,34**
2	männl.	**56,39**	62,26	67,08	67,54	71,02	**72,08**
	weibl.	**58,47**	63,85	70,26	70,71	77,48	**78,37**
5	männl.	**55,15**	60,09	64,47	64,87	68,09	**69,13**
	weibl.	**57,27**	61,62	67,61	68,00	74,54	**75,42**
10	männl.	**51,16**	55,63	59,76	60,12	63,16	**64,18**
	weibl.	**53,35**	57,11	62,84	63,22	69,60	**70,47**
15	männl.	**46,71**	51,00	54,98	55,32	58,22	**59,24**
	weibl.	**49,00**	52,47	57,99	58,34	64,65	**65,51**
20	männl.	**42,56**	46,70	50,34	50,66	53,43	**54,44**
	weibl.	**44,84**	48,09	53,24	53,59	59,75	**60,60**
25	männl.	**38,59**	42,70	45,83	46,12	48,71	**49,70**
	weibl.	**40,84**	43,92	48,55	48,89	54,85	**55,70**
30	männl.	**34,55**	38,56	41,32	41,50	43,97	**44,93**
	weibl.	**36,94**	39,76	43,89	44,20	49,96	**50,80**
35	männl.	**30,53**	34,30	36,80	36,86	39,27	**40,18**
	weibl.	**33,04**	35,56	39,26	39,56	45,11	**45,92**
40	männl.	**26,64**	30,05	32,32	32,31	34,65	**35,52**
	weibl.	**29,16**	31,37	34,67	34,99	40,31	**41,11**
45	männl.	**22,94**	25,90	27,93	27,87	30,13	**30,99**
	weibl.	**25,25**	27,20	30,14	30,47	35,60	**36,39**
50	männl.	**19,43**	21,89	23,75	23,60	25,76	**26,60**
	weibl.	**21,35**	23,12	25,75	26,09	31,00	**31,77**

Fortsetzung

Fortsetzung 3.3.22: Lebenserwartung ....

Vollendetes Altersjahr x		Deutschland vor 1945		Frühere BRD	Frühere DDR	Deutschland nach 1989	
		1901/10	1924/26	1949/51	1952/53	1991/93	1995/97
55	männl.	**16,16**	18,09	19,85	19,66	21,62	**22,41**
	weibl.	**17,64**	19,20	21,50	21,84	26,49	**27,26**
60	männl.	**13,14**	14,60	16,20	15,99	17,79	**18,48**
	weibl.	**14,17**	15,51	17,46	17,75	22,14	**22,85**
65	männl.	**10,40**	11,46	12,84	12,62	14,34	**14,91**
	weibl.	**11,09**	12,17	13,72	13,91	18,02	**18,66**
70	männl.	**7,99**	8,74	9,84	9,65	11,19	**11,76**
	weibl.	**8,45**	9,27	10,42	10,52	14,15	**14,74**
75	männl.	**5,97**	6,50	7,28	7,04	8,47	**8,96**
	weibl.	**6,30**	6,87	7,68	7,65	10,69	**11,19**
80	männl.	**4,38**	4,77	5,24	5,03	6,21	**6,63**
	weibl.	**4,65**	5,06	5,57	5,48	7,72	**8,12**
85	männl.	**3,18**	3,50	3,72	3,58	4,47	**4,86**
	weibl.	**3,40**	3,76	4,02	3,90	5,39	**5,69**
90	männl.	**2,35**	2,68	2,66	2,60	3,16	**3,72**
	weibl.	**2,59**	2,92	2,89	2,74	3,71	**3,95**

Tabelle 3.3.23: Ausländische Bevölkerung in Deutschland nach ausgewählter Staatsangehörigkeit

Angaben für EU-Länder einschließlich Finnland, Österreich und Schweden, die seit dem 1.1.1995 Vollmitglied der Europäischen Union sind.

Werte aus Statistisches Jahrbuch 1999 für die BRD

	Am 31.12.1997		Am 31.12.1998		Veränderung 1997 bis 1998 in %
	Insgesamt x 1.000	Männlich x 1.000	Insgesamt x 1.000	Männlich x 1.000	
Europa	6.004,7	3.285,5	5.938,6	3.235,5	**- 1,1**
dar.: EU-Länder	1.850,0	1.036,2	1.854,3	1.035,5	**+ 0,2**
Italien	607,9	364,9	612,0	366,1	**+ 0,7**
Griechenland	363,2	200,1	363,5	200,0	**+ 0,1**
Österreich	185,1	101,8	185,2	101,7	**+ 0,0**
Portugal	132,3	77,5	132,6	76,6	**+ 0,2**
Spanien	131,6	70,1	131,1	69,4	**- 0,4**
Bosnien u. Herzegowina	281,4	142,3	190,1	98,7	**- 32,4**
Bulgarien	34,5	20,6	31,6	18,1	**- 8,4**
Jugoslawien	721,0	408,1	719,5	409,2	**- 0,2**
Kroation	206,6	107,0	208,9	107,4	**+ 1,1**
Polen	283,3	154,4	283,6	149,4	**+ 0,1**
Rumänien	95,2	56,4	89,8	51,6	**- 5,7**
Schweiz	36,8	16,4	37,2	16,5	**+ 0,8**
Türkei	2.107,4	1.147,2	2.110,2	1.145,1	**+ 0,1**
Ungarn	52,0	33,5	51,9	33,0	**- 0,2**
Afrika	305,6	204,8	303,3	201,3	**- 0,8**
Marokko	83,9	50,9	82,7	50,3	**- 1,4**
Tunesien	25,4	16,3	24,5	16,0	**- 3,3**
Ghana	22,2	13,2	22,4	13,1	**+ 1,2**
Amerika	194,4	96,4	199,3	97,5	**+ 2,5**
Asien	781,0	442,8	796,3	444,6	**+ 1,9**
Iran, Islam. Republik	113,8	68,5	115,1	68,8	**+ 1,1**
Afghanistan	66,4	36,8	68,3	37,9	**+ 2,8**
Sri Lanka	60,3	38,3	58,3	36,1	**- 3,3**
Australien u. Ozeanien	9,6	5,1	9,9	5,3	**+ 3,2**
Staatenlos	18,2	10,8	18,1	10,7	**- 0,9**
Ungeklärt, ohne Angaben	52,3	31,6	54,1	32,5	**+ 3,5**
Insgesamt	7.365,8	4.077,0	7.319,6	4.027,3	**- 0,6**

Tabelle 3.3.24: Asylsuchende in Deutschland nach ausgewählten Staatsangehörigkeiten

Jugoslawien einschließlich Kroatien, Slowenien, Bosnien und Herzegowina sowie Mazedonien.
Quelle: Bundesamt für die Anerkennung ausländischer Flüchtlinge, Nürnberg.
Werte aus Statistisches Jahrbuch 1999 für die BRD

Staatsangehörigkeit	Asylsuchende in Deutschland				
	1993	**1995**	**1996**	**1997**	**1998**
Europa	232.678	67.411	51.936	41.541	52.778
Bulgarien	22.547	1.152	940	761	172
Jugoslawien	95.625	32.711	20.946	17.471	37.188
Polen	1.670	119	137	151	49
Rumänien	73.717	3.522	1.395	794	341
Türkei	19.104	25.514	23.814	16.840	11.754
Afrika	37.570	14.374	15.520	14.126	11.458
Äthiopien	688	1.168	1.292	878	373
Algerien	11.262	1.447	1.417	1.586	1.572
Ghana	1.973	275	277	369	308
Kongo	2.896	2.546	2.971	1.920	948
Nigeria	1.083	1.164	1.687	1.137	664
Amerika und Australien	287	234	380	436	262
Asien	50.209	43.920	45.634	45.549	31.971
Afghanistan	5.506	7.515	5.663	4.735	3.768
Indien	3.087	2.691	2.772	1.860	1.491
Irak	1.246	6.880	10.842	14.088	7.435
Iran, Islamische Republik	2.664	3.908	4.809	3.838	2.955
Libanon	2.449	1.126	1.132	964	604
Pakistan	2.753	3.116	2.596	2.316	1.520
Sri Lanka	3.280	6.048	4.982	3.989	1.982
Staatenlose u.a.	1.855	1.998	2.897	2.701	2.175
Insgesamt	322.599	127.937	116.367	104.353	98.644

Tabelle 3.3.25: Wanderungen zwischen Deutschland und dem europäischen Ausland, 1997

Werte aus Statistisches Jahrbuch 1999 für die BRD

Herkunfts- bzw. Zielland	Zuzüge		Fortzüge	
	Deutsche	Ausländer / - innen	Deutsche	Ausländer / - innen
Europa	114.905	438.867	59.738	509.158
EU-Länder	28.765	151.667	38.365	159.604
Belgien	2.206	2.536	2.649	2.287
Dänemark	539	2.548	966	2.897
Finnland	148	3.079	239	3.122
Frankreich	5.486	14.972	6.873	13.733
Griechenland	866	16.439	920	21.758
Großbritannien und Nordirland	3.780	12.697	5.885	15.299
Irland	324	3.806	642	4.919
Italien	2.561	38.996	2.821	37.937
Luxemburg	540	693	704	568
Niederlande	3.686	7.255	4.240	7.051
Österreich	2.971	10.851	4.415	10.610
Portugal	803	26.402	867	26.515
Schweden	456	3.618	822	3.660
Spanien	4.399	7.775	6.322	9.248
Bosnien und Herzegowina	70	6.901	176	83.943
Jugoslawien (Serbien / Montenegro)	198	31.227	212	44.479
Kroatien	213	10.006	262	18.948
Mazedonien	18	3.060	19	3.014
Polen	14.401	71.214	8.891	70.171
Rumänien	2.262	14.247	520	13.558
Russische Föderation	42.363	24.815	1.713	11.189
Schweiz	3.447	4.249	5.428	3.751
Slowenien	91	1.822	148	2.276
Ehem. Tschechoslowakei	111	1.005	107	1.280
Tschechische Republik	633	7.815	595	8.181
Slowakei	93	6.907	76	6.118
Türkei	1.167	55.981	1.142	45.978
Ukraine	2.966	12.520	184	4.303
Ungarn	711	11.231	691	15.105
Übriges Europa	17.396	24.200	1.209	17.260

Tabelle 3.3.26: Wanderungen zwischen Deutschland und dem außereuropäischen Ausland, 1997

Werte aus Statistisches Jahrbuch 1999 für die BRD

Herkunfts- bzw. Zielland	Zuzüge		Fortzüge	
	Deutsche	Ausländer/ - innen	Deutsche	Ausländer/ - innen
Insgesamt	101.832	167.682	39.124	118.578
Afrika	4.211	32.556	3.771	23.350
Amerika	16.375	30.203	20.616	32.382
Asien	80.012	103.056	12.725	60.386
Australien und Ozeanien	1.234	1.867	2.012	2.459
Unbekanntes Ausland	960	5.582	7.888	6.628

Tabelle 3.3.27: Aussiedler nach Herkunftsgebieten

Die Angaben für 1990 beziehen ich bis zum 1.11.1990 auf die frühere BRD.

Werte aus Statistisches Jahrbuch 1999 für die BRD

Herkunftsgebiet	1990	1994	1995	1996	1997	1998
Insgesamt	397.075	222.591	217.898	177.751	134.419	103.080
Nach Herkunftsgebieten						
Polen	113.253	2.440	1.677	1.175	687	488
Ehem. Sowjetunion	147.455	213.214	209.409	172.181	131.895	101.550
Bulgarien	27	2	2	6	-	3
Rumänien	107.189	6.615	6.519	4.284	1.777	1.005
Ehem. Tschechoslow	1.324	97	62	14	10	16
Ungarn	1.038	40	43	14	16	4
Sonstige Länder	11	1	186	77	34	14
Nach Altersgruppen						
Unter 6	38.397	19.262	18.058	13.816	9.897	7.128
6 – 18	66.905	57.477	56.764	45.748	33.545	25.709
18 – 25	47.418	22.529	23.462	20.388	16.528	12.773
25 – 45	124.087	75.595	73.795	60.157	43.583	34.004
45 – 65	71.723	31.147	30.327	26.056	21.085	16.564
65 und mehr	22.297	16.581	15.492	11.586	9.781	6.902

Tabelle 3.3.28: Eingebürgerte Personen nach Altersgruppen und früheren Staatsangehörigkeiten in Deutschland 1997

Jugoslawien einschließlich Kroatien, Slowenien, Bosnien und Herzegowina, sowie Mazedonien.

Werte aus Statistisches Jahrbuch 1999 für die BRD

1997 wurden 278.662 Personen eingebürgert.

Herkunftsgebiet	**Insgesamt**	**Unter 18 Ja.**	**18-25 Jahre**	**25-35 Jahre**	**35-45 Jahre**	**45-55 Jahre**	**Über 55 Ja.**
Ehem. Sowjetunion	**179.601**	58.860	19.979	24.159	34.774	14.347	25.268
Türkei	**42.240**	13.743	7.443	10.190	4.729	2.682	1.609
Rumänien	**8.717**	1.734	913	1.972	1.551	911	1.587
Jugoslawien	**6.213**	890	1.590	1.265	749	1.069	469
Polen	**6.000**	1.463	652	1.108	1.367	695	478
Italien	**1.187**	137	194	407	224	119	95
Ungarn	**911**	102	7 4	130	274	244	72
Ehem. Tschechoslowakei	**716**	116	89	161	151	129	62
Österreich	**598**	51	61	154	98	133	85

Tabelle 3.3.29: Arbeitslose und Arbeitslosenquoten in Deutschland

Unter der Arbeitslosenquote versteht man Arbeitslose in Prozent der abhängigen Erwerbspersonen (ohne Soldaten).

Werte aus Statistisches Jahrbuch 1999 für die BRD

Jahr	**Arbeitslose**				**Quote**
	Männer	Frauen	Insgesamt	Unter 20 J.	**in %**
1991	1.280.554	1.321.649	2.602.203	95.800	**7,3**
1992	1.411.894	1.566.676	2.978.570	88.215	**8,5**
1993	1.691.560	1.727.581	3.419.141	90.015	**9,8**
1994	1.863.085	1.834.972	3.698.057	92.415	**10,6**
1995	1.850.610	1.761.311	3.611.921	95.222	**10,4**
1996	2.111.546	1.853.518	3.965.064	107.297	**11,5**
1997	2.342.383	2.042.073	4.384.456	113.538	**12,7**
1998	2.272.655	2.006.633	4.279.288	108.423	**12,3**

Tabelle 3.3.30: Bevölkerungsentwicklung in ausgewählten Staaten

Die Angaben beziehen sich in der Regel auf den Stand Jahresmitte. Für Deutschland ist der Jahredurchschnitt angegeben und für andere EU-Länder und die Schweiz gilt der Jahresanfang. Der Wert von Luxemburg für 1997 bezieht sich auf das Jahr 1995.

Werte aus Daten des Gesundheitswesens 1999

	Bevölkerung in 1.000					
	1950	**1960**	**1970**	**1980**	**1990**	**1997**
Deutschland:	68.377	72.674	77.709	78.275	79.365	82.052
Früheres Bundesgebiet	49.989	55.433	60.651	61.538	63.254	66.647
Neue Länder u. Berlin-Ost	18.388	17.241	17.058	16.737	16.111	15.405
Weitere europäische Staaten:						
Belgien	8.639	9.119	9.638	9.847	9.967	10.170
Dänemark	4.271	4.581	4.929	5.123	5.140	5.275
Finnland	4.009	4.457	4.651	4.780	4.986	5.132
Frankreich	41.829	45.684	50.772	53.880	56.735	58.492
Griechenland	7.566	8.327	8.793	9.643	10.089	10.487
Großbritannien u. Nordirland	50.616	52.373	55.632	56.330	57.411	58.902
Irland	2.969	2.832	2.950	3.401	3.503	3.652
Italien	47.104	50.200	53.822	56.434	56.737	57.461
Luxemburg	296	315	340	365	382	410
Niederlande	10.114	11.487	13.039	14.150	14.952	15.567
Österreich	6.935	7.047	7.467	7.549	7.718	8.068
Portugal	8.405	8.858	8.680	9.766	9.877	9.934
Schweden	7.014	7.485	8.043	8.310	8.559	8.844
Schweiz	4.694	5.328	6.181	6.319	6.712	7.081
Spanien	28.009	30.650	33.779	37.386	38.959	39.299
Außereuropäische Staaten						
USA	152.271	180.671	205.051	227.757	249.924	267.116
Japan	83.625	94.096	104.331	116.807	123.537	129.069
Indien	357.561	442.344	554.911	688.856	850.638	929.005
Australien	8.219	10.276	12.535	14.569	16.888	17.865
Ägypten	21.834	27.840	35.285	43.749	56.312	62.096

Tabelle 3.3.31: Lebenserwartung bei der Geburt und im Alter von 20 und 60 Jahren in ausgewählten Staaten

Bei Dänemark ohne Angaben für die Färöer und Grönland. Bei Spanien beziehen sich die Angaben für das Alter 20 Jahre auf ein vollendetes Alter von 15 Jahren und bei 60 Jahren auf ein vollendetes Alter von 65 Jahren.

Werte aus Daten des Gesundheitswesens 1999

Staat	Jahr	Bei der Geburt		Mit 20 Jahren		Mit 60 Jahren	
		Männer	Frauen	**Männer**	Frauen	**Männer**	Frauen
Deutschland:							
Insgesamt	1995/97	**73,6**	80,0	**54,4**	60,6	**18,5**	22,9
Früheres Bundesgebiet	1995/97	**74,1**	80,2	**54,9**	60,8	**18,7**	23,1
Neue Länder u. Berlin Ost	1995/97	**71,8**	79,0	**52,7**	59,7	**17,6**	22,0
Europa							
Belgien	1996	**73,8**	80,5	**54,7**	61,1	**18,7**	23,5
Dänemark	1996	**73,1**	78,2	**53,9**	58,9	**17,9**	21,6
Finnland	1996	**73,0**	80,5	**53,7**	61,1	**18,3**	23,1
Frankreich	1996	**74,1**	82,0	**54,9**	62,6	**19,7**	24,9
Griechenland	1996	**75,1**	80,4	**56,2**	71,1	**19,9**	23,0
Großbritannien u. Nordirland	1996	**74,3**	79,5	**55,2**	60,1	**18,5**	22,4
Irland	1996	**73,3**	78,7	**54,2**	59,4	**17,6**	21,5
Italien	1994	**74,3**	80,7	**55,4**	61,5	**19,0**	23,5
Luxemburg	1996	**73,3**	79,9	**54,1**	60,8	**18,1**	23,4
Niederlande	1996	**74,7**	80,3	**55,5**	61,0	**18,5**	23,2
Österreich	1996	**73,9**	80,2	**54,8**	60,8	**18,8**	23,0
Portugal	1996	**71,1**	78,6	**52,4**	59,5	**17,8**	21,9
Schweden	1996	**76,5**	81,5	**57,1**	62,0	**20,0**	23,9
Schweiz	1991/92	**74,3**	81,2	**55,3**	62,0	**19,4**	24,2
Spanien	1996	**74,4**	81,5	**60,1**	67,2	**16,0**	19,8
Außerhalb Europas							
Ägypten	1991	**62,9**	66,4	**48,5**	52,2	**14,9**	16,5
Australien	1994	**75,0**	80,9	**56,0**	62,0	**19,4**	24,0
Indien	1986/90	**57,7**	58,1	**47,5**	49,7	**14,7**	16,1
Japan	1996	**77,0**	83,6	**57,7**	64,1	**20,8**	25,9
Vereinigte Staaten	1994	**72,4**	79,0	**53,6**	**59,9**	**18,9**	22,9

Tabelle 3.3.32: Entwicklung der Geburtenziffern in ausgewählten Staaten

Die Angabe für Ägypten für das Jahr 1990 bezieht sich auf das Jahr 1989.

Werte aus Daten des Gesundheitswesens 1999

Staat	Lebendgeborene je 1.000 Einwohner				
	1960	1970	1980	1990	1997
Deutschland:					
Insgesamt	17,3	13,5	11,0	11,4	9,9
Früheres Bundesgebiet	17,4	13,4	10,1	11,5	10,7
Neue Länder u. Berlin-Ost	17,0	13,9	14,6	11,1	6,4
Europa:					
Belgien	17,0	14,8	12,6	12,4	11,4
Dänemark	16,6	14,4	11,2	12,4	12,8
Finnland	18,5	14,0	13,2	13,2	11,5
Frankreich	17,9	16,8	14,9	13,5	12,4
Griechenland	18,9	16,5	15,4	9,9	9,7
Großbritannien u. Nordirland	17,5	16,2	13,4	13,9	12,3
Irland	21,5	21,8	21,8	15,1	14,2
Italien	18,1	16,8	11,3	9,8	9,2
Luxemburg	15,9	13,0	11,4	13,0	13,1
Niederlande	20,8	18,3	12,8	13,2	12,2
Österreich	17,9	15,0	12,0	11,6	10,4
Portugal	23,9	20,0	16,2	11,2	11,4
Schweden	13,7	13,7	11,7	14,5	10,2
Schweiz	17,6	15,8	11,5	12,5	11,4
Spanien	21,7	19,6	15,2	10,2	9,1
Außerhalb Europas:					
Ägypten	43,1	35,1	37,5	37,9	-
Australien	22,4	20,6	15,3	15,4	13,7
Indien	38,9	36,8	33,7	29,9	26,5
Japan	17,2	18,9	13,6	9,9	10,0
Vereinigte Staaten	23,7	18,3	15,8	16,7	14,6

Tabelle 3.3.33: Entwicklung der Sterbeziffern in ausgewählten Staaten

Werte aus Daten des Gesundheitswesens 1999

Staat	Gestorbene je 1.000 Einwohner				
	1960	**1970**	**1980**	**1990**	**1997**
Deutschland:					
Insgesamt	12,0	12,6	12,1	11,6	10,5
Früheres Bundesgebiet	11,6	12,1	11,6	11,3	10,4
Neue Länder u. Berlin-Ost	13,6	14,1	14,2	12,9	10,9
Europa:					
Belgien	12,5	12,3	11,5	10,5	10,2
Dänemark	9,5	9,8	10,9	11,9	11,4
Finnland	9,0	9,6	9,3	10,1	9,6
Frankreich	11,4	10,7	10,2	9,3	9,1
Griechenland	7,3	8,4	9,1	9,2	9,6
Großbritannien u. Nordirland	11,5	11,8	11,7	11,2	10,7
Irland	11,5	11,4	9,8	9,1	8,6
Italien	9,6	9,7	9,8	9,3	9,6
Luxemburg	11,8	12,2	11,3	9,9	9,4
Niederlande	7,6	8,4	8,1	8,6	8,7
Österreich	12,7	13,2	12,2	10,7	9,8
Portugal	10,6	10,3	9,7	9,9	10,5
Schweden	10,0	10,0	11,1	11,1	10,5
Schweiz	9,7	9,1	9,2	9,5	8,9
Spanien	8,6	8,3	7,7	8,6	9,1
Außerhalb Europas:					
Ägypten	16,9	15,0	10,0	8,5	7,0
Australien	8,6	9,0	7,4	7,0	7,0
Indien	22,8	15,4	12,6	9,6	8,9
Japan	7,6	6,9	6,2	6,7	7,8
Vereinigte Staaten	9,5	9,4	8,7	8,6	8,7

Tabelle 3.3.34: Überschuss an Lebendgeborenen bzw. Gestorbenen in ausgewählten Staaten

Ein Überschuss an Gestorbenen ist in der Tabelle mit (-) gekennzeichnet. Die Angaben für 1990 in Ägypten bezieht sich auf das Jahr 1989 und die Angaben für 1997 auf das Jahr 1996.

Werte aus Daten des Gesundheitswesens 1999

Staat	Überschuss in 1.000					
	1960	**1970**	**1980**	**1990**	**1995**	**1997**
Deutschland:						
Insgesamt	385	72	**-87**	**-16**	**-119**	**- 48**
Früheres Bundesgebiet	327	77	**-93**	14	**- 25**	**19**
Neue Länder u. Berlin-Ost	59	**-4**	7	**-30**	**- 94**	**- 67**
Europa:						
Belgien	41	23	10	19	10	12
Dänemark	32	23	1	3	7	8
Finnland	42	21	19	15	14	10
Frankreich	298	308	253	236	198	191
Griechenland	96	71	61	8	1	1
Großbritannien u. Nordirland	315	249	92	157	87	94
Irland	28	30	41	22	17	21
Italien	429	380	85	26	**- 22**	**- 24**
Luxemburg	1	0	0	1	2	2
Niederlande	151	129	67	69	55	55
Österreich	36	13	**-1**	8	7	5
Portugal	119	88	63	14	4	8
Schweden	27	30	5	29	9	3
Schweiz	42	42	15	20	19	18
Spanien	398	381	282	68	17	2
Außerhalb Europas:						
Ägypten	676	661	1.159	1.282	1.282	1.350
Australien	142	144	117	143	131	125
Japan	899	1.242	854	402	303	284
Vereinigte Staaten	2.546	1.810	1.622	2.010	1.631	1.580

Tabelle 3.3.35: Säuglingssterblichkeit in ausgewählten Staaten, 1960 - 1997

Werte Daten des Gesundheitswesens 1999 für die BRD

Im ersten Lebensjahr Gestorbene je 1.000 Lebendgeborene

	1960	1970	1980	1990	1993	1995	1997
Belgien	31,2	21,1	12,1	8,0	6,1	5,6	6,1
Dänemark	21,5	14,2	8,4	7,5	5,1	5,6	5,3
Finnland	21,0	13,2	7,6	5,6	3,9	4,0	3,9
Frankreich	27,5	18,2	10,0	7,3	4,9	4,8	5,0
Griechenland	40,1	29,6	17,9	9,7	8,1	7,2	6,3
Großbritannien und Nordirland	22,5	18,5	12,1	7,9	6,2	6,1	5,9
Irland	29,3	19,5	11,1	8,2	6,4	5,5	6,2
Italien	43,9	29,6	14,6	8,2	6,1	5,9	5,5
Luxemburg	31,5	24,9	11,5	7,3	5,5	4,9	4,2
Niederlande	17,9	12,7	8,6	7,1	5,5	5,7	5,2
Österreich	37,5	25,9	14,3	7,8	5,4	5,1	4,7
Portugal	77,5	55,5	24,3	10,9	7,5	6,9	6,4
Schweden	16,6	11,0	6,9	6,0	4,1	4,0	3,6
Spanien	43,7	28,0	12,3	7,6	5,5	6,0	5,7

Totgeborene je 1.000

	1960	1970	1980	1990	1993	1995	1997
Belgien	15,1	11,2	7,9	5,5	4,8	4,4	4,2
Dänemark(1)	12,4	8,5	4,4	4,7	4,6	4,8	-
Finnland	15,1	8,0	4,2	3,2	3,0	3,8	-
Frankreich	17,0	13,3	8,6	5,9	5,3	-	-
Griechenland	14,3	13,1	9,2	7,1	6,3	5,9	5,9
Großbrit.u. Nordirland	20,1	13,1	7,2	4,6	5,7	5,6	5,4
Irland	21,9	13,8	9,1	6,0	6,4	6,3	-
Italien	24,5	15,4	8,4	5,4	4,2	4,0	3,9
Luxemburg	16,1	9,7	5,5	4,2	4,4	2,8	5,1
Niederlande	14,9	10,7	6,6	5,7	4,5	4,7	-
Österreich	15,0	10,1	6,6	3,6	4,4	4,5	4,3
Portugal	26,5	20,7	11,8	8,6	5,5	5,3	4,5
Schweden	13,7	8,3	4,5	3,6	3,4	3,5	3,5
Spanien	27,3	17,6	7,8	4,0	3,5	-	-

Anhang

Anhang

Anhang 1: Basisgrößen und Basiseinheiten des Internationalen Einheitensystems (DIN 1301)

Die Bundesrepublik Deutschland ist mit den Gesetzen über Einheiten im Messwesen 1969 und 1973 dem Internationalen Einheitensystem (Système International de Unités, SI) beigetreten. Es besteht aus sieben Basiseinheiten, von denen sich die übrigen Einheiten ableiten lassen.

Aus Lippert 1978, Schmidt u. Thews 1995

Basisgröße	Basiseinheit (Zeichen)	Definition der Einheit
Länge	Meter (m)	Das Meter ist die Länge der Strecke, die Licht im Vakuum während der Dauer von (1/299.792.458) Sekunden durchläuft.
Masse	Kilogramm (kg)	Das Kilogramm ist gleich der Masse des Internationalen Kilogrammprototyps.
Zeit	Sekunde (s)	Die Sekunde ist das 9.192.631.770-fache der Periodendauer der Strahlung, die dem Übergang zwischen den beiden Hyperfeinstrukturniveaus des Grundzustandes von Atomen des Nuklids ^{133}Cs entspricht.
Elektrische Stromstärke	Ampere (A)	Stärke eines konstanten elektrischen Stromes, der durch 2 parallele, geradlinige, unendlich lange, im Vakuum im Abstand von 1 Meter voneinander angeordnete Leiter mit vernachlässigbarem Querschnitt fließend, zwischen diesen Leitern je Meter Leiterlänge die Kraft $2 \cdot 10^{-7}$ Newton hervorrufen würde.
Thermodynamische Temperatur	Kelvin (K)	Ist der 273,16-te Teil der thermodynamischen Temperatur des Tripelpunktes des Wassers.
Lichtstärke	Candela (cd)	Ist die Lichtstärke in einer bestimmten Richtung einer Strahlungsquelle, die monochromatische Strahlung der Frequenz $540 \cdot 10^{12}$ Hertz aussendet und deren Strahlstärke in dieser Richtung (1/683) Watt durch Steradiant (räumlicher Winkel) beträgt.
Stoffmenge	Mol (mol)	Ist die Stoffmenge eines Systems, das aus ebensoviel Einzelteilen besteht, wie Atome in 0,012 kg des Kohlenstoffnuklids ^{12}C enthalten sind.

Anhang 2: Namen, Symbole und Definitionen einiger abgeleiteter SI-Einheiten

Von den in Anhang 1 genannten Basiseinheiten lassen sich die Einheiten anderer Messgrößen ableiten. Eine Auswahl ist hier zusammengestellt.

Nach Schmidt u. Thews 1995

Größe	Name der Einheit	Symbol	Definition
Frequenz	Hertz	Hz	s^{-1}
Kraft	Newton	N	$m \cdot kg \cdot s^{-2}$
Druck	Pascal	Pa	$m^{-1} \cdot kg \cdot s^{-2}$ $(N \cdot m^{-2})$
Energie	Joule	J	$m^2 \cdot kg \cdot s^{-2}$ $(N \cdot m)$
Leistung	Watt	W	$m^2 \cdot kg \cdot s^{-3}$ $(J \cdot s^{-1})$
Elektrische Ladung	Coulomb	C	$s \cdot A$
Spannung	Volt	V	$m^2 \cdot kg \cdot s^{-3} \cdot A^{-1}$
Elektrischer Widerstand	Ohm	W	$m^2 \cdot kg \cdot s^{-3} \cdot A^{-2}$
Elektrischer Leitwert	Siemens	S	$m^{-2} \cdot kg^{-1} \cdot s^3 \cdot A^2$
Elektrische Kapazität	Farad	F	$m^{-2} \cdot kg^{-1} \cdot s^4 \cdot A^2$
Magnetischer Fluss	Weber	Wb	$m^2 \cdot kg \cdot s^{-2} \cdot A^{-1}$
Magnetische Flussdichte	Tesla	T	$kg \cdot s^{-2} \cdot A^{-1}$
Induktivität	Henry	H	$m^2 \cdot kg \cdot s^{-2} \cdot A^{-2}$
Lichtstrom	Lumen	lm	$cd \cdot sr$
Beleuchtungsstärke	Lux	lx	$cd \cdot sr \cdot m^{-2}$
Aktivität einer radioaktiven Substanz	Becquerel	Bq	s^{-1}

Anhang 3: Konventionelle Einheiten, die weiter benutzt werden dürfen

Die konsequente Benutzung der SI-Einheiten wird sich wohl erst nach einer längeren Übergangszeit durchsetzen lassen. Im medizinischen Bereich gibt es Einwände gegen die Umstellung der eingeführten Druckeinheit mmHg auf die weniger anschauliche Einheit Pascal. Die Einheit Joule für den Energieumsatz scheint sich jedoch gegen die konventionelle Einheit Kalorie durchzusetzen.

Nach Schmidt u. Thews 1995

Name der Einheiten	Symbol	Wert in SI-Einheiten
Gramm	g	1 g = 10^{-3} kg
Liter	l	1 l = I dm^3
Minute	min	1 min = 60 s
Stunde	h	1 h = 3,6 ks
Tag	d	1 d = 86,4 ks
Grad Celsius	°C	t°C = T - 273,15 K

Anhang 4: Empfehlungen zur Einführung abgeleiteter Einheiten des Internationalen Einheitensystems (SI) in der Medizin

Die Empfehlungen der International Federation of Clinical Chemistry (IFCC) wurden von der Schweizerischen, Österreichischen und Deutschen Gesellschaft für Klinische Chemie für den deutschen Sprachraum bearbeitet.

Werte nach Lippert 1978

Meßgrößenart	Symbol	Einheit	Zeichen	Untereinheiten
Länge	l	Meter	m	mm, μm, nm
Fläche	A	Quadratmeter	m^2	mm^2, nm^2
Volumen	V	Kubikmeter Liter	m^3, l	dm^3, cm^3, mm^3, mm^3, ml, ml, nl, pl, fl
Masse	m	Kilogramm	kg	g, mg, mg, ng, pg
Stoffmenge	n	Mol	mol	mmol, mmol, nmol
Thermodynamische Temperatur	*T*	Kelvin	K	mK
Celsius-Temperatur	d	Grad Celsius	°C	m°C
Druck, Partial-druck	*P*	Pascal	Pa (N/m^2)	MPa (MN/m^2), kPa (kN/m^2)
Zeit	*t*	Sekunde	s	Ms, ks, ms, a, d

Anhang 5: Symbole des Internationalen Einheitensystems einschließlich älterer Einheiten

Symbole für dezimale Vielfache und Teile sind *kursiv* gesetzt.

Nach Lippert 1978

Symbol	Einheit	Symbol	Einheit
A:	Ampere	**kcal:**	Kilokalorie
a:	Atto	**kg:**	Kilogramm
at:	technische Atmosphäre	**kPa:**	Kilopascal
atm:	physikalische Atmosphäre	**lm:**	Lumen
bar:	Bar	**lx:**	Lux
Bq:	Becquerel	**m:**	Meter
C:	Coulomb	***m:***	Milli
°C:	Grad Celsius	**m**	Mikro
c:	Zenti	**Mg:**	Megagramm
cal:	Kalorie, kleine	**min:**	Minute
cd:	Candela	**mol:**	Mol
Ci:	Curie	**N:**	Newton
d:	Tag = dies	***n:***	Nano
d:	Dezi	***p:***	Piko
da:	Deka	**p:**	Pond
dyn:	Dyn	**Pa:**	Pascal
eV:	Elektronenvolt	**rad:**	Radiant
F:	Farad	**rd:**	rad
f:	Femto	**rem:**	Rem
G:	Giga	**S:**	Siemens
°:	Grad	**s:**	Sekunde
g:	Gramm	**sr:**	Steradiant
gon:	Gon	**Sv:**	Sievert
Gy:	Gray	***T:***	Tera
H:	Henry	**T:**	Tesla
h:	Stunde = hora	**t:**	Tonne
Hz:	Hertz	**V:**	Volt
J:	Joule	**W:**	Watt
K:	Kelvin	**Wb:**	Weber
k:	Kilo	**W**	Ohm

Anhang 6: Vorsilben für dezimale Vielfache und Teile von Einheiten

Worterklärung:

Exa-	(E)	griech. exà: über alles hinaus, über alle Zahlen hinaus
Peta-	(P)	griech. petanünnein: alles umfassend
Tera-	(T)	griech. tò téras: das Ungeheuerliche, die ungeheuer große Zahl
Giga-	(G)	griech. ho gígas: der Riese, die riesige Zahl
Mega-	(M)	griech. mégas: groß, die große Zahl
Kilo-	(k)	griech. chílioi: tausend, die tausendfache Zahl
Hekto-	(h)	griech. hekatón: hundert, die hundertfache Zahl
Deka-	(da)	griech. déka: zehn, die zehnfache Zahl
Dezi-	(d)	lat. decîmus: der Zehnte, der zehnte Teil
Zenti-	(c)	lat. centesîmus: der Hundertste, der hundertste Teil
Milli-	(m)	lat. millesîmus: der Tausendste, der tausendste Teil
Mikro-	(μ)	griech. mikrós: klein, unbedeutend, der unbedeutende Teil
Nano-	(n)	griech. ho nános: der zwerghafte kleine Teil
Piko-	(p)	ital. pico: sehr klein, der sehr kleine Teil
Femto-	(f)	dänisch-norwegische femten (15): im Sinne von 10^{-15}
Atto-	(a)	dänisch-norwegische atten (18): im Sinne von 10^{-18}

Nach Faller 1988, Lippert 1978

Vorsilbe	**Kurzzeichen**	**Bedeutung**				
Exa	E	Trillionfach	=	10^{18}	=	1.000.000.000.000.000.000
Peta	P	Billiardenfach	=	10^{15}	=	1.000.000.000.000.000
Tera	T	Billionenfach	=	10^{12}	=	1.000.000.000.000
Giga	G	Milliardenfach	=	10^{9}	=	1.000.000.000
Mega	M	Millionenfach	=	10^{6}	=	1.000.000
Kilo	k	Tausendfach	=	10^{3}	=	1.000
Hekto	h	Hundertfach	=	10^{2}	=	100
Deka	da	Zehnfach	=	10^{1}	=	10
Dezi	d	Zehntel	=	10^{-1}	=	0,100
Zenti	c	Hundertstel	=	10^{-2}	=	0,010
Milli	m	Tausendstel	=	10^{-3}	=	0,001
Mikro	μ	Millionstel	=	10^{-6}	=	0,000.001
Nano	n	Milliardstel	=	10^{-9}	=	0,000.000.001
Piko	p	Billionstel	=	10^{-12}	=	0,000.000.000.001
Femto	f	Billiardstel	=	10^{-15}	=	0,000.000.000.000.001
Atto	a	Trillionstel	=	10^{-18}	=	0,000.000.000.000.000.001

Anhang 7: Griechisches Alphabet

Nach DIN-Normblatt 1453, Blatt 1

klein	**groß**	Name	Wert	**klein**	**groß**	Name	Wert
α	Α	Alpha	a	ν	Ν	Ny	n
β	Β	Beta	b	ξ	Ξ	Xi	x
γ	Γ	Gamma	g	ο	Ο	Omikron	kurzes o
δ	Δ	Delta	d	π	Π	Pi	p
ε	Ε	Epsilon	e	ρ	Ρ	Rho	r
ζ	Ζ	Zeta	z	σ	Σ	Sigma	s
η	Η	Eta	h	τ	Τ	Tau	t
ϑ	Θ	Theta	th	υ	Υ	Ypsilon	y
ι	Ι	Jota	i	φ	Φ	Phi	ph
κ	Κ	Kappa	k	χ	Χ	Chi	ch
λ	Λ	Lamda	l	ψ	Ψ	Psi	ps
μ	Μ	My	m	ω	Ω	Omega	großes O

Anhang 8: Griechische Grundzahlen

Nach Brockhaus 1981

Bezeichnung	Wert	**Bezeichnung**	Wert
heis, mia, hen	1	**hex**	6
dyo	2	**hepta**	7
treis, tria	3	**okto**	8
tettares, tettara	4	**ennea**	9
pente	5	**deka**	10

Anhang 9: Umrechnung von dezimalen Vielfachen und Teilen der SI-Einheit Quadratmeter, Volumen, Liter

Nach Documenta-Geigy 1977

Quadratmeter	μm^2	mm^2	cm^2	dm^2	m^2	km^2
Quadratmikrometer ...... 1 μm^2	1	10^{-6}	10^{-8}	10^{-10}	10^{-12}	10^{-18}
Quadratmillimeter .... 1 mm^2	10^{6}	1	10^{-2}	10^{-4}	10^{-6}	10^{-12}
Quadratzentimeter .... 1 cm^2	10^{8}	10^{2}	1	10^{-2}	10^{-4}	10^{-10}
Quadratdezimeter .... 1 dm^2	10^{10}	10^{4}	10^{2}	1	10^{-2}	10^{-8}
Quadratmeter................ 1 m^2	10^{12}	10^{6}	10^{4}	10	1	10^{-6}
Quadratdekameter .... 1 dam^2	10^{14}	10^{8}	10^{6}	10^{4}	10^{2}	10^{-4}
Quadrathektometer .... 1 hm^2	10^{16}	10^{10}	10^{8}	10^{6}	10^{4}	10^{-2}
Quadratkilometer 1 km^2 =	10^{18}	10^{12}	10^{10}	10^{8}	10^{6}	1

Volumen	nm^3	μm^3	mm^3	cm^3	dm^3	m^3
Kubiknanometer .... 1 nm^3	1	10^{-9}	10^{-18}	10^{-21}	10^{-24}	10^{-27}
Kubikmikrometer .... 1 μm^3	10^{9}	1	10^{-9}	10^{-12}	10^{-15}	10^{-18}
Kubikmillimeter .... 1 mm^3	10^{18}	10^{9}	1	10^{-3}	10^{-6}	10^{-9}
Kubikzentimeter .... 1 cm^3	10^{21}	10^{12}	10^{3}	1	10^{-3}	10^{-6}
Kubikdezimeter .... 1 dm^3	10^{24}	10^{15}	10^{6}	10^{3}	1	10^{-3}
Liter .... 1 l	10^{24}	10^{15}	10^{6}	10^{3}	1	10^{-3}
Kubikmeter .... 1 m^3	10^{27}	10^{18}	10^{9}	10^{6}	10^{3}	1
Kubikkilometer 1 km^3	10^{36}	10^{27}	10^{18}	10^{15}	10^{12}	10^{9}

Liter	µl	ml	l	m^3
Hektoliter (= 0,1 m^3)1 hl	10^{8}	10^{5}	10^{2}	10^{-1}
Liter (= 1 dm^3)1 l	10^{6}	10^{3}	1	10^{-3}
Deziliter (= 0,1 dm^3)1dl	10^{5}	10^{2}	10^{-1}	10^{-4}
Milliliter (= 1 cm^3)1 ml	10^{3}	1	10^{-3}	10^{-6}
Mikroliter (= 1 mm^3)1 ml	1	10^{-3}	10^{-6}	10^{-9}

Anhang 10: Umrechnung metrischer und anglo-amerikanischer Einheiten

Werte aus Campbell 1997

	Faktoren für die Umrechnung von metrischen in anglo-amerikanische Einheiten	Faktoren für die Umrechnung von anglo-amerikanischen in metrische Einheiten
Länge	1 km = 0,62 miles (Meilen)	1 mile = 1,61 km
	1 m = 1,09 yards (Yard)	1 yard = 0,914 m
	1 m = 3,28 feet (Fuß)	1 foot = 0,305 m
	1 m = 39,37 inches (Zoll)	
	1 cm = 0,394 inch	1 foot = 30,5 cm
	1 mm = 0,039 inch	1 inch = 2,54 cm
Fläche	1 ha = 2,47 acres	1 acre = 0,0405 ha
	1 m^2 = 1,196 square yards	1 square yard = 0,3861 m^2
	1 m^2 = 10.764 square feet	1 square foot = 0,0929 M^2
	1 cm^2 = 0,155 square inch	1 square inch = 6,4516 CM^2
Masse	1 t = 1,103 short tons	1 short ton = 0,907 t
	1 kg = 2,205 pounds	1 pound 0,4536 kg
	1 g = 0,0353 ounces (Unzen)	1 ounce 28,35 g
	1 9 = 15,432 grains	
	1 mg ca. = 0,015 grains	
Volumen (Feststoffe)	1 m^3 = 1,308 cubic yards	1 cubic yard 0,7646 m^3
	1 m^3 = 35,315 cubic feet	1 culbic foot 0,0283 m^3
	1 cm^3 = 0,061 cubic inch	1 cubic inch 16,387 cm^3
Volumen (Flüssigkeiten und Gase)	1 kl = 264,17 gallons	1 gallon (Gallone) = 3,785 1
	1 1 = 0,264 gallons	
	1 1 = 1,057 quarts	1 quart = 0,946 1 (946 ml)
		1 pint = 473 ml
	1 ml = 0,034 fluid ounce	1 fluid ounce = 29,57 ml
Temperatur	^{0}F (Grad Fahrenheit 9/5 ^{0}C + 32	^{0}C = 5/9 (^{0}F -32)

Anhang 11: Umrechnungsfaktoren für Leistung, Wärmestrom und Energieumsatz

Um einen Wert mit einer Einheit, die in der Tabelle links steht in einen Wert mit der rechts stehenden Einheit umzurechnen, muss der Ausgangswert mit dem Faktor multipliziert werden, dessen Pfeil in die entsprechende Richtung zeigt. Von rechts nach links gilt entsprechendes. Beispiel: 15,3 kpm/s x 9,807 = 150 W. Mit dem rechten Faktor 0,102 werden Watt in kpm/s umgewandelt.

Werte aus Lippert 1978, Schmidt u.Thews 1995

Einheit	Namen der Einheit	**Faktor →**	**← Faktor**	Namen der Einheit	**Einheit**
kpm/s	Kilopondmeter durch Sekunde	**9,807 →**	**← 0,102**	Watt	**W**
kpm/min	Kilopondmeter durch Minute	**0,1634 →**	**← 6,118**	Watt	**W**
kcal/min	Kilokalorie durch Minute	**69,78 →**	**← 0,01433**	Watt	**W**
kcal/h	Kilokalorie durch Stunde	**1,16 →**	**← 0,86**	Watt	**W**
kcal/d	Kilokalorie durch Tag	**0,0485 →**	**← 20,6**	Watt	**W**
kJ/d	Kilojoule durch Tag	**0,0116 →**	**← 86,4**	Watt	**W**
PS	Pferdestärken	**0,7355 →**	**← 1,36**	Kilowatt	**kW**

Anhang 12: Umrechnungsfaktoren für Energie, Arbeit und Wärmemenge

Erläuterungen siehe Anhang 13

Werte aus Lippert 1978, Schmidt u. Thews 1995

Einheit	Namen der Einheit	**Faktor →**	**← Faktor**	Namen der Einheit	**Einheit**
kpm	Kilopondmeter	**9,807 →**	**← 0,102**	Joule	**J**
erg	Erg	**10^{-7} →**	**← 10^{7}**	Joule	**J**
cal	Kalorie	**4,1868 →**	**← 0,2388**	Joule	**J**
kcal	Kilokalorie	**4,1868 →**	**← 0,2388**	Kilojoule	**kJ**

Anhang 13: Umrechnungsfaktoren für Druck und Atmung

Erläuterungen siehe Anhang 13

Werte aus Lippert 1978, Schmidt u. Thews 1995

Einheit	Namen der Einheit	Faktor →← Faktor	Namen der Einheit	Einheit
mmHg	Millimeter Quecksilbersäule	**133→ ←0,008**	Pascal	**Pa**
atm	Atmosphäre	**101→ ←0,0099**	Kilopascal	**kPa**
bar	Bar	**100→ ←0,01**	Kilopascal	**kPa**
l/min	Liter d. Minute	**0,01667→ ←60**	Liter durch Sekunde	**l/s**
cmH_2O	Zentimeter Wassersäule	**98,07→ ←0,0102**	Pascal	**Pa**
cmH_2O/l	Zentimeter-Wassersäule durch Liter	**98,07→ ←0,0102**	Pascal durch Liter	**Pa/l**
ml/ cmH_2O	ml durch Zentimeter-Wassersäule	**0,0102→ ←98,07**	Mililiter durch Pascal	**ml/Pa**
ml/ cmH_2O	ml durch Zentimeter Wassersäule	**10,2→ ←0,09807**	Mikroliter durch Pascal	**ml/Pa**
$lcmH_2O$	Liter mal Zentimeter Wassersäule	**0,09807→ ←10,2**	Joule	**J**

Literatur

AIDS/HIV. AIDS-Zentrum des Bundesgesundheitsamtes. Berlin.

AIDS-Nachrichten. AIDS-Zentrum des Bundesgesundheitsamtes. Berlin.

Altman, Ph.L. u. D.S. Dittmer (Hrsg.): Biology Data Book. Bd.I-III, 2.Aufl. Bethesda 1972-1974.

Aschoff, J. u. R.Wever: Kern und Schale im Wärmehaushalt des Menschen. Naturwissenschaften 45, 1958.

Bender A.E. u. L.J. Brookes: Body weight control. Proceedings of the first International Meeting on Body Weight Control. Montreux, April 1985. London 1987.

Bertelsmann Lexikon-Institut: Biologie. Daten und Fakten zum Nachschlagen. Gütersloh 1979.

Betz, E., Reutter, K., Mecke, D. u. H. Ritter: Biologie des Menschen. 13. Aufl. Heidelberg, Wiesbaden 1991.

Bundschuh, G., Schneeweiss, B. u. H. Bräuer: Lexikon der Immunologie. 2.Aufl. München 1992.

Campbell, N.A..: Biologie. Heidelberg, Berlin, Oxford 1997.

Campenhausen, C.v.: Die Sinne des Menschen. Stuttgart 1993.

Daten des Gesundheitswesens. Bd. 122, Bundesministerium für Gesundheit. Baden-Baden 1999.

Daten des Gesundheitswesens. Bd. 51, Bundesministerium für Gesundheit. Baden-Baden 1995.

Der Gesundheitsbrockhaus. 4.Aufl., Mannheim 1990.

Deutsche Gesellschaft für Ernährung: Ernährungsbericht 1992. Frankfurt am Main 1992.

Dickersen, R.E. u. I. Geis: Struktur und Funktion der Proteine. Weinheim 1971.

Diem, K u. C.Lentner: Documenta Geigy, Wissenschaftliche Tabellen. Basel 1977.

Documenta Geigy: Wissenschaftliche Tabellen. Stuttgart 1975.

Documenta Geigy: Wissenschaftliche Tabellen. Stuttgart 1977.

DSW-Datenposter: Deutsche Stiftung Weltbevölkerung. Hannover.

DuBois, E.F., in Altman und Dittmer (Hrsg.): Metabolism. Bethesda 1968.

Encarta: Enzyklopädie Plus 2000. Microsoft Corporation 1999.

Faller, A.: Der Körper des Menschen. Stuttgart, New York . 13. Aufl. 1999.

Finch, C.E.: Longevity, Senescense and the Genome. Chicago, London 1990.

Flindt, R.: Biologie in Zahlen. Heidelberg, Berlin. 5. Aufl. 1999.

Florey, E.: Lehrbuch der Tierphysiologie. Stuttgart 1970.

Flügel, B., Greil, H. u. K. Sommer: Anthropologischer Atlas. Berlin 1986.

Focus: Focus Magazin-Verlag. München.

Francois, J. u. F.Hollwich: Augenheilkunde in Klinik und Praxis. Stuttgart 1977.

Gauer, O.H., Kramer, K. u. R.Jung (Hrsg.): Physiologie des Menschen. München 1972.

GEO: Das neue Bild der Erde. Gruner und Jahr. Hamburg.

Gotthard, W.: Hormone - Chemische Botenstoffe. Stuttgart 1993.

Hagemann, R.: Allgemeine Genetik. Heidelberg, Berlin. 4. Aufl. 1999.

Heberer, G.: Homo - unsere Ab- und Zukunft. Stuttgart 1968.

Heidermanns, C.: Grundzüge der Tierphysiologie. 2.Aufl. Stuttgart 1957.

Henke, W. u. H. Roth: Paläoanthropologie. Berlin, Heidelberg 1994.

Holtmeier, H.J.: Diät bei Übergewicht und gesunde Ernährung. Stuttgart, New York 1986.

Hurrelmann K. u. U. Laaser: Gesundheitswissenschaften. Weinheim, Basel 1993.

Immuno. Berater FSME-Prophylaxe. Heidelberg 1995.

Jahrbuch Sucht 1994: Deutschen Hauptstelle gegen die Suchtgefahren. Geesthacht 1993.

Jahrbuch Sucht 2000. Deutsche Hauptstelle gegen Suchtgefahren. Geesthacht 1999.

Kaboth, W. u. H.Begemann: Blut. In Gauer, H.O.,Kramer K. u. R.Jung (Hrsg): Physiologie des Menschen Bd.2 München, Wien, Baltimore 1977.

Keidel, W.D.: Kurzgefaßtes Lehrbuch der Physiologie. Stuttgart 1985.

Keidel, W.D.: Sinnesphysiologie. Berlin, Heidelberg, New York 1997.

Kleiber, M.: Der Energiehaushalt von Mensch und Haustier. Hamburg 1967.

Klima, J.: Cytologie. Stuttgart 1967.

Klimt, F.: Sportmedizin im Kindes- und Jugendalter. Stuttgart, New York 1992.

Knußmann, R.: Vergleichende Bilogie des Menschen. Stuttgart 1996.

Koenigswald, G.v.: Die Geschichte des Menschen. Verst. Wiss. 74, Berlin 1960.

Kruse-Jarres, J.: Charts der Labordiagnostik. Stuttgart, New York 1993.

Lage-Stehr, J. u. R. Kunze: AIDS in West-Germany, Lancet 1983.

Leonhardt, H.: Histologie, Zytologie und Mikroanatomie des Menschen. Stuttgart, New York 1990.

Lexikon der Biologie, Band 10: Biologie im Überblick. Freiburg, Basel, Wien 1992.

Leydhecker, W.: Augenheilkunde. 22. Aufl. Berlin 1985.

Lippert, H.: SI-Einheiten in der Medizin. München, Baltimore 1978.

McCutcheon: Der Kompaß in der Nase. Hamburg1991.

Meyers Handbuch über Menschen, Tiere und Pflanzen. Mannheim 1964.

Mitchell, H.H., Hamilton, T.S., Steggerda, F.R. u. H.W. Bean: Chemical Composition of the Adult Human Body and its Bearing on the Biochemistry of Growth. J.Biol.Chem. 158, 625-637, 1945.

Mörike, K.D., Betz, E. u. M.Mergenthaler: Bilogie des Menschen. Heidelberg, Wiesbaden. 13. Aufl. 1991.

Morimoto, T.: Variations of Sweating Activity due to Sex, Age ans Race. In Jarret, A. (ed.): The Physiology and Pathophysiology of the Skin. London, New York , San Francisco 1978.

National Research Council: Diet and Health. Implications for Reducing Chronic Disease Risk. National Academy Press. Washington D.C. 1989.

Oppenheimer, C. u. L.Pincussen: Tabulae biologicae. Bd. IV. Berlin 1925-1927.

Passarge, E.: Genetische Herkunft und Zukunft des Menschen. Weinheim, Basel 1984.

Pitts, R.F.: Physiologie der Nieren und der Körperflüssigkeiten. Stuttgart, New York 1972.

Portmann, A.: Einführung in die vergleichende Morphologie der Wirbeltiere. Basel, Stuttgart 1959.

Pschyrembel. Klinisches Wörterbuch. 258. Aufl., Berlin, New York 1999.

Rahman, H. u. M.Rahmann: The Neurobiological Basis of Memory and Behavior. New York 1992.

Rahman, H.: Hirnganglioside und Gedächtnisbildung. Naturwissenschaften 81, 7-20, 1994.

Rein, H. u. M.Schneider: Einführung in die Physiologie des Menschen. Berlin, Heidelberg, New York 1971.

Robert Koch-Institut: Bundesinstitut für Infektionskrankheiten und nicht übertragbare Krankheiten. Berlin.

Rucker, E.: Der menschliche Körper in Zahlen. München 1967.

Saller, K.: Leitfaden der Anthropologie. 2. Aufl. Stuttgart 1964.

Schenck, M. u. E. Kolb: Grundriß der physiologischen Chemie. 8.Aufl. Jena 1990.

Schiebler, T.H., Schmidt, W. u. K.Zilles (Hrsg.): Anatomie. Berlin, Heidelberg, New York 1997.

Schipperges, H.: Geschichte der Medizin in Schlaglichtern. Mannheim 1990.

Schmidt, R.F. u. G.Thews (Hrsg.): Physiologie des Menschen. Berlin, Heidelberg, New York 1976.

Schmidt, R.F. u. G.Thews (Hrsg.): Physiologie des Menschen. Berlin, Heidelberg, New York 1995.

Schneider, M.: Einführung in die Physiologie des Menschen. Berlin, Heidelberg, New York 1971.

Schott, H.: Die Chronik der Medizin. Dortmund 1993.

Schulte, F.J. u. J.Spranger: Lehrbuch der Kinderheilkunde.Stuttgart, New York 1988.

Schultz, A.H.: The Life of Primates. London 1969.

Slijper, J.E.: Riesen und Zwerge im Tierreich. Hamburg 1967.

Spector, W.S.: Handbook of Biological Data. Philadelphia, London 1956.

Statistisches Jahrbuch 1999 für das Ausland. Statistisches Bundesamt, Wiesbaden 1999.

Statistisches Jahrbuch 1999. Statistisches Bundesamt, Wiesbaden 1999.

Statistisches Taschenbuch Gesundheit. Bundesministerium für Gesundheit. Bonn 1994.

Steitz, E.: Die Evolution des Menschen. Stuttgart 1993.

Stüttgen, G.: Die normale und die pathologische Physiologie der Haut. Stuttgart 1965.

Süss, J.: FSME und Lyme-Borreliose. Berlin 1995.

Thews, G., Mutschler, E. u. P.Vaupel: Anatomie Physiologie Pathophysiologie des Menschen. Stuttgart 1999.

Thompson,R.F.: Das Gehirn. Heidelberg, Berlin, New York 1992.

Villinger, B. ....: Ausdauer. Stuttgart, New York 1991.

Vogel, G. u. H.Angermann: DTV-Atlas zur Biologie. München 1984.

Voss, Herrlinger: Taschenbuch der Anatomie. Bd.1, 18.Aufl., Stuttgart 1985.

Weber, M.: Tastsinn und Gemeingefühl. Braunschweig 1981.

Weiner, J.S.: Entstehungsgeschichte des Menschen. Die Enzyklopädie der Natur. Bd.19, Lausanne 1971.

Wieser, W.: Bioenergetik. Stuttgart 1986.

Wiesmann, E.: Medizinische Mikrobiologie. Stuttgart 1978.

Index

A

Abort, siehe Fehlgeburt
Adrenalin 187
Adrenokortikotropes Hormon 182
AIDS 290, 291
–, Chronik 292
–, Fälle 294 ff
–, Infektionsrisiko 299
–, Sterbefälle 301
–, Verbreitung 293
Akkommodation 155
Akkommodationsbreite 157
Aktinfilamente 13
Aldosteron 187
Alkohol 270
–, Abhängigkeit 272
–, Erkrankungen 271
–, Fehlbildungen 271
–, Promillegrenzen 272
–, Unfälle 273
–, Verbrauch 274 ff
Alter 355
Alveoläre Hypoxieschwelle 82
Amphetamin 279, 282
Anämien durch Gendefekte 213f
Antidiuretisches Hormon 182
Antikörper 46
Aorta, Temperatur 144
Arbeitslosigkeit 374
Arbeitsumsatz 89
Asylsuchende 371
Atembedingungen, große Höhen 82
Atembedingungen, Tauchen 81
Atemfrequenz 79
Atemgrenzwert 78
Atemluft, Partialdrücke 84
Atemluft, Zusammensetzung 84
Atemminutenvolumen 78f
Atemwegsystems, Aufzweigungsschritte 77
Atemzugvolumen 79
Augapfel 150
Auge 150
–, Abbildendes System 155f
–, Aufbau 150
–, Funktion 156
Augenfarbe, Vererbung 157
Augenhaut
–, äußere 150
–, innere 152
–, mittlere 151
Augeninnendruck 156
Augenmuskeln 150
Ausländer 370
Aussiedler 373
Australopithecus 329 ff
Axone 167

B

Bauchspeichel, pH-Wert 229
Bauchspeicheldrüse 109
–, Hormone 188
–, Spurenelemente 222
–, Wassergehalt 222
–, Zusammensetzung 221
Befruchtung 207
Benzodiazepin 285
Bevölkerung 352
–, Dichte 336, 356, 360 ff,
–, Entwicklung 360 ff, 375
–, Grundzahlen 364
–, Wachstum 353
Bilirubin 107
Bindegewebe 32
Biologie, Fortschritte 337 ff
Blasengalle, Zusammensetzung 108
Blinde Flecke 152
Blut 36 ff
–, Cholesteringehalt 221
–, Dichte 37
–, Hormone 190ff
–, Normalwerte 50
–, pH-Wert 228
–, Physikalische Daten 37
–, Sauerstofftransport 44
–, Viskosität 37
–, Wassergehalt 222
–, Zelluläre Bestandteile 38
–, Zusammensetzung 37
Blutbildung 37
Blutdruck 65, 74
–, Blutdruckklassen 257
–, Hydrostatischer Einfluss 69
Blutgase 46
Blutgefäße, Anzahl 64
–, Durchmesser 64
–, Gesamtlänge 64
–, Länge 64
–, Oberfläche 64
–, Querschnitt 64
–, Volumen 64
Blutgerinnung 44
–, Plasmafaktoren 42
Blutgruppen, Häufigkeit 48
Blutkörperchensenkungsgeschwindigkeit 38
Blutkreislauf, Strömungsgeschwindigkeit 65
Blutplasma 43
–, Ionenkonzentrationen 228
–, Physikalische Daten 43
–, Wassergehalt 222
Blutplättchen 42
Blutransfusionen, Zeittafel 49
Blutvolumen, Verteilung 70
Blutzucker 189
Borreliose 317
Bowman-Kapsel 119
Brechkraft 155
Brechungsindex 155
Brennweite 156

C

Cavum tympani, siehe Paukenhöhle
Cerebellum, siehe Kleinhirn 171
Cholesterin 97, 258
–, Gewebe 221
Chromatin 15
Chromosomen, Ähnlichkeit 334
–, Anomalien, Häufigkeit 216
–, Anzahl 207
–, Größe 5
–, Zahlen 17
Clitoris, siehe Kitzler
Colon, siehe Dickdarm
Cornea, siehe Hornhaut
Corpus pineale, siehe Zirbeldrüse
Corticoliberin 180
Cortisches Organ, siehe Hörorgan
Cortisol 187
Cowper-Drüsen 200
Cutis, siehe Haut
C-Zellen 185

D

Darm, Zusammensetzung 221
Darmentleerung 114
Darmgase 116
Darmmukosa, Wassergehalt 222
Dauergebiss 99
Dauergebiss, Durchbruchszeiten 99
Dehydroepiandrosteron 187
Demographie 352
Depression 283, 285
Desoxyribonukleinsäure 15
–, Gesamtlänge 3
Diabetes mellitus, siehe Zuckerkrankheit 189
– Typ I 189
– Typ II 189
Dickdarm 112
Dickdarm, Wasserreabsorption 112
Dickdarmmotorik 112
Diffusionskapazitäten 83
Diktyosomen 11
Distaler Tubulus 119
DNA, siehe Desoxyribonukleinsäure
Drogen 279
–, Beschaffungskriminalität 279
–, Straftaten 279, 280
–, Tote 279, 281
Ductuli efferentes 198
Ductus choledochus 108
Ductus deferens, siehe Samenleiter
Ductus ejaculatorius, siehe Spritzkanälchen
Ductus epididymidis, siehe Nebenhodengang
Ductus hepaticus communis 108
Ductus pancreaticus 109
Dunkeladaptation 152
Dünndarm 111
–, Durchblutung 111

–, Oberflächenvergrößerung 113
–, Motorik 111
–, Zotten 113
Durchblutung, Organen 72
Ecstasy 279, 282
Eheschließung 364

E

Eierstock, Aufbau 202
–, Follikel 202
Eileiter 203
Einbürgerung 374
Eisen, Ausscheidung 226
–, Körperbestand 226
–, Resorption 226
Eisprung 202
Eiweiße, Verdauung 96
–, Zufuhr und Vorräte 96
Eizelle 202
–, Größe 5
–, Tubenwanderung 203
Ejakulat, siehe Samenflüssigkeit
Elastische Fasern 32
Elektroenzephalogramm 177
Elektrolyte, frei austauschbar 227
–, tägliche Zufuhr 227
–, Verteilung 227
Embryo, Organentwicklung und Größenzunahme 208f
Endharn 122
Endoplasmatisches Retikulum 10
Energiebedarf 235
Energievorräte 91
Epidermis, siehe Oberhaut
Epididymis, siehe Nebenhoden
Epiphyse, siehe Zirbeldrüse
Epithelkörperchen, siehe Nebenschilddrüse 186
Erbbedingtheit von Körpermaßen 216 f
Erbgänge, Häufigkeit 212
Erbleiden, Häufigkeit von Mutanten 215
Erststuhl 114
Erythrozyt, Größe 5
Erythrozyten, siehe Rote Blutkörperchen
Erythrozyten, Wassergehalt 222
Essgewohnheiten 233
Evolution 329 ff
–, Funde 331, 332

F

Fäzes, pH-Wert 229
Fehlbildungen durch Gendefekte 213
Fehlgeburt 211
Felderhaut 131
Femur, siehe Oberschenkelknochen
Fenster, ovales 160
–, rundes 160

Fetaler Blutkreislauf 71
Fette, Resorption 97
–, Verdauung 97
–, Zufuhr und Vorräte 97
Fettgewebe, Wassergehalt 222
–, Zusammensetzung 221
Fettsucht 234, 237
Fetus 209f
Fingernägel, Rekorde 141
–, Wachstum 141
Fixationsperioden 156
Flüssigkeitsräume 128
Follikelstimulierendes Hormon 182
Fontanellenschluß 31
Formanten 162
Freizeitumsatz 89
Fruchtwasser, pH-Wert 229
Frühgeburt 211
Furchungen 207

G

Galle 107
–, pH-Wert 229
Gallenblase 108
Gallensäure 107
Gallensteinen 107
Gasaustausch 83
Gebärmutter 203
Geburtenziffern 377
Geburtsvorgang 211
Gedächtnis 175
–, Rekorde 175
Gehirn 169
–, anorganischen Bestandteile 225
–, Cholesteringehalt 221
–, Durchblutung 174
–, Durchblutung 176
–, Gewicht 169, 173
–, organische Bestandteile 223
–, anorganische Bestandteile 225
–, Sauerstoffversorgung 176
–, Spurenelemente 222
–, Volumen 173
–, Wassergehalt 222
–, Zusammensetzung 221
Gehirn-Rückenmarksflüssigkeit 172
–, Konzentrationen 172
–, pH-Wert 228
Gehörgang, Temperatur 144
Gehörknöchelchen 159
Gehörschutzempfehlungen 163
Gelben Flecke 152
Gelenke, Mechanik 33ff
Gendefekte, Häufigkeit 213f
Genetik, Fortschritte 350
Geruchsblindheit 148
Geruchssinn 147
–, Schwellenkonzentrationen 147f
Geruchstoffe, Wahrnehmungsschwelle 148
Gesamtkörperwasser, Verteilung 220
Gesäßmuskel, Temperatur 144
Geschlechtsdrüsen, männlich 199

Geschmack, Empfindlichkeitsschwelle 145f
Geschmacksknospen 145
Geschmackssinn 145
Gesichtsfeld 156
Gewicht 234, 237
–, Optimalgewicht 238
–, Extremwerte 35
Glandula parathyroidea,siehe Nebenschilddrüse 186
Glandula pituritaria, siehe Hypophyse
Glandula suprarenales, siehe Nebenniere
Glandula thyroidea, siehe Schilddrüse
Glaskörper 151
–, Wassergehalt 222
Glatte Muskulatur 22
Glia-Zellen 169
Glomeruläre Filtrationsrate 122
Glomerulus 119
Glukagon 188
Golgiapparat 11
Gonadoliberin 180
Graaf-Follikel 202
Größen, Extremwerte 35
Großhirn 170
Großhirnrinde 170
Grundumsatz 89
–, Anteil der Organe 90

H

Haare 138
–, Anzahl 139
–, Rekorde 140
–, Wachstum und Lebensdauer 140
–, Wassergehalt 222
–, Verlust 138
Haarzellen 160
Hämoglobin 40
Hämoglobin, Zusammensetzung 40
Harn, Normalwerte 125f
–, Normalwerte der Hormone 193
–, pH-Wert 229
–, Physikalische Daten 123
Harnblase 120
Harnleiter 120
Harnröhre, männliche 198
Harnröhre, weibliche 204
Harnsediment 123
Haut, allgemein 131
–, Blutversorgung 131
–, Cholesteringehalt 221
–, Tastsinneszellen 133
–, Temperaturempfindung 135
–, Wassergehalt 222
–, Zusammensetzung 141
–, Zusammensetzung 221
Havers-Kanal, siehe Zentralkanal
Helladaption 152
Hepar, siehe Leber
Heroin 279, 282
Herz, Abmessungen 55
–, Arbeit 57

–, Automatiezentren 59
–, Druckverhältnisse 57
–, Durchblutung 60
–, Erregung 58
–, Erregungsleitung 59
–, Gewicht 55
–, Kammervolumen 56
–, Leistung 57
–, Oxidativer Stoffwechsel 60
–, Sauerstoffverbrauch 60
–, Transportvolumen 56
–, Volumen 55
–, Wassergehalt 222
–, Zusammensetzung 221
Herzfrequenz 61
Herzmuskulatur 22
–, anorganische Bestandteile 224
–, organische Bestandteile 224
–, Wassergehalt 224
Herztöne 58
Herztransplantationen, Zeittafel 64
Herzzeitvolumen, Verteilung 70
Herzzyklus 58
Hirnhautentzündung, FSME 317
Hirnnerven 165
Hirnpassage 177
HIV siehe AIDS
Hoden 196
–, Wassergehalt 222
Hodenläppchen 196
Hohlvene, Temperatur 144
Homo 329 ff
Hörbereich 161
Hörleistung 161
Hormone, Normalwerte im Blut 190ff
–, Normalwerte im Urin 193
Hormonforschung, Zeittafel 194
Hörnerv 160
Hornhaut 150
Hornhaut des Auges, Wassergehalt 222
Hornschicht 132
Hörorgan 160
Hörverlust 161
Human Development Index 358
Hyperglykämie 189
Hyperthermie, siehe Übertemperatur 142
Hyperventilation 86
Hypoglykämie 189
Hypophyse 181
Hypophyse, Hormone 182
Hypothalamus, Hormone 180
Hypothermie, siehe Untertemperatur 142
Hypoventilation 86
Immundefekte durch Gendefekte 214

I

Immunglobulin, siehe Antikörper
Innenohr 160
Insulin 188
Intermediärfilament 13

Interstitielle Flüssigkeit, Ionenkonzentrationen 228
Intrazellulare Flüssigkeit, Ionenkonzentrationen 228
Ionenkonzentrationen, Flüssigkeitskompartimente 228
Iris, siehe Regenbogenhaut

J

Jodstoffwechsel 184

K

KalorischeWerte 244
Kaltpunkte 135
Kalzitonin 185
Kammerwasser 154
Kammerwasser, pH-Wert 229
Kapillaren 66
Kapillaren, Druckverhältnisse 67
–, Filtration und Reabsorption 67
–, Porengröße 68
Kaukraft 100
Keim 207
Kerckring-Falten 113
Kernporen 14
Kinderzahlen 357
Kindsbewegungen 210
Kinozilien 12
Kitzler 204
Kleinhirn 171
Kleinhirnkerne 171
Kniegelenksflüssigkeit, pH-Wert 228
Knochen, Anzahl 27ff
–, Aufbau 26
–, Druckbelastbarkeit 25
–, Durchblutung 25
–, Gesamtzahl 29
–, Kalzium 25
–, Spezifisches Gewicht 25
–, Tragfähigkeit 25
–, Verknöcherungstermine 30
–, Wassergehalt 222
–, Zugbelastbarkeit 25
Knochengewebe, Zusammensetzung 31
Knochenzellen 26
Knorpel, Wassergehalt 222
–, Zusammensetzung 32
Kohlendioxid 88
–, Transport im Blut 45
–, Verteilung im Blut 45
Kohlenhydrate, Verdauung 95
–, Zufuhr und Vorräte 95
Kohlenmonoxid 87
Kokain 279, 282
Kollagene Fasern 32
Körnerzellen 171
Körper, anorganische Bestandteil 229
–, Zusammensetzung 221, 230
–, Zusammensetzung nach Elementen 220

–, Zusammensetzung nach Geweben und Organen 221
Körperflüssigkeit, Elektrolytverteilung 227
–, pH-Werte 228
Körperhöhen, wohnortabhänigig 217
Körperhöhensteigerung, Säkulare 218
Körperkerntemperatur 142
Körpermaße, Erbbedingtheit 216f
Körpermasse, Zusammensetzung in Prozent 220
Körpermassenindex (BMI) 236, 237
Körperwassers, Verteilung 128
Krankheiten, Erreger 311
Krankheiten, Inkubationszeiten 311
–, meldepflichtig 315
–, Sterbefälle 319
Krebs 303
–, bei Kinder 304, 305
–, Erkrankungen 306
–, Sterbefälle 308 ff
–, Überlebensraten 304, 305, 307
Kreislauferkrankungen 253
Kreislauferkrankungen, Sterbefälle 254 ff
Kropf 184

L

Langehans-Inseln 109, 188
Lebenserwartung 354, 368, 376
Leber 106
–, Blutbildung 106
–, Cholesteringehalt 221
–, organische Bestandteile 223
–, Sauerstoffverbrauch 106
–, Spurenelemente 222
–, Temperatur 144
–, Wassergehalt 222
–, Zusammensetzung 221
Lebergalle, Zusammensetzung 108
Lederhaut 150
Leidig-Zellen 196
Leistenhaut 131
Leistungsbedarf, verschiedenen Tätigkeiten 92
Leukozyten, siehe Weiße Blutkörperchen
Linse 151
–, Wassergehalt 222
Liquor cerebrospinalis, siehe Gehirn-Rückenmarksflüssigkeit 172
LSD 279, 282
Luftröhre 77
Lumbalpunktion 172
Lunge, Bau 76
–, Blutvolumen 76
–, organische Bestandteile 223
–, Spurenelemente 222
–, Temperatur 144
–, Wassergehalt 222
–, Zusammensetzung 221
Lungenvolumen 78
Luteinisierendes Hormon 182

Lymphe, pH-Wert 229
–, Wassergehalt 222
Lysosomen 11

M

Magen 104
–, Temperatur 144
–, Verweildauer der Nahrung 104
Magen-Darm-Trakt, Resorptionsstellen 98
Magensaft 105
–, pH-Wert 229
–, Produktion 105
–, Zusammensetzung 105
Malpighi-Körperchen, siehe Nierenkörperchen
Mastdarm 114
–, Temperatur 144
Mechanorezeptoren 133
Medikamente 283
–, Suchtpotential 283, 285
–, Umsatz 283, 284
Medizin, Fortschritte 337 ff
Mehrlingsgeburten 212
Meiose, Gesamtdauer 18
Meißner-Tastkörperchen 133
Melanozyten 132
Melanozytenstimulierendes Hormon 182
Melatonin 183
Membrana tympani, siehe Trommelfell
Menstruationszyklus 206
Merkel-Zellen 133
Mikrobodies, siehe Peroxisomen
Mikrofilamente, siehe Aktinfilamente 13
Mikrotubuli 13
Mikrovilli 12, 113
Milchgebiss 98
–, Durchbruchszeiten 99
Milz, organische Bestandteile 223
–, Wassergehalt 222
–, Zusammensetzung 221
Missbildungen 212
Mitochondrien 8
Mittelohr 159
Motorische Einheit 20
Mundhöhle, Temperatur 144
Muskeln, Gesamtzahl 20
Muskulatur, Zusammensetzung 221
Mutterkuchen 204
–, siehe Plazenta
–, Zottenbäume 205
Müttersterblichkeit 367

N

Nägel, Zusammensetzung 141
Nahpunkt 157
Nahrung, Empfehlungen 240 ff
–, Fette 235

-, Kohlenhydrate 235
Nahrungsmittel, Kaloriengehalt 245
-, Kalorische Werte 244
-, Verbrauch 233, 248 ff
-, Vitamingehalt 243
Nebenhoden 198
Nebenhodengang 198
Nebenniere, Anatomie 187
-, Cholesteringehalt 221
Nebennierenmark, Hormone 187
Nebennierenrinde, Hormone 187
Nebenschilddrüse, Anatomie 186
-, Hormon 186
-, Zellen 186
Nephron 119
Nerv, Wassergehalt 222
Nerven, anorganische Bestandteile 225
-, organische Bestandteile 225
Nervenfasern, Durchmesser 166
-, Leitungsgeschwindigkeit 166
Nervenklassifikation 166
Nervensystem, peripher 165
-, zentral 169
Nervenzelle, Axone 167
-, Dendriten 167
-, Transportmechanismen 167
-, Gesamtzahl 169
Nervus vestibulocochlearis, siehe Hörnerv 160
Netzhaut 152f
Niere, Ausscheidung 124
-, Durchblutung 121
-, Energiehaushalt 121
–, Entwicklung und Aufbau 118
–, Filtration 122f
–, Filtration 124
–, organische Bestandteile 223
–, Resorption 124
–, Sauerstoffverbrauch 121
–, Spurenelemente 222
–, Tubulussystem 119
–, Wassergehalt 222
–, Zusammensetzung 221
Nierenbecken 120
Nierenkelche 120
Nierenkörperchen 119
Noradrenalin 187
Nucleus, siehe Zellkern 14
Nukleotide 16
Oberhaut 132
–, Schichten 132

O

Oberschenkelknochen, Zusammensetzung 226
Ohr, äußeres 158
Ohrenschmalze 158
Oraler Glukosetoleranztest 189
Organe, organische Bestandteile 223
Organe, Wassergehalt 223
Orgasmus 198
Ösophagus, siehe Speiseröhre
Ösophagussphinkter 102f
Osteons 26

Ovar, siehe Eierstock
Ovulation, siehe Eisprung
Oxytocin 182

P

Pankreas, siehe Bauchspeicheldrüse
Pankreassaft 110
–, Sekretion 110
–, Zusammensetzung 110
Papillengänge 120
Parathormon 186
Partialdrücke, Atemgase 84ff
Paukenhöhle 159
Penis 199
Pepsin 96
Peroxisomen 11
Phonation, siehe Stimmbildung 162
pH-Werte, Darminhalt 105
Plasmalemm, siehe Zellmembran
Plazenta, organische Bestandteile 223
Primärharn 122
Prolactin 182
Prolaktostatin 180
Prostata, siehe Vorsteherdrüse
Proximaler Tubulus 119
Psychostimulantien 283
Pulsdauer 69
Pulswellengeschwindigkeit 69
Pupille 151
Purkinjezellen 171
Pyramidenzellen 170

R

Ranvier-Schnürring 167
Rauchen 286
–, Raucheranteil 286
–, Rauchstatus 287
–, Trends 286
–, Verbrauch 286, 288, 289
Raumschwelle, simultan 134
Rectum, siehe Mastdarm
Regenbogenhaut 151
Regio olfaktoria, siehe Riechschleimhaut 147
Reinke Kristalle 196
Religionen 359
REM-Schlaf 178
Respiratorischer Quotient 83
Retikuläre Fasern 32
Retina, siehe Netzhaut
Rhesus-Faktoren, prozentuale Verteilung 49
Rhodopsin 153
Ribosomen 10
Richtungshören 161
Riechschleimhaut 147
Riechsystem 147
Rindenfelder 170
Rote Blutkörperchen 39
Rückenmark 169
–, anorganische Bestandteile 225
–, organische Bestandteile 225
–, Wassergehalt 222
–, Zusammensetzung 221
Ruffini-Körperchen 133

S

Sakkaden 156
Samenblase 199
Samenflüssigkeit 200
Samenflüssigkeit, Zusammensetzung 200
Samenkanälchen 196
Samenleiter 198
Samenwege 198
Samenzellen, Anzahl 200 f
–, Aufbau 197
–, Bildung 197
Sammelrohr 119f
Sauerstoff, Transport im Blut 44
Sauerstoffverbrauch 73, 83
Säuglingssterbefälle 366, 380
Scala vestibuli 160
Schädelnähte, Verknöcherung 31
Schallpegelkatalog 163
Scheide 204
Schenkelhalswinkel 25
Schilddrüse, Anatomie 184
–, Follikel 184
–, Hormone 183, 185
Schlafdauer 178
Schlafstadien 178
Schluckvorgang 103
Schmelz, Zusammensetzung 100
Schnecke 160
Schwangerschaft 211
–, Gewichtszunahme 210
Schwangerschaftsabbrüche 365
Schweiß, pH-Wert 229
–, Physikalische Werte 137
–, Zusammensetzung 137
Schweißdrüsen 136f
–, Anzahl 137
Schweißsekretion 136
Sehsinneszellen 152f
Sehwinkel 156
Selbstmorde 323
Sertolizellen 196
Serumproteine 47
Skelett, Zusammensetzung 221
Skelettmuskel, Cholesteringehalt 221
–, Anatomie 21
–, Gesamtzahl 20
–, Wassergehalt 222
Skelettmuskulatur, anorganische Bestandteile 224
–, Dauerkontraktion 24
–, Durchblutung 23
–, Effizienz 25
–, Energiequellen 23
–, Funktion 21
–, O^2-Verbrauch 23
–, organische Bestandteile 224
–, Reizung 24
–, Spurenelemente 222
–, Wassergehalt 224
Sklera, siehe Lederhaut
Somatoliberin 180
Somatostatin 180, 188
Somatotropes Hormon 182
Speichel, Dichte 102
–, pH-Wert 102, 229

–, Zusammensetzung 102
Speicheldrüsen 101
Speichelproduktion 101
Speichelsekretion 101
Speiseröhre 102
Sperma, pH-Wert 229
–, siehe Samenflüssigkeit
Spermien, siehe Samenzellen 197
Spermienwanderung 207
Spinalnerven 165
Sport, Belastungsempfindung 265
–, biochemische Parameter 267
–, Leistung 269
–, Training 268
Sportarten 259 ff
Sprache 162
Spritzkanälchen 198
Spurenelemente 222
Stäbchen 153
Sterbeziffern 378
Stereozilien 12
Stimmbildung 162
Stoffaustausch 66f
Stoffwechselanomalien durch Gendefekte 214
Straßenverkehrsunfälle 325 ff
Stuhl, Bakterienanzahl 115
–, Passagezeiten 114
–, physikalische Daten 115
–, Wasserabgabe 115
–, Zusammensetzung 115
Stuhlmenge 114
Synapsen 168
Synzytiotrophoblast 205

T

Talgdrüsen 138
Tauchen, Atembedingungen 81
–, Drücke 81
–, Lungenvolumen 81
Telencephalon, siehe Großhirn
Temperatur, Organe 144
–, Tagesschwankungen 142
–, Empfindung 135
–, Messung 142
–, Rezeptoren 135
Testis, siehe Hoden 196
Testosteronproduktion 196
Thrombozyten, siehe Blutplättchen
Thymus, Wassergehalt 222
Thyroglobulin 183f
Thyroliberin 180
Thyroxin 183,185
Todesursachen, Sterbefälle 319 ff
Trachea, siehe Luftröhre
Tränen, pH-Wert 229
Tränenfilm 150
Tränenflüssigkeit 154
Tranquilizer 283, 284
Transmitter 168
Trijodthyronin 183,185

'rommelfell 159
'SH 183
uba uterina, siehe Eileiter
yroideastimulierendes Hormon
182

U

'bergewicht 234, 237
'berleitungsstück 119
'bertemperatur 142
'nfälle 324
'ntertemperatur 142
'reter, siehe Harnleiter
'terus, siehe Gebährmutter

V

agina, siehe Scheide
ater-Pacini-Lamellenkörperchen
133
entilation 78
erdauung, Flüssigkeitsbilanz 94
Resorptionskapazität 94
Verweildauer des Speisebreies 94
erhütungsmethoden 358
esicula seminalis, siehe Samen-
blase
italkapazität 80
Vitamine, Aufnahme 242
–, in Nahrungsmitteln 243
Vorhof, Temperatur 144
Vorsteherdrüse 199

W

Wärmeabgabe 143
Wärmedurchgangswiderstand 143
Wärmehaushalt 142
Wärmeproduktion, Beitrag der
Organe 144
Warmpunkte 135
Wasserbedarf 129
Wasserbilanz, Erwachsene 127
–, Säugling 127
Wassergehalt, Organe und Gewebe
222
Wasserumsatzes 129
Weiße Blutkörperchen 41
–, Verweildauer im Blut 41
Wurmfortsatz 112

Z

Zahnbein, Wassergehalt 222
–, Zusammensetzung 100
Zähne, Extremwerte 100
–, Zusammensetzung 100, 221

Zahnhöcker 100
Zahnschmelz, Wassergehalt 222
Zahnwurzeln 100
Zahnzement 100
Zapfen 153
Zelle, chemische Zusammensetzung 8
–, DNA-Gehalt 17
–, Oberflächendifferenzierungen 12
–, Zeittafel der Erforschung 1
–, Zytoskelett 13
–, Lebensdauer 7
–, Größen 6
Zellkern 14
Zellkompartimente 12
Zellmembran 9
Zellteilungszyklus 18
Zellzahlen 6
Zentralkanal 26
Zerumen, siehe Ohrenschmalze
Zeugungsunfähigkeit 200
Ziliarkörper 151
Zirbeldrüse 183
Zuckerkrankheit 189, 234
Zungenpapillen 145
Zygote 207
Zytotrophoblast 205